风湿病中医证治

刘 健 纵瑞凯 主编

科学出版社

北京

内 容 简 介

安徽中医药大学第一附属医院风湿病科秉承新安医学治痹的理论,在文献研究、中医证候学调查及长期临床实践的基础上,认识到脾虚在痹病发病中的重要作用,发现痹病(类风湿关节炎)呈现虚实夹杂、痰瘀互结的中医证候学特征,并在此基础上提出"健脾化湿通络"的治则,研制出健脾化湿通络中药复方新风胶囊,并将其应用于临床,取得了良好的疗效。本书基于以上学术理论,对风湿病的中医证治进行了详细阐述。全书从文献到临床、从理论到实践、从医学到药学、从治疗到保健,将理论与临床结合、疾病与证候结合、医家与方药结合、中医与西医结合,内容丰富,实用性强。

本书可供中医院校师生、中医或中西医临床医生、科研人员及中医爱好者等参考使用。

图书在版编目(CIP)数据

风湿病中医证治/刘健,纵瑞凯主编. —北京:科学出版社,2017.6
ISBN 978-7-03-053598-6

Ⅰ. ①风… Ⅱ. ①刘… ②纵… Ⅲ. ①风湿性疾病—中医治疗法
Ⅳ. ①R259.932.1

中国版本图书馆 CIP 数据核字(2017)第 132573 号

责任编辑:陆纯燕 / 责任校对:高明虎

责任印制:谭宏宇 / 封面设计:殷靓

科 学 出 版 社 出版
北京东黄城根北街 16 号
邮政编码:100717
http://www.sciencep.com

广东虎彩云印刷有限公司印刷
科学出版社发行 各地新华书店经销
*

2017 年 6 月第 一 版 开本:787×1092 1/16
2024 年 10 月第十三次印刷 印张:14 1/2
字数:290 000

定价:**68.00 元**
(如有印装质量问题,我社负责调换)

《风湿病中医证治》
编辑委员会

主　编　刘　健　纵瑞凯

编　委　（按姓氏笔画排序）

前　言

　　安徽中医药大学第一附属医院风湿病科（以下简称我科）成立于 2008 年 11 月，科室目前拥有 2 个病区，固定病床 90 张，是安徽省规模最大，设备最先进的以中医和中西医结合为主诊治风湿病的专业科室。我科现已成为国家临床重点专科（中医专业）、国家中医药管理局中医药重点学科、安徽省重点学科中医内科骨干学科、安徽省"115"新安医药研发科技产业创新团队主干学科、安徽中医药大学博士研究生培养点、中国中医科学院中医传承博士后岗位学科，是国家中医药管理局中医药标准研究推广基地（试点）建设单位专业科室、国家药品食品监督管理总局药物临床试验机构专业科室，是世界中医药联合会风湿病分会的常务委员单位、中华中医药学会风湿病分会副主任委员单位、安徽中医药学会风湿病专业委员会主任委员单位，安徽省中医药科学院风湿病研究所。为反映近 10 年来我科建设所取得的成就，总结本科在中医风湿病方面的特色和优势，促进中医风湿病的建设和发展，更好地为广大患者服务，特编写本书。

　　本书分上下两篇，上篇主要论述新安医学对痹病病因病机、主要表现、治法、方剂、药物等认识。下篇详细论述了类风湿关节炎、系统性红斑狼疮、强直性脊柱炎、干燥综合征、骨关节炎、成人斯蒂尔病、皮肌炎与多发性肌炎、系统性硬化病、银屑病关节炎、白塞综合征、痛风、骨质疏松症、纤维肌痛综合征共 13 个常见风湿病的中医经典论述、中医病因病机、诊断、中医辨证论治、中医特色疗法、预防调摄、中医名家验案、中药方剂研究与开发等内容，并介绍了风湿病中医专有名词术语释义。与同类书籍比较，本书具有新安医学痹病学的特色内容，并介绍了中医专病专方、中医外治法、中医食疗等热点内容，对风湿病的中医证治做了全面阐述。

　　本书内容以中医为主，试图起到集思广益、抛砖引玉的作用，由于时间仓促及编者的学术水平限制，可能存在不足之处，敬请读者提出宝贵建议。本书在编写过程中参考了许多同行的著作及论文，在此表示深深感谢！

编　者

2016 年 12 月

目　　录

上篇总论

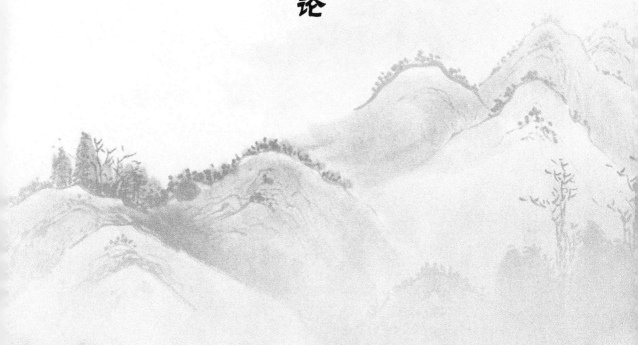

第一章　新安医学痹病研究概述

新安医学发源于古徽州，"新安"即徽州的旧称。新安医学始于宋元，盛于明清，流传至今，迄今已有 1000 多年的历史。新安医家勤于立著，据史料考证、统计，自宋代至中华人民共和国成立，"徽州府"卓然成家者 820 人，其中 421 人撰集汇编医籍约 730 种。新安医学在中国传统医学中，具有区域优势明显、流派色彩浓厚、学术成就突出、历史影响深远等特色，是中医学的一个重要研究学派。

新安地区地处北亚热带，属于湿润性季风气候，具有温和多雨、四季分明的特征。新安地域多山，而山林多湿气。受潮湿多雨气候的影响，新安地区痹病的发病率居高，特别值得一提的是，由于富裕和安宁，新安地域的一大特点就是富人多、老人多。因此新安医学很早对痹病就有涉及，且新安医籍中关于痹病的立论较众，论著甚丰。不仅对于痹病病因病机的认识在前人的基础上有所发展，而且新安医家治疗痹病注重辨证论治，循证施药，临证用药独具风格，立方简洁精纯，严谨周密，变化灵活，大有经方法度。

第一节　新安医家对痹病病因病机的认识

从发病学角度而言，新安医家关于痹病病因病机的认识可概括为"正虚"和"邪侵"，其中"正虚"主要包括气血不足、脏腑虚弱、产后体虚，而邪侵主要包括外感六淫、起居调摄失宜、季节气候变化。同时，素体禀赋决定发病的倾向。

一、正虚

正虚，即正气不足。所谓"正气"即机体抗病、御邪、调节、恢复的能力。这些能力，又是由机体精、气、血、津液及脏腑、经络之功能决定的。新安医家认为正虚是痹病发生的先决条件。《医学原理·卷之十·痹门·治痹大法》云："痹症虽因风寒湿三气而成，未有不由正气亏败所致，始则客于筋脉皮肉筋骨，久而不已，入于五藏则死矣。"《仁斋直指方论》亦云："痹，多由体虚之人，腠理空疏，为风寒湿三气所侵，不能随时驱散，流注经络，久而为痹者是也。"正气亏虚，是痹病发生的内在因素，对疾病的发生、发展及预后转归均起着决定性作用。

（一）气血不足

《圣济总录纂要》云："历节风者，由气血衰弱，为风寒所侵，血气凝涩，不得流通，关节诸筋无以滋养，真邪相薄，所历之节，悉皆疼痛，故为历节风也。"《素问吴注》云："盖营气虚则不仁，卫气虚则不用，又有骨痹筋痹肉痹脉痹皮痹之不同，其因血气衰少则一也。"《医学原理》云："痹症多由气血亏败，风寒湿等邪乘之，是以有气虚、血虚、挟风、挟痰、挟湿、挟寒、挟瘀血等因不同，治宜补养气血为本，疏理邪气为标。"《医津一筏》认为，痹症其本则必以荣卫不足周身，而后贼风得以乘之，故治痹以补气血为本。

气血是构成和维持人体生命活动的基本物质，气血充盛，才能发挥濡养四肢百骸、防御外邪的作用。若气血不足，则"气主煦之""血主濡之"的功能必将不足，外邪乘隙而入，流注筋骨经脉，搏于气血津液，滞于关节发为痹病。气血不足，易于发为痹病，还体现在营卫失调上，"营气者，泌其津液，注之于脉，化以为血"，故常营血共称。气的温煦、防御作用主要体现在卫气上，卫气属于气的一部分。由于气血、营卫之间关系密切，若气血亏虚，必将导致营卫衰弱，失于调和，进而机体腠理疏松，藩篱失固，卫外不固，外邪侵入，闭阻于关节、气血、经络发为痹病。

（二）脏腑虚弱

脏腑虚弱主要责之于肝、脾、肾三脏。肝主藏血，主筋，为罢极之本；肾藏精，主骨充髓，为先天之本；脾胃为后天之本，气血生化之源。年过半百，肾气自半，精血渐衰，或先天禀赋不足，或久病劳损，肝肾亏虚。肾元不足，肝血亏虚，则筋肉不坚、骨软无力，既不能充养骨髓，濡养关节，又不能约束诸骨，防止脱位，导致关节痿软疼痛、行动不利，发为痹病。《医宗金鉴》载："历节之病，属肝、肾虚。肝、肾不足于内，筋骨不荣于外，客邪始得乘之而为是病也。"《杂症会心录》认为："痛痹一症，肝肾为病，筋脉失于荣养……"脾胃虚弱，一则气血生化乏源，营卫失充，肌肉失养，卫外不固，易受外邪侵袭；另则，脾虚失于健运，饮食水谷不能化为水谷精微，反而聚湿生痰，痰可碍血，瘀可化水，痰瘀交阻，痹于关节经络，导致痹病迁延不愈。

（三）产后体虚

女子以肝为先天，胞脉系于肾，经、胎、产均可导致气血失调，肝肾亏虚，筋骨失养。尤其产后气血大虚，百节开张，血脉流散，气虚血瘀滞于经络，日久不散，累及筋脉，骨节不利，发为痹病。正如孙一奎在《赤水玄珠·第二十三卷·产后遍身疼痛》中云："产后遍身疼痛者，由气虚百节开张，血流骨节，以致肢体沉重不利，筋脉引急，发热头痛，宜用趁痛散治之。"其在《赤水玄珠·第二十四卷·鹤膝风》又云："妇人鹤膝风症，因胎产经行失调，或郁怒亏损肝脾，而为外邪所伤。或先腿脚牵痛，或先肢体筋挛，既而膝渐大，腿渐细，如鹤膝之状而名之也。"

二、邪侵

（一）外感六淫

在正常情况下，风、寒、暑、湿、燥、火是自然界的六种气候变化，称为"六气"，若六气太过或不及，或因起居调摄不当、营卫不和、卫外不固时，六气就会成为发病因素，即为"六淫"或"六邪"。六气之中，以风、寒、湿三邪最易引发痹病。《素问·痹论》云："风寒湿三气杂至，合而为痹也。"《医学心悟》曰："痹者，痛也。风寒湿

风湿病中医证治

三气杂至，合而为痹也。"《医说》曰："夫痹者，为风寒湿三气共合而成痹也。"风、寒、湿邪致痹，历代医家叙述颇多，在此不做赘述。暑邪致痹，最早由朱丹溪提及，叶天士则明确提出暑邪致痹说。如《临证指南医案·卷七·痹》所言："从来痹症，每以风寒湿三气杂感主治。召恙之不同，由乎暑暍外加之湿热，水谷内蕴之湿热。外来之邪，着于经络，内受之邪，着于腑络"，并提出相应治法"有暑伤气，湿热入络而为痹者，用舒通经脉之剂，使清阳流行为主"。暑热之邪，其性炎热，易与风、湿之邪相合，湿热之邪壅塞于经络关节，气血阻滞，临床以局部红肿热痛，舌红，苔黄腻，脉濡数为主症。

（二）起居调摄失宜

起居调摄是"避其邪气"的一个重要方面，倘若久居湿地、暴受雨淋、单衣而出、饮酒当风、汗出入水、贪凉饮冷等起居调摄不当均可导致痹病的发生。《仁斋直指方论》指出："历节风盖由饮酒当风、汗出入水，或体虚肤空，掩护不谨，以致风寒湿之邪，遍历关节，与血气搏而有斯疾也。"《医述》认为："鹤膝风，由于调摄失宜，亏损足三阴经，风邪乘虚而入，以致肌肉日瘦，内热食减，肢体挛痛。"《饮食须知》载："盛暑浴冷水，令伤寒病。汗后入冷水，令人骨痹。"《圣济总录纂要·卷之二·诸痹门》曰："夫惟动静居处失其常，邪气乘间，曾不知觉，此风寒湿三气所以杂至，合而为痹。"由此可见起居调摄不当，是引致痹病发生、发展的重要因素。

（三）季节气候变化

五体痹的发生有明显的季节差异。《素问·痹论》云："以冬遇此者为骨痹，以春遇此者为筋痹，以夏遇此者为脉痹，以至阴遇此者为肌痹，以秋遇此者为皮痹。"在《黄帝内经》（简称《内经》）的基础上，新安医家进一步明确指出五体痹各于其好发季节发病。如《神灸经纶》曰："痹之为言闭也……其有筋、脉、肌、皮、骨五痹之目，以明春夏四季秋冬五气之所感受，各主一脏也。"叶天士在《临证指南医案·痹》中指出："此症与风病相似……其在《内经》，不越乎风寒湿三气。然四时之令，皆能为邪，五脏之气，各能受病。"四时各有其所主之气，故人体感受之邪各有不同，因为同气相求的缘故，脏腑受邪亦有所偏胜，所以不同的季节，五体痹的发生亦不同。

三、素体禀赋决定发病倾向

临床可见，痹病的发生常有一定的家族聚集性及体质倾向性。素体阴盛之人患痹多为寒型，素体阳盛之人患痹多为热型。《圣济总录纂要》云："其寒者，阳气少，阴气多，与病相益，故寒也。其热者，阳气多，阴气少，病气盛，阳遭阴，故为痹热。盖腑脏壅热，复遇风寒温之杂至，客搏经络，留而不行，阳遭其阴，故痹瘀热而闷也。"而素体肥胖之人患痹多为痰湿型，素体晦滞之人患痹多为血瘀型等。如《松崖医径》所言："痛风者，肥人多因风湿，瘦人多因血虚。"罗美在《内经博议》中亦言："诸痹不已，亦益入内而伤脏气，然有三阴三阳应之，而为有余不足者"，其中有曰："厥阴有余病阴痹，不足病生热痹。少阴有余，病皮痹隐疹，不足病肺痹。太阴有余，病肉痹寒中，不足病脾痹。阳明有余，病脉痹身时热，不足病心痹。太阳有余，病骨痹身重，不足病肾痹。少阳有余，病筋痹胁满，不足病肝痹。"

总之，痹病的发生、发展主要与正虚、邪侵有关，并受素体禀赋所影响，是内因、外因相互作用的复杂的病理过程。

第二节　新安医家对痹病主要症状的认识

痹病临床以疼痛、麻木不仁、屈伸不利、关节肿胀变形为最常见症状。

一、疼痛

疼痛是一种感觉，为痹病最常见症状之一。《圣济总录纂要》云："历节风……所历之节，悉皆疼痛，故为历节风也。"《赤水玄珠》亦云："周痹者在血脉之中，上下游行，周身俱痛。"《医学原理·卷之十·痛风门》云："痛风即古之痛痹，近世方书谓之白虎历节风。因其走痛于四肢骨节间，犹虎咬之状故也。"疼痛可分为实痛、虚痛，前者是不通则痛，后者是不荣则痛。所谓"不通则痛"是指各种病因导致气血阻滞、经络闭塞而出现的疼痛，其疼痛性质为刺痛、胀痛、掣痛。所谓"不荣则痛"是某些病因导致脏腑功能低下，阴阳、气血亏损，五体失于温养、濡润而引起的疼痛，其疼痛性质为隐痛、钝痛、酸痛。《素问·举痛论》云："寒气客于背俞之脉则脉泣，脉泣则血虚，血虚则痛。""不通"与"不荣"概括了产生不同性质疼痛的两个基本病机。一般说来，初期多实痛，后期多虚痛；体痹多实痛，脏痹多虚痛。实痛又有寒、热、湿、痰、瘀之分，虚痛又有气、血、精、津虚之别，还有虚中夹实、实中夹虚、虚实兼见等情况。因此，对于疼痛的辨治，要视上述各种情况，并结合全身表现而定。

二、麻木不仁

麻木不仁是痹病的另一常见症状。《医学原理》曰："痹者，麻木不仁之谓也……大抵痹之为患，在肌肉则麻木不仁。"《内经博议》亦有云："痹，其不痛不仁者，痛久入深，营卫行涩，经络时疏，则血气衰少而滞逆亦少，故不痛。皮肤不营，血气不至故不仁。"何谓麻？"麻非痒非痛，肌肉之内，如千万小虫乱行，或遍身淫淫如虫行有声之状，按之不止，搔之愈甚，有如麻之状"。何谓木？"木不痒不痛，自己肌肉如人肌肉，按之不知，掐之不觉，有如木之厚"。何谓不仁？"仁，柔也。不仁，不柔和也，痒不知也，痛不知也，寒不知也，热不知也，任其屈伸灸刺不知，所以然者是谓不仁也"。可见，木与不仁都是肌肤感觉缺失，状如死肌，而麻则是感觉异常，但通常所说的麻木不仁主要是强调木与不仁等方面。麻木不仁，有因实者，有因虚者，前者因湿痰死血凝滞于肌肤、关节，后者因气血不足，肌肤、关节失养。常由气血不足、营卫不合、腠理不密、风寒湿等外邪乘机而侵，阻闭经脉，或气虚凝滞，酿成痰浊瘀血，肌肉、皮肤失于濡养，机体麻木不仁。

三、屈伸不利

正常的屈伸运动是筋、骨（包括关节）、肌肉协调作用的结果。肝血充盈，筋柔和缓则屈伸自如；肾精充沛，骨髓坚满则运动灵活，反之则病。《灵枢·邪客》曰："肺心有邪，其气留于两肘；肝有邪，其气流于两腋；脾有邪，其气留于两髀；肾有邪，其气留于两腘。凡此八虚者，皆机关之室，真气之所过，血络之所游，邪气恶血，固不得住留，住留则伤筋络，骨节机关不得屈伸，故痀挛也。"新安医家认为肝肾亏损是痹病发生的重要条件。孙一奎在《赤水玄珠·第十二卷·痹门·挛》中认为挛是痹病的一个重要临床表现，其病因为："皆属于肝，肝主筋故也。"《内经博议》云："痹则足挛而不能伸，故尻代踵，身偻而不能直。"可见肢体拘挛、变形是痹病的重要表现。现代医学中，类风湿关节炎晚期的关节畸形等均可出现伸而不屈、步履艰难的症状。

四、关节肿胀、变形

《灵枢·决气》说："谷入气满，淖泽注于骨，骨属屈伸，泄泽补益脑髓，皮肤润泽，是谓液。"所谓"淖泽"就是指人体水液中重浊黏稠的部分，经三焦、循经脉、随营血而周流全身，并注入骨节、孔窍、脑髓等处，起到填精补髓、滑润关节的作用。当外邪侵袭关节，阻滞经脉气血，生理之液就会壅聚而变为病理之痰；或脾虚健运，痰湿内生，下流关节使关节出现肿胀、粗大，或红肿热痛，或漫肿肤色不变。若痰浊瘀血久积不去，就会出现关节僵直变形。恶血不去，新血不生，营养不充肌肤，久之肌肉萎缩，形如"鹤膝"。程国彭在《医学心悟》中描述到："复有患痹日久，腿足枯细，膝头瘤大，名曰鹤膝风。"《神灸经纶》亦写到："鹤膝风，两膝肿大，胻腿枯细，象如鹤膝之形，俗谓之鼓槌风。"

第三节　新安医家对痹病治法的认识

痹者闭也。新安医家认为痹病的基本病机为外邪侵袭、经络闭塞、气血凝滞，不通则痛。治痹当以通为要。临证时又当以病邪的偏盛，分别采用相应的治法，灵活运用"通"法。

一、祛风通络法

风为阳邪，为百病之长，常兼夹其他病邪而致病。《素问·痹论》云："风气胜者为行痹。"《医津一筏》认为，痹病虽有风寒湿热之不同，而要皆主于风。《圣济总录纂要》云："行痹……各有阴阳。风为气，善行数变，故风气胜，则为行痹。其证上下左右无所流止，随其所至气血不通是也。治法虽通行气血，宜多以治风之剂。"《医学原理·卷之十·痹门》云："痹症……如风胜，防风、羌活等为主治。"在人体正气虚弱的情况下，易侵入肌肤，流窜经脉络道，阻塞气血运行，而为痹病。由于风邪善行数变，故其中人迅速，发病急骤，痛无定处。故治宜祛风通络之剂，再根据兼夹邪气的不同，酌情配伍。

二、散寒通络法

《内经博议·卷之四》载："寒气胜者，为痛痹，以寒凝气聚，壅而不行，痛不可忍，所谓痛风也。"寒为阴邪，易伤阳气。《素问·痹论》云："寒气胜者为痛痹。"方肇权在《方氏脉证正宗》提出："痹虽杂邪，寒湿侵气血以壅阻。"他认为寒邪乃百症之首，"百病皆从寒上起"，寒邪侵袭身体，易使气血凝结阻滞，经脉气血不得阳气温煦，涩滞不通，不通则痛，故治宜温经散寒通络法。《医学原理·卷之十·痹门》治疗："痹症……如因寒胜，宜以乌头、附子、干姜为主治。"《景岳全书发挥·卷四·鹤膝风》曰："凡体气虚弱，邪入骨界，遏绝隧道，若非用附、桂辛温之药，开散关节、腠理之寒邪，通畅隧道经络之气血，决不能愈。桂、附但可引经，不宜专用为君。"

三、祛湿通络法

《素问·痹论》云："湿气胜者为著痹。"《圣济总录纂要》进一步分析："著痹……盖湿，土也，土性重缓，荣卫之与湿俱留，并以湿胜，则著而不移也。其症多汗而濡者，以阴气胜也。治宜除寒湿，通行经络即瘥。"《医学原理·卷之十·痹门》治疗："痹症……如因湿胜，宜以苍术、白术为主治。"本法适用于寒湿或湿热之邪侵淫筋脉。症见筋脉拘急，屈伸不利，沿某一经脉出现疼痛、酸胀、麻木，关节僵硬不舒。舌胖大，边有齿痕，舌苔白腻或黄腻，脉沉细或濡数。

常用药物：宣木瓜、薏苡仁、五加皮、伸筋草、路路通、土茯苓、桑枝、丝瓜络、秦艽、羌活、独活、海风藤、络石藤、威灵仙等。

四、清热通痹法

素体阴虚，感受风、寒、湿邪，郁而化热，或感受湿热或热毒之邪，侵淫肌肉、脉络或骨节，闭阻气血，发而为痹。《医津一筏》曾载，有热痹者，痛则其处火热，又或行走无常，今人谓之历节风，盖风转生热，湿亦转生热也。症见肌肤或关节红肿热痛，痛苦攻心，手不可触，得冷则舒。可伴高热，面赤气粗，口渴心烦，溲黄便结，舌红苔黄燥或黄腻，脉洪数有力。

常用药物：土茯苓、犀角（改水牛角）、生地、丹皮、忍冬藤、金银花、杭白芍、土牛膝、薏苡仁、黄柏、肥知母、杭麦冬、蒲公英、紫花地丁、干地龙、地骨皮等。

五、益气养血法

叶天士在《临证指南医案·卷七·痹》指出："其实痹者，闭而不通之谓也。正气为邪所阻，脏腑经络，不能畅达，皆由气血亏损，腠理疏豁，风寒湿三气得以乘虚外袭，留滞于内。"《古今名医汇粹·卷七》曰："鹤膝风，即风寒湿之痹于膝者也。如膝骨日大，上下肌肉日枯细者，且未可治其膝，先养血气，俾肌肉渐营后，治其膝可也。"

气血亏损，营卫失调，腠理疏豁，风、寒、湿、热之邪乘隙内侵，留滞于筋骨、关节，闭阻气血，发为痹病；或血虚则经脉失养，络道不利而为虚痹；亦有痹病日久，气血耗伤，气虚推动无力，气血运行迟缓，经络之气痹阻不畅。《医学原理·卷之十·痹门》曰："痹症……如因气虚，人参、黄芪、白术为主治。如因血虚，宜以当归、地黄、芍药为主治。"

六、健脾化湿法

新安医家认为脾失健运，导致痰湿内生是痹病的重要病机之一。脾为后天之本，气血生化之源，司运化主肌肉。四季脾旺不受邪。素体气虚血弱，卫外不固，寒湿之邪乘虚而入，积痰成饮；或恣食肥甘厚腻之味，损伤脾胃，或素有脾胃虚弱，脾失健运，饮水食浆不能化为水谷精微，反而聚为痰饮，注于关节，留于脏腑，浸于经络，致遍身皆痛，发为痹症。

《古今名医汇粹·卷三·病能集一》载："诸阳之经皆起于手足，风寒客于肌肤始为痹……实者脾土太过，当泻其湿；虚者脾土不足，当补其气。"汪蕴谷《杂症会心录》曰："治法非投壮水益阴，则补气生阳；非呕呕于救肝肾；则惓惓于培脾胃，斯病退而根本不摇。倘泥于三气杂至，为必不可留之邪。"故治宜健脾化湿法。常用药物为茯苓、薏苡仁、黄芪、山药等。

七、温肾健骨法

《医述·卷一》曾载："寒气至为骨痹，痹在于骨则重。大率阳虚骨寒，阴虚骨热。治法多端，要以养肾为本。"汪蕴谷在《杂症会心录》中分析："痛痹一症，肝肾为病，筋脉失于荣养……"《医灯续焰·卷十六》中指出小儿鹤膝风的病机特点为："小儿禀赋不足，血气不荣，肌肉瘦瘁，骨节耸露，如鹤膝之节，乃肾虚不生骨髓耳。"

本法适用于骨痹日久，累及于肾，肾阳虚弱。症见骨节冷痛，行步无力，甚至骨节变形僵直，难以屈伸，伴畏寒肢冷、腰脊疼痛，舌淡苍白，脉沉细无力或沉迟。

常用药物：附片、肉桂、锁阳、巴戟天、川断、杜仲、金狗脊、虎胫骨、补骨脂、鹿衔草、怀牛膝、桑寄生、千年健、露蜂房、熟地、乌梢蛇、全蝎、地鳖虫等。

八、祛痰化瘀法

《医学原理·卷之十·痛风门》亦指出："痛风之症，多由湿痰浊血流注为病……分其肿与不肿而疗，必在行气流湿，疏风导痰，活滞血生新血。"瘀血与痰浊既是机体在病邪作用下的病理产物，又是机体进一步病变的因素。由于风、寒、湿、热等外邪入侵，闭阻于关节经络，导致气机凝滞，经血闭塞；或脾失健运，湿浊内生，血滞而为瘀，湿聚而为痰，酿成痰浊瘀血，日久痰可碍血，瘀能化水，痰瘀水湿互结，旧病新邪胶着，深入骨骱，而致病程缠绵，可出现关节刺痛、肿胀、皮肤瘀斑、关节周围结节、屈伸不利等。

本法适用于痰饮流注四肢或外邪阻闭经脉，壅滞关节，痰瘀互结。症见四肢游走性窜痛或疼痛固定不移，头身困倦、手足重坠，舌质紫暗或有瘀斑，苔厚腻，脉沉滑或弦滑。

常用药物：淡竹沥、生姜汁、法半夏、白芥子、云茯苓、炙胆南星、白僵蚕、化橘红、丝瓜络、川芎、乳香、没药、桃仁、红花、干地龙、炮穿山甲片等。

九、宣肺通络法

历代治痹，不外祛风、散寒、除湿三端，而从肺入手治痹者极少。叶天士发前人之所未发，从五行学说及脏腑生理功能出发，应用"实则泻其子""提壶揭盖"的办法，在健脾利湿的基础上，施以杏仁、瓜蒌皮、郁金、苏梗宣通肺气，"以气通则湿热自走"。宣肺通络可谓叶氏治痹的创举，其审证之细，用药之巧，别具匠心。

十、虫类搜剔法

叶天士在《临证指南医案》中提出"久病入络"说："风寒湿三气合而为痹，然经年累月，外邪留着，气血皆伤，其化为败瘀凝痰，混处经络。"因此他主张用虫类搜剔，以动药使血无凝著，气便可宣通。痹病日久，邪气久羁，深入经隧骨骱，气血凝滞不行，湿痰瘀浊胶固，经络闭塞不通而成瘀阻。此时非一般草木之品所能宣达，必借虫类等化瘀通络之品搜剔窜透，方能使瘀去凝开，经络畅行，邪除正复。在治疗中，叶氏主用辛香走窜之品，即所谓"久病在络，气血皆窒，当辛香缓通""非辛香何以入络"，此类药以麝香、没药、乳香、红花等为代表。其并提出对"邪留经络"者"须以搜剔动药"。他所说的"搜剔动药"，主要是指全蝎、地龙、穿山甲、蜣螂、蜂房、蚕沙等虫类药，此类药擅长搜经剔络、祛瘀豁痰，再配以桃仁、红花、没药、麝香等草木辛香之品，最适宜用于久痹入络，邪瘀混处，诸药不效者。

第四节　新安医家从脾论治痹病

《黄帝内经》专列"痹论"篇，历代医家对该病的病因病机进行系统论述，以后的医籍也进一步丰富了本病的内容。新安医家们认为其中脾虚与痹病的病机、临床表现密切相关，从脾论治作为治疗痹病的重要法则，每于临证可取得明显的临床疗效。

一、痹病的病因病机与脾的关系

痹病的病因病机与脾的关系密切，脾胃虚弱，湿浊内生；脾虚气血生成不足，致营卫失调；脾失健运，湿浊内生，血滞而为瘀，湿聚而为痰，酿成痰浊而致痹病。

（一）脾胃虚弱，湿浊内生

"湿"是痹病主要致痹之因，素有"无湿不成痹"说。湿者一则外感，二则脾虚湿胜。内湿易招致外湿侵入，外感湿邪可引动内在之湿，内外相引，同气相求。脾为后天之本，主司运化。四季脾旺不受邪。素体气虚血弱，卫外不固，寒湿之邪乘虚而入，积痰成饮；或恣食肥甘厚腻之味，损伤脾胃；或素有脾胃虚弱，脾失健运，饮水食浆不能化为水谷精微，反而聚为痰饮，注于关节，留于脏腑，浸于经络，致遍身皆痛，发为痹病。

汪机在《医学原理》中指出治疗湿邪时强调补脾土的重要性："湿者……大要在乎理脾调中为本，扶得湿土健旺，自能分布水湿之气，为汗、为液、为津、为溺而出。"《古今名医汇粹·卷三·病能集一》亦云："诸阳之经皆起于手足，风寒客于肌肤始为痹……实者脾土太过，当泻其湿；虚者脾土不足，当补其气。"汪蕴谷《杂症会心录》认为治疗痹病时："治法非投壮水益阴，则补气生阳；非呴呴于救肝肾；则惓惓于培脾胃。斯病退而根本不摇，倘泥于三气杂至，为必不可留之邪。"

（二）气血不足，营卫失调

《素问·调经论》曰："血气不和，百病乃变化而生。"气血是构成和维持人体生命活动的基本物质，气血充盛才能发挥濡养四肢百骸、抵御外邪的作用。倘若气血亏虚，内不能濡养筋骨关节经络，外不能抗病御邪。另者，气血与营卫关系密切。营卫和调，腠理固密，卫外有力；营卫不和，邪气乘虚而入，易于发为痹病。

《临证指南医案·卷七·痹》载："其实痹者，闭而不通之谓也。正气为邪所阻，脏腑经络不能畅达，皆由气血亏损，腠理疏豁。"《医述·卷十二·杂症汇参》进一步补充道："痹者，闭而不通之谓。正气为邪所阻，脏腑经络不能畅达，皆由气血亏损，腠理疏豁，风寒湿三气得以乘虚外袭，留滞于内，致湿痰、浊血流注凝涩而得之。"清代程梁《引经证医·痹》认为，盖由人之气血亏虚，邪气乘虚入客各经，因时而受，故痹由此而成也。脾为后天之本，气血生化之源，气血不足的根本病因是脾虚不能化生气血。

（三）痰瘀互结，脉络阻滞

《医学原理·卷之十·痛风门》指出："痛风之症，多由湿痰浊血流注为病。"叶天士亦在《临证指南医案》中提出"久病入络"说："风寒湿三气合而为痹，然经年累月，外邪留著，气血皆伤，其化为败瘀凝痰，混处经络，盖有诸矣。"因此他主张用虫类搜剔，以动药使血无凝着，气便可宣通。

瘀血与痰浊既是机体在病邪作用下的病理产物，又是机体进一步病变的因素。由于风寒湿热等外邪入侵，闭阻于关节经络，导致气机凝滞，经血闭塞；或脾失健运，湿浊内生，血滞而为瘀，湿聚而为痰，酿成痰浊瘀血，日久痰可碍血，瘀能化水，痰瘀水湿互结，旧病新邪胶着，深入骨骺，而致病程缠绵，可出现关节刺痛、肿胀、皮肤瘀斑、关节周围结节、屈伸不利等。

痰瘀的产生主要责之于内外合邪，正虚为本，邪实为标；外邪以感受风、寒、湿等邪为主；内虚则以脾虚为主，脾虚湿胜，是痰瘀产生的致病基础。

二、痹病证候与脾的关系

对痹病患者进行的证候学研究表明，临床除常见关节肿胀疼痛、屈伸不利、晨僵等症状外，还可见到关节周围结节肌肉消瘦，甚则肢体痿弱不用，以及四肢乏力、胃脘痞满、食少纳呆、大便溏泄等脾虚不运、气血生化不足的症状。另外，舌淡红、胖大、瘀点瘀斑舌，白腻、黄腻苔，细滑脉是本病的主要舌脉象。虚证以脾胃虚弱、气血不足为主；实证则以痰湿壅盛占主要成分，瘀血痹阻关节经络贯穿于疾病的始末，提示脾虚湿盛、气血亏虚、痰瘀互结是痹病的中医证候学特征。

三、痹病治法与脾的关系

治疗痹病可从脾入手：健脾益胃，调补后天；扶助正气，益气养血；祛痰化湿，急则治标。

（一）健脾益胃，调补后天

脾胃为后天之本，气血生化之源。基于脾虚在本病中的重要地位，健脾和胃的治疗方法应当占有重要的地位。痹病初期，常以脾运失司、痰湿壅盛、筋脉闭阻为特征，故治宜健脾化湿通络，兼祛风散寒、除湿清热之剂。新安医家常用茯苓、薏苡仁、苍术等药。

痹病中后期，则以脾胃虚弱、中气不足为重，治宜健脾和胃，益气养血。新安医家常用黄芪、白术、大枣等药。此外，本病过程中，脾胃一方面直接为病邪损伤，另一方面亦遭受药饵克伐，临床常见纳食不馨，胃胀胃痛，甚则胃黏膜出血，健脾益胃之药尚可保护胃黏膜。即所谓"保得一分胃气，便有一分生机"之意。

（二）扶助正气，益气养血

气血营卫是人体得以正常运行的重要物质。气血不足，营卫失调是导致痹病发生的重要病因，脾胃为气血生化之源，故究其根本又是脾虚为本。故治宜健脾益胃、益气养血之品。新安医家常用黄芪、白术等药以益气，大枣、当归、白芍等以养血。

（三）祛痰化湿，急则治标

痰瘀互结，是本病贯穿始末的基本病机特点，也是导致关节疼痛、肿胀、皮肤瘀点瘀斑，日久屈伸不利、畸形的根本原因。故治宜祛瘀化痰通络，急则指标。因其病理基础为脾虚失于运化，故缓解期则又应当治以健脾除湿、益气通络之品。新安医家常用薏苡仁、茯苓、苍术、白术等药以发挥健脾、除湿、化痰之用。

第五节　新安医家治痹经验用药选介

一、新安医家常用药对分析

药对是两味中药的有机结合，但并不是任意两味药物的简单组合，而是以中医基础理论为原则，以针对症候特点为前提，着重结合中药本身的功用，选择性地将两味中药结合进行配对，是临床上常用的、相对固定的两味药物的配伍形式，是中药配伍的最小单位。

陈皮、茯苓：陈皮理气化湿，茯苓利水渗湿。两药药性和平，为利水渗湿常用药对，其两药相合精妙之处在于行气以渗湿，气行则水行。二药为治疗脾虚气滞，水湿内停之常用药对。

当归、川芎：川芎其性善走，为气中之血药。当归味甘而重，长于补血，其气轻而辛，故又能行血，为血中之气药。两药相合，补中有动，行中有补，活血、养血、行气三者并举。且当归之润可制川芎之燥，川芎之燥又可防当归过腻而碍脾，使祛瘀而不伤气血，补血而不使气滞而血瘀，进而起到活血祛瘀、养血和血的功效。

半夏、陈皮：半夏辛温降逆止呕，燥湿化痰。痰之生在于脾虚水湿内生，气机不畅，津液代谢障碍而致。陈皮芳香醒脾，调畅气机，使脾气健运而痰湿不生，气机宣通、逆气降而呕止。二药相伍，共奏燥湿化痰、健脾和胃之功。

苍术、黄柏：苍术辛温燥烈，可降可升，外可开肌腠而散风、寒、湿邪，内可健脾胃而祛湿邪，为祛风胜湿、健运脾土之要药；黄柏苦寒沉降，能清热燥湿，泻火解毒，善清下焦湿热。二药相合，温补互制，相互为用，并走于下，增其清热燥湿、消肿止痛之力。

白术、茯苓：白术甘缓苦燥，气味芳烈，温运脾土，升清温阳，为健脾补气之第一要药。茯苓味甘而淡，甘淡渗湿，药性平和，既祛湿邪又可扶正，补而不峻，利而不猛，为利水消肿祛湿之要药。两者相伍，一补一渗，一燥一利，相反相成，使水湿去而脾气健，健脾以利水湿，平补平泄。

人参、茯苓：两药相合为补益脾气、健运脾土之常用药对。茯苓甘淡，渗湿健脾。人参大补元气，补益脾肺，既可治疗脾气不足之神疲倦怠，纳呆便溏，又治元气亏虚、肺气不足之气短喘促、肢体无力。

羌活、当归：羌活气味厚烈，祛在表之风、寒、湿邪而通郁闭之阳气，温通血脉。当归甘润补益，辛散温通，既可以补血调营，又可活血通脉。两药相合，不燥不烈，相互为用，辛开苦降，活血止痛，起到畅通血脉、散寒止痛之功效。

羌活、苍术：羌活苦温，以散寒祛风、胜湿止痛为功，其发散表邪之力强，主散在表之风、寒、湿邪，善治风、寒、湿邪袭表之证，且可以通经络、利关节、祛风湿，为治疗风寒湿痹之要药。苍术为辛苦性温之药物，功善健脾燥湿，兼有解表之性。两药相合，羌活祛风止痛，祛邪通痹，善行于气分。苍术内燥脾湿、外祛风湿，祛留滞于肢体筋络之邪。羌活得苍术助其祛湿之力，苍术得羌活可行太阳之表，以外散风、寒、湿邪。

独活、羌活：独活与羌活均有祛风除湿、通痹止痛之功。《本草汇言》曰："羌活功能条达肢体，通畅血脉，攻彻邪气，发散风寒风湿。"羌活气清性烈，善行气分，可上至巅顶，横行肢体，长于散在表之风湿之邪，善祛风、寒、湿邪所致上肢疼痛。《本草汇言》又言："独活，善行血分，祛风行湿散寒之药也。凡病风之证，如头项不能屈伸，腰膝不能俛仰，或痹痛难行，麻木不用，皆风与寒之所致，暑与湿之所伤也。必用独活之苦辛而温，活动气血，祛散寒邪。"但独活性厚味缓，善走血分，作用部位偏下，善祛寒湿邪所致的下肢疼痛，寒湿胜者为佳。两药相伍，既可散在表之邪亦可祛在里之邪，通治上下。

苍术、白术：均能健脾燥湿。但苍术芳香苦温，性燥烈。苍术偏于燥湿，走而不守，运脾升阳。白术偏于补益脾气，守而不走。苍术偏于健运脾气，白术偏于补益脾气。苍术得白术，燥湿运脾之有余而补脾气之不足；白术得苍术，补脾之不足而泻湿浊之邪有余。两药配伍，共奏燥湿健脾之效。

二、药症分析

医家临证处方是一个繁琐的过程。相同的一个病，可以出现不同的症状。医家根据病因病机结合患者症状体征的不同而用药，这种过程体现了中医治疗疾病具有针对性、个体化的特点。千百年的临床实践告诉我们，中医药在改善症状与体征方面显示出明显的优势。

周身痛：是指四肢、腰背等处皆有疼痛感觉。根据疼痛的性质及久暂，可判断病属外感或内伤。周身痛可以由于外邪束表,导致周身酸重疼痛,多伴有外感表证。亦可以是久病卧床气血亏虚,经脉不畅的周身疼痛。新安医家治疗痹病周身痛常用药物有:升麻、防风、羌活、川芎、当归、独活。主要药物组合:升麻、防风、羌活;升麻、羌活、人参、当归;升麻、当归、川芎;黄芩、羌活、防风、川芎;苍术、羌活;防风、羌活、川芎、当归;羌活、当归、白术、当归;羌活、川芎、防风、当归;人参、白术、苍术、当归。

肢体疼痛:是指肢体的肌肉、筋脉和关节等部位疼痛的症状。多由风、寒、湿邪侵袭,或风湿郁而化热,或痰瘀、痰热阻滞气血运行而致。久痹者,亦可由于久病失养,脾胃虚弱,水谷精微不能达于四肢引起。肾精亏虚,筋骨失养也可引起肢体的疼痛。新安医家治疗痹病肢体疼痛常用药物:威灵仙、独活、川芎、姜黄、羌活、防风、当归。主要药物组合:威灵仙、独活、羌活;威灵仙、独活、当归;威灵仙、独活、羌活、当归;威灵仙、独活、苍术、羌活;威灵仙、独活、苍术、当归;威灵仙、苍术、羌活、当归;升麻、独活、羌活、当归;升麻、独活、当归。

肢体灼痛:是指肢体患处疼痛灼热感而喜凉的症状。热邪阻络四肢疼痛则可见四肢关节疼痛,局部焮红肿胀,兼有发热、口渴、烦躁、舌红苔黄燥,脉数。湿热阻络,四肢疼痛,则可见关节红肿,小便赤浊,四肢困重疼痛,脉滑或濡数,舌红苔黄腻,可伴有肌肤红色结节。新安医家治疗痹病肢体疼痛常用药物:木通、生地、黄柏、防己、苍术、川芎。主要药物组合:生地、黄柏、防己、苍术;木通、生地、黄柏、白术;木通、生地、防己、苍术;木通、生地、黄柏、苍术;木通、生地、防己、白术;生地、黄柏、防己;木通、生地、黄柏、防己;木通、黄柏、防己、白术;黄柏、防己、苍术、白术。

走窜:疼痛部位游走不定或走窜攻痛称窜痛,多表现为四肢关节走注疼痛,痛无定处,而以腕、肘、膝、踝等处为多见,关节屈伸不便,或兼见寒热表证,舌苔薄白或腻,脉多浮。其特点是痛处不固定,或者感觉不到确切的疼痛部位。多为风邪留着机体的经络关节,阻滞气机,产生疼痛。气无形而喜通畅,气滞为痛,亦多见走窜痛,可见于风湿痹证或气滞证。多由于风邪阻络,疼痛常罹及多个肢体关节,游走不定。新安医家治疗痹病走窜痛常用药物:麻黄、防风、当归、白芷。主要药物组合:麻黄、防风、独活;白芷、当归、防风、羌活;黄芩、羌活、独活、当归;川芎、当归、独活;黄芩、防风、威灵仙;防风、当归、防己。

肢体肿胀:是指上下肢浮肿发胀的一种症状。有的表现四肢同时肿胀;有的仅见上肢或下肢,或偏于一侧。肢体肿胀可因于湿热蕴结四肢、寒湿凝滞四肢、气虚血瘀于四肢。湿热蕴结四肢多见四肢肿胀,关节肿痛,肌肤灼热。寒湿凝滞四肢,肿胀多见四肢关节疼痛,痛有定处或下肢尤重,四肢肿胀,手足笨重,活动不便。气虚血瘀于四肢,肿胀多见四肢皆肿,按之难起,手足清冷,或肢体麻木不仁、举动无力;或见双下肢肿胀。新安医家治疗痹病肢体肿胀常用药物:木通、黄柏、苍术、川芎、槟榔、防己、白术。主要药物组合:木通、黄柏、苍术、川芎;槟榔、木通、防己;槟榔、防己、苍术、川芎;木通、防己、苍术、白术;木通、黄柏、防己、苍术;木通、防己、苍术。

肢体酸痛:是指肢体疼痛兼有酸软的感觉,且以肢体酸软无力为主,多因湿邪侵袭肌肉关节,导致气血运行不畅,肌肉关节、筋脉失于濡养而致。新安医家治疗痹病四肢酸痛常用药物：藿香、苍术、白术、陈皮、厚朴、半夏、茯苓。主要药物组合：藿香、苍术、白术；藿香、陈皮、苍术、白术；茯苓、厚朴、半夏、白术；厚朴、陈皮、苍术、白术；茯苓、半夏、陈皮、白术。

肢体麻木：是指肌肤知觉消失，不知痛痒，见四肢者，称为肢体麻木。肢体麻木多见于风寒阻络、气血亏虚或是气滞血瘀，风痰阻络亦可以引起肢体的麻木。风寒阻络所导致的四肢麻木多由腠理疏松，风寒外袭，经脉失荣，气血不和所致。气血亏虚所致的四肢麻木多发生于劳倦失宜，或见于吐泻伤中，或失血过多，或出现于其他虚损疾患之后，气血双亏，脉络空虚，四肢无有所秉，遂可发生麻木。气滞血瘀、风痰阻络肢体亦可以引起肢体麻木，主要是由于邪气闭阻经脉后，肢体失于濡养而致。新安医家治疗痹病肢体麻木常用药物：天麻、当归、川芎、黄芪、白芍、防风、熟地、附子、人参、肉桂。主要药物组合：天麻、当归；天麻、川芎；黄芪、白芍、天麻；天麻、防风、当归；熟地、附子、川芎；附子、黄芪、肉桂；虎骨、当归、人参、肉桂；附子、当归；细辛、白术、当归；附子、肉桂、川芎、当归。

肢体重着：是指肢体沉重，活动不利，难以转侧的症状，主要与水湿泛滥或气虚或阳虚有关。湿邪侵袭肌表而致肢体重着，多由涉水淋雨，或感受雾露之气，或居处潮湿，外湿入侵肌表，湿性黏滞沉着，故见肢体重着；阳虚水泛而致的肢体重着，多由劳倦内伤或久病失治，导致脾肾阳气不足，阴寒内盛，水湿泛滥，故肢体沉重。肢体重着多与湿邪有关。新安医家治疗痹病肢体重着常用药物：厚朴、半夏、茯苓、陈皮、白术、人参、黄芪、苍术、藿香。主要药物组合：厚朴、半夏、白术、茯苓；茯苓、半夏、陈皮、白术；人参、陈皮、白术、茯苓；黄芪、陈皮、苍术、白术；藿香、厚朴、苍术、茯苓；藿香、苍术、茯苓；藿香、陈皮、苍术、茯苓。

第六节　新安医家治痹自创有效方选介

新安医家医技精湛，思想活跃，流派纷呈，不仅勤于研读古医籍、广泛继承古人经验，而且勤于临证、细心揣摩、灵活变通、勇于创新，对于很多疾病均提出了不少新的治法治方，于新安一地常发的痹病也是如此。在新安医家治痹的资料文献中，多灵活化裁古方，并创立了不少疗效显著的新方，为我们后人留下了大量的创方文献。

一、风痹

（1）方名：叶天士治行痹方。

出处：《临证指南医案》。

组成：羌活、木防己、石膏、生甘草、海桐皮、苦杏仁。

服法：水煎服。

功用：清热利湿，通络止痛。

主治：痛势流走而肿，后感外邪。

方解：本方系痹病痛甚复感外邪。方中羌活味辛苦，性温，能祛风胜湿、散寒止痛，主治风寒湿痹、项强筋急、骨节酸痛，用于风、寒、湿邪侵袭所致的肢节疼痛、肩背酸痛，尤以上半身疼痛更为适用。

石膏味甘辛，性大寒，归肺、胃经，其功能可清热泻火、除烦止渴、敛疮生肌，临床常用于治疗热病气分湿热证、肺热喘咳证、胃火牙痛证等。方中羌活辛温升散，散寒止痛、祛湿通络；石膏辛能解肌，大寒清透表里邪热，二药合用，一温一寒，寒热并用，共奏舒筋通络、除痹止痛之功。

海桐皮味苦辛，性平，归肝经，功能祛风湿、通络止痛、杀虫止痒，内服用于治疗风湿痹痛、四肢拘急、腰膝疼痛。苦杏仁味苦辛，性平，归肺、脾、大肠经，功能祛痰止咳、平喘、润肠、下气开痹。防己味苦辛，辛能宣散，苦寒燥湿，能祛风除湿、宣壅滞、通经络，更善泄下焦血分湿热，为利水祛风、通络止痛之要药。二药合用，相使相助，加强了祛风除湿、除痹止痛作用。辅以海桐皮味苦辛，有祛风除湿、通络止痛之功。三药合用，相得益彰。诸药合用共奏祛风散寒、通络止痛之功。

（2）方名：叶熙钧治风痹方。

出处：《东山别墅医案》。

组成：秦艽、厚朴、陈皮、菊花、五加皮、木香、薄荷、海桐皮、炒神曲、桑叶、赤茯苓。

服法：水煎服。

功用：祛风胜湿，通络止痛。

主治：风痹。

方解：方中秦艽味苦辛，性微寒，其功效为祛风除湿、通络止痛、退虚热、清湿热，常用于治疗风湿痹证、骨蒸潮热、疳积发热等证。海桐皮味苦平，其性下降，归肝经，功能祛风湿、通络止痛、杀虫止痒，内服能祛风通络，善蠲下身风湿痹痛，用于治疗风湿痹痛、四肢拘急、腰膝疼痛；外用治疗疥癣、湿疹瘙痒等症。二药伍用相辅相成，祛风除湿、行气通络止痛之功益彰。五加皮味辛苦，性温，归肝、肾经，功能祛风湿、补肝肾、强筋骨、利水，常用于风湿痹证、筋骨萎软、小儿行迟、体虚乏力、水肿等症。

赤茯苓味甘淡，性平，功能行水、利湿热，治小便不利、水肿、淋浊、泻痢等。厚朴味苦辛，性温，能宽中理气、化湿开郁，常用于湿阻中焦、气机不畅的胸腹胀闷、呕吐呃逆，以及湿痰壅肺，咳嗽气喘等症。陈皮味辛，性温，能理气健脾、燥湿化痰。木香味辛苦，性温，归脾、胃、大肠、胆、三焦经，功能行气止痛、健脾消食，常用于脾胃气滞、泄泻腹痛及胸痹等症。神曲味苦，性温，功能健脾消食、理气化湿、解表，治伤食胸痞、腹胀吐泻、痢疾、感冒头痛、小儿伤饥失饱。

薄荷味辛，性凉，归肺、肝经，具有疏散风热、清利头目、利咽透疹、疏肝行气的功效，常用于风热感冒、风热头痛、麻疹、肝郁气滞等症。桑叶味甘苦，性寒，归肺、肝经，功能疏散风热、清肺润燥、平抑肝阳、清肝明目、凉血止血，主要用于风热感冒、目赤肿痛、风火目疾、肝阴不足、肝阳上亢引起的头晕、视物昏花及燥热伤肺、干咳少痰等症。菊花味辛苦，性微寒，归肺、肝经，能散风清热、平肝明目，常用于风热感冒、头痛眩晕、目赤肿痛、眼目昏花。菊花、薄荷、桑叶疏散风热，祛外感六淫表邪。木香、川朴味辛善行气以止痛。陈皮、神曲健脾以除湿。五加皮、赤茯苓清热利湿。纵观全方具有清热利湿、通络止痛之效。

（3）方名：接骨丹。

出处：《赤水玄珠》。

组成：防风、牛膝、当归、虎骨、枸杞子、羌活、独活、龟板、秦艽、萆薢、松节、蚕沙、茄根、苍术。

服法：酒糊丸，空腹服。

功用：散寒除湿，益肾健骨。

主治：治诸风及鹤膝风。

方解：羌活味辛苦，性温，归膀胱、肝、肾经，气雄升散，辛散祛风，味苦燥湿，性温散寒，有较强的祛风湿、止痛作用。"羌活功能条达肢体，通畅血脉，攻彻邪气，发散风寒风湿"（《本草汇言》）。独活味辛苦，性微温，辛散苦燥，气香温通，功善祛风湿、止痹痛，为治风湿痹痛主药，痹病无论新久，均可应用，因其主入肾经，性善下行，尤以腰膝、腿足关节疼痛属下部寒湿者为宜。《药品化义》认为独活能宣通气道，自顶至膝，以散肾经伏风，凡颈项难舒，臀腿疼痛，两足痿痹，不能动移，非此莫能效也。二药合用，能祛一身之风、寒、湿邪。

秦艽味苦辛，性微寒，辛香走窜通利，苦能燥湿，寒可清热，长于祛风除湿、通络止痛，且有退虚热、清湿热之功，善疗周身骨节酸痛烦热、风湿痹痛。防风味辛甘，性微温，升发而能散，质松而润，为"风药之润剂""治风之通用药"，可祛周身之风，散寒止痛。二药相配，祛风除湿、活络止痛之效显著，为祛风除湿剂中的常用之品。

苍术味苦辛，性温，辛香燥烈，气味雄厚，功彻上下，走而不守，能燥三焦之湿，且能健脾以和脾胃。萆薢味苦，性平，功能利湿去浊、祛风通痹，善治腰膝痹痛，筋脉屈伸不利。《药品化义》认为萆薢性味淡薄，长于渗湿，带苦故而能降，主治风寒湿痹。松节味苦，性温，辛散苦燥温通，能祛风湿，通经络而止痛，入肝肾而善祛筋骨间风湿，性偏温燥，尤宜于寒湿偏盛之风湿痹证。"松节，气温性燥，如足膝筋骨，有风有湿，作疼作酸，痿弱无力者，用此立痊"（《本草汇言》）。蚕沙味甘辛，性温，辛甘发散，可以祛风，温燥而通，又善除湿舒筋，作用缓和，适合于各种痹证。《本草求原》谓之为风湿之专药，凡风湿瘫痪固宜。茄根味甘辛，性寒，辛甘发散，性寒清热，功能祛风利湿、清热止血，善治风湿热痹，《分类草药性》谓之"善治风湿筋骨瘫痪"。

当归味辛甘，性温，甘温质润，长于补血，为补血之圣药，且能活血，使补而不滞。枸杞子味甘，性平，能补肝肾、益精血，俗云枸杞子善能治目又能治风。《本草汇言》言其："枸杞治风，非治风也，能补血生营，血足风减，故治风有验也。"二药共奏补血活血、熄风之效。

痹病日久，内舍于其合，常累及肝肾，导致肝肾亏虚。虎胫骨味辛，性温，辛散温通，去风定痛，强筋健骨。牛膝味甘苦而酸，性平，归肝、肾经，性善下行，既能活血祛瘀，又能补益肝肾，兼能去除风湿。龟板味甘而咸，性寒，咸寒入肾，长于滋肾养肝，又能健骨，养血补心。三药合用，共奏填精养血、补肾健骨之功。

纵观全方，以祛风散寒除湿为主，兼以补益肝肾、养血填精为辅，使祛邪而不伤正，补正而不留邪。

二、寒痹

（1）方名：叶天士治痛痹方。

出处：《临证指南医案》。

组成：当归、沙菀子、北细辛、桂枝木、生白术、茯苓。

服法：水煎服。

功用：活血化瘀，散寒止痛。

主治：痛痹。

方解：本方因感受寒邪，寒凝血脉，筋脉不通，发为疼痛又兼肾阳虚之症状。方中当归味甘辛，性温，归肝、心、脾经，具有补血调经、活血止痛、润肠通便之功，临床常用于治疗血虚诸证。当归味辛，性温，具有补血调经、活血止痛而除痹痛之功。沙菀子味甘，性温，功能温补肝肾、固精、缩尿、明目，常用于肾虚腰痛、遗精早泄、白浊带下、小便余沥、眩晕目昏。北细辛味辛，性温，入肺、肾经，功能解表散寒、祛风止痛、温肺化饮、通窍，常用于风寒表证、头痛、牙痛、风湿痹痛等。桂枝味辛甘，性温，入心、肺、膀胱经，具有发汗解肌、温通经脉、助阳化气、行水湿痰饮之功，临床常用于风寒感冒，寒凝血滞诸痛等证。白术味苦甘，性温，功能健脾益气、燥湿利水，用于脾虚食少、腹胀泄泻、痰饮眩悸、水肿等。茯苓味甘淡，性平，入心、肺、脾经，具有渗湿利水、健脾和胃、宁心安神的功效，主治小便不利、水肿胀满、痰饮咳逆、呕吐、脾虚食少、泄泻、心悸不安、失眠健忘等。

当归补血活血、化瘀生新、行滞止痛而除痹痛之功。桂枝温通筋脉、助阳化气。二药合用，活血化瘀之力大增。细辛味辛升散，能散寒止痛，合桂枝发汗解肌，温通筋脉之功，二药共奏散寒止痛之功。沙菀子性温能温肾助阳，桂枝温阳化气，二药共奏温肾助阳止泻之功。白术甘温苦燥，善于补脾气，燥化水湿，为补脾要药，除风痹之品。茯苓味甘淡，健脾利水胜湿，二药合用加强健脾胜湿之功。诸药合用共奏活血止痛、温肾健脾之效。

（2）方名：茯苓汤。

出处：《迈种苍生司命》。

组成：赤茯苓、桑白皮、防风、官桂、川芎、白芍、麻黄（去节）。

服法：水煎服。

功用：利湿通络，散寒止痛。

主治：痛痹。

方解：本方外因系严冬涉水、步履冰雪、久居寒湿之地等，导致风、寒、湿邪以寒邪为主侵入机体有关；内因则主要与脏腑阴阳失调，正气不足有关。其病机是在正气虚弱的前提下，风、寒、湿邪以寒邪为主侵袭，闭阻于经络、肌肉、关节，气血运行不畅而发痛痹。

赤茯苓味甘淡，性平，功能行水利湿热。桑白皮味甘，性寒，功能利水消肿。防风味辛甘，性微温，功能祛风解表、胜湿止痛。麻黄味辛、微苦，性温，具有发汗解表、宣肺平喘、利水消肿、散寒通滞之功，临床常用于风寒感冒、咳嗽气喘、风水水肿、风寒痹证等。赤茯苓、桑白皮都有利水胜湿功效，两者合用，效力更著，佐以麻黄的散寒发汗，加强利水之功效。

川芎味辛，性温，有活血行气、祛风止痛之功效。肉桂味辛甘，性大热，功能散寒止痛、活血通经。川芎性温有活血行气止痛之功效，肉桂性热可散寒止痛、活血通经，两者合用有散寒止痛之功效。防风质松而润，为"风药之润剂""治风之通用药"，主要用于风湿痹痛，肢节疼痛，筋脉挛急者。白芍味苦酸，性凉，功能养血柔肝、缓中止痛、敛阴收汗，常用于治疗血虚导致的月经不调，肝脾不和之胸胁脘腹疼痛或四肢挛急疼痛，对血虚引起的诸痛有很好的治疗疗效。二药合伍，相辅相成，共奏养血柔肝、舒筋止痛之功。

（3）方名：舒筋汤。

出处：《外科理例》。

组成：羌活、甘草、赤芍、白术、当归、姜黄、海桐皮。

服法：水煎服，熟磨沉香少许温服，凡腰以上痛，食后服；腰之以下痛，食前服。

功用：行气活血，散寒止痛。

主治：臂痛，筋挛不能屈伸，遇寒则剧。

方解：本方治风寒湿之臂痛，筋挛不能屈伸。方中羌活味辛苦，性温，能祛风胜湿、散寒止痛，主治风寒湿痹、项强筋急、骨节酸痛，用于风、寒、湿邪侵袭所致的肢节疼痛、肩背酸痛，尤以上半身疼痛更为适用。《日华子本草》提到羌活可治一切风并气，筋骨拳挛，四肢羸劣，头旋眼目赤痛及伏梁水气，五劳七伤，虚损冷气，骨节酸痛，通利五脏。《品汇精要》认为羌活主遍身百节疼痛，肌表八风贼邪，除新旧风湿，排腐肉疽疮。赤芍味苦，微寒，能清热凉血、散瘀止痛。白术苦甘，性温，功能健脾益气，燥湿利水。《医学启源》记载其可："除湿益燥，和中益气……"。当归味甘辛，性温，功能补血活血、调经止痛、润肠通便，用于血虚萎黄、眩晕心悸、虚寒腹痛、风湿痹痛等。片姜黄味辛苦，性温，归脾、肝经，功能为破血行气、通经止痛，主治胸胁刺痛、风湿肩臂疼痛、跌扑肿痛。海桐皮味苦辛，性平，入肝、脾经，能祛风湿，通经络，主治风湿痹痛。甘草味甘，性平，归十二经，可补脾益气、缓急解毒、调和百药。

羌活、海桐皮祛风湿止痛，二药合用共奏祛风胜湿之功，通经而止痛，佐以白术可加强祛湿之功效。当归、片姜黄性味辛温而通，二药合用可活血行气而止痛，佐以赤芍可加强活血散瘀之功效。羌活气味雄烈，善行气分，祛肌表风、寒、湿邪而通郁痹之阳。当归甘润补益，辛散温通，活血通脉而除痹痛。二药合用，辛散助活血止痛，共奏通畅血脉、散寒止痛之功。

三、湿痹

（1）方名：项天瑞治鹤膝风方一。

出处：《同寿录》。

组成：防风、萆薢、秦艽、牛膝、薏苡仁、肉桂、黄芪。

服法：水八宫碗，煎四碗，作早中晚三次服，不必盖汗，服下自出汗，闭坐房中，不可见风，挨汗出再出房门。

功用：祛风除湿，补益肝肾。

主治：风寒湿痹，湿偏胜者。

方解：萆薢味苦，性平，能祛风除湿、通络止痛。"萆薢，足阳明、厥阴经药也。厥阴主筋属风，阳明主肉属湿，萆薢之功，长于去风湿，所以能治缓弱顽痹、遗浊、恶疮诸病之属风湿者"（《本草纲目》）。秦艽味苦辛，性微寒，辛香走窜通利，苦能燥湿，寒可清热，长于祛风除湿、通络止痛，且有退虚热、清湿热之功，善疗周身骨节酸痛烦热、风湿痹痛。《冯氏锦囊秘录》认为秦艽系风药中之润剂，散药中之补剂，故养血有功，中风多用之者，取祛风活络、养血舒筋之功。盖"治风先治血，血行风自灭"耳。防风味辛甘，性微温，升发而能散，质松而润，俗称为"风药之润剂""治之通用药"，可祛周身之风，散寒止痛。二药相配，祛风除湿、活络止痛之效显著，为祛风除湿剂中的常用之品。

薏苡仁味甘而淡，性凉，功能健脾渗湿、利水消肿、舒筋除痹。尤适于湿痹而筋脉挛急疼痛者。"薏苡仁，味甘，微寒。主筋急，拘挛不可屈神，风湿痹，下气"（《神农本草经》）。

肾主骨，肝主筋，邪客筋骨，痹病日久，必损及肝肾筋骨，耗伤气血。肉桂，辛甘大热，辛散温通，甘热助阳，能行气血、运经脉、散寒止痛。牛膝味甘苦而酸，性平，归肝、肾经，性善下行，既能活血祛瘀，又能补益肝肾，强筋健骨，兼能去除风湿。用牛膝者，可益肾填精，使筋骨健强，病情轻者，亦可及早固护肝肾，利于祛邪外出。黄芪味甘微温，甘温而润，功专益气，意为气旺则血行，瘀祛络通，得防风则其功益大。

纵观全方，以祛风散寒除湿为主，辅以补肝肾、行气血之品，邪正兼顾，祛邪不伤正，扶正不留邪。

（2）方名：项天瑞治鹤膝风方二。

出处：《同寿录》。

组成：续断、姜黄、独活、赤芍、防己、白术、黄芪、牛膝、生地、当归、茯苓、红花、肉桂。

服法：水二盅，生姜二片，枣二枚，煎八分服。

功用：散寒除湿，益气养血。

主治：风寒湿痹，偏于湿者，兼有气血不足，气滞血瘀者。

方解：独活味辛苦，性微温，辛散苦燥，气香温通，功善祛风湿、止痹痛，为治风湿痹痛主药，痹病无论新久，均可应用，因其主入肾经，性善下行，尤以腰膝、腿足关节疼痛，属下部寒湿者为宜。"专理下焦风湿，两足痛痹，湿痒拘挛"（《本草正》）。防己味苦辛，性寒，辛能行散，苦寒降泄，具有祛风除湿、止痛通络的作用。二药合用，共奏祛风胜湿、蠲痹止痛之功。

续断味苦辛，性微温，甘温助阳，辛以散瘀，兼有补益肝肾、强壮筋骨、通利血脉之效。牛膝味甘苦而酸，性平，归肝、肾经，性善下行，既能活血祛瘀，又能补益肝肾，兼能祛除风湿。两者配伍上药，可使补肝肾、祛风湿、强筋骨作用更强。

黄芪味甘，性微温，甘温而润，是补脾胃、益中气之要药。茯苓味甘而淡，性平，甘则能补，淡则能渗，药性平和，既可祛邪，又可扶正，功善健脾益气、渗水利湿。白术味甘苦，性温，主归脾胃经，以健脾、燥湿为用。以上三药合用，则益气力量增强，谓气旺则血行，气能生血之意。

生地味甘苦，性寒，甘寒质润，善入营血分，为清热凉血、养阴生津之要药。"干地黄……主折跌绝筋，伤中，逐血痹，填骨髓，长肌肉，作汤除寒热积聚，除痹。生者力良"（《神农本草经》）。当归味甘辛，性温，甘温质润，长于补血，为补血之圣药，且能活血，使补而不滞。痹病乃风、寒、湿邪杂至，闭阻关节、经脉而致，必然导致气血凝滞，经络阻塞，不通则痛。姜黄味辛苦，性温，辛散苦燥温通，外散风、寒、湿邪，内行气血，通经止痛。"治风痹臂痛"（《本草纲目》）。红花味辛，性温，辛散温通，能活血通经，祛瘀止痛。赤芍味苦，性微寒，入肝经血分，有活血散瘀止痛之功，酒炒者活血作用增强。一味寒药，置于大队温热药中，既可防燥热伤阴，又可防痹病日久郁而化热。肉桂味辛甘，性大热，辛散温通，甘热助阳，能行气血、运经脉、散寒止痛。配伍方中补气益血之药，尚有鼓舞气血生长之效，适于病程中耗伤气血之机。

纵观全方，总以祛风散寒除湿为主，佐以补气生血、活血化瘀之品，祛邪而不伤正，扶正而不留邪，切合痹病的病因病机。

（3）方名：除湿羌活汤。

出处：《医方集解》。

组成：羌活、防风、升麻、柴胡、藁本、半夏、薏苡仁、苍术。

服法：水煎，食远服，或为末，热酒调服。

功用：祛风除湿，通络止痛。

方解：本方主治为风湿在表，其证多由汗出当风，或久居湿地，风湿之邪侵袭肌表所致，风湿之邪客于太阳经脉，经气不畅，致头痛身重、或腰脊疼痛、难以转侧。风湿在表，宜从汗解，故以祛风胜湿为法。方中羌活为君药，辛散祛风，味苦燥湿，性温散寒，故可祛风除湿、通利关节，羌活善行气分，疏散肌表风湿，条达肢体，畅通血脉，能搜风除湿，通痹止痛，长于治疗上半身的风、寒、湿邪导致的诸痛。防风气薄性升，质松而润，可祛周身之风，散寒止痛。羌活胜湿偏强，防风以治风为主，二药配对，风湿兼顾，合用相得益彰，共奏祛风胜湿之功。臣以升麻、藁本、柴胡，解表疏风，佐以半夏、薏苡仁、苍术燥湿健脾，以运化水湿邪气。综合全方，以辛苦温散之品为主组方，共奏祛风胜湿之效。

四、通治风寒湿痹

（1）方名：定痛丸。

出处：《诸症析疑》。

组成：乳香、没药、金星草、地龙、五灵脂、木鳖子。

服法：酒磨化一丸。

功用：活血化瘀，通络止痛。

主治：一切风湿痹痛。

方解：方中乳香味辛苦，性温，功能调气活血定痛。没药味苦辛，性平，功能活血止痛、消肿生肌。金星草味苦，性寒，功能清热、凉血、解毒。地龙味咸，性寒，功能清热定惊、通络止痛，本品长于通络止痛，适用于多种原因导致的经络阻滞、血脉不畅；性寒清热，尤善治疗关节红肿、屈伸不利之热痹，与乳香合用可祛风散寒、通络止痛。五灵脂味苦咸，性温，功能活血止痛、化瘀止血，本品苦泄温通，善于活血化瘀止痛，为治疗瘀滞疼痛之要药。木鳖子味苦，性凉，能消肿散结止痛，本品能疏经通络，与长于通络止痛的地龙合用，二药共奏通络止痛之功。乳香与没药两者都有行气活血止痛之功，常相须为用，并加入五灵脂可加强活血之功效。金星草、地龙及木鳖子三药性寒清热，可长于治疗风湿热痹。

（2）方名：治风寒湿痹药酒方。

出处：《种福堂公选良方》。

组成：羌活、川桂枝、当归身、秦艽、金毛狗脊、虎骨、防风、杜仲、川续断、川芎、晚蚕沙、熟附子、桑枝、生姜、大枣、陈酒。

服法：水煎服。

功用：祛风除湿，通络止痛。

主治：风寒湿痹。

方解：方中羌活味辛苦，性温，能祛风胜湿、散寒止痛，主治风寒湿痹，项强筋急，骨节酸痛，用于风、寒、湿邪侵袭所致的肢节疼痛、肩背酸痛，尤以上半身疼痛更为适用。秦艽味苦辛，性微寒，其功效为祛风除湿、通络止痛、退虚热、清湿热，常用于治疗风湿痹证、骨蒸潮热、疳积发热等。桑枝味苦，性平，功能祛风湿、利关节、行水气，主治风寒湿痹、四肢拘挛、脚气浮肿、肌体风痒。防风味辛甘，性微温，功能祛风解表、胜湿止痛。蚕沙味甘辛，性温，具有祛风湿、止痛功效，常用于腰膝关节疼痛、月经过多、腹痛等。

桂枝味辛甘，性温，入心、肺、膀胱经，具有发汗解肌、温通经脉、助阳化气、行水湿痰饮之功，临床常用于风寒感冒，寒凝血滞诸痛等。当归味甘辛，性温，归肝、心、脾经，具有补血调经、活血止痛、润肠通便之功，临床常用于治疗血虚诸证，活血止痛而具除痹痛之效。熟附子味辛甘，性大热，有毒，归心、肾、脾经，具有回阳救逆、补火助阳、散寒止痛之功效，用于治疗阴盛格阳、大汗亡阳、吐泻厥逆、肢冷脉微、心腹冷痛、冷痢、脚气水肿、风寒湿痹等。川芎味辛，性温，归肝、胆、心包经，具有活血行气、祛风止痛之效，临床常用于治疗血瘀气滞痛证。

金毛狗脊味甘苦，性温，归肝、肾经，功用为补肝肾、强腰脊、祛风湿，主治腰脊强痛、不能俯仰、足膝软弱及风湿腰痛等症，尚有温补固摄作用，治疗尿频、遗尿、遗精、带下等病证。虎骨味甘辛，性温，归肝、肾经，功能祛风通络、强筋健骨，常用于风湿痹痛、脚膝酸软等。续断味苦辛，性微温，归肝、肾经，功能补肝肾、强筋骨、调血脉、续折伤、止崩漏，用于腰背酸痛、肢节痿痹、跌扑创伤、损筋折骨、胎动漏红等。杜仲味甘，性温，归肝、肾经，具有补肝肾、强筋骨之功，常用于肾虚腰痛、胎动胎漏等。

蚕沙、羌活、秦艽、防风、桑枝祛风除湿，散寒止痛；熟附子、当归、桂枝、川芎温通筋脉，活血通络；狗脊、虎骨、杜仲、续断补肝肾，强筋骨。诸药共奏祛风除湿止痛、补肝肾、强筋骨之功效。

（3）方名：秘传药酒方。

出处：《古今医统大全》。

组成：麻黄、白芷、桔梗、芍药、当归、川芎、肉桂、半夏、防己、甘草、陈皮、厚朴、枳壳、乌药、苍术、槟榔、川牛膝、川木瓜、独活、杜仲。

服法：上锉粗末，以绢袋盛之，用无灰酒三斗浸于坛内，密封坛口，锅内重汤煮一时，然后取出，过三日开，取酒饮之，量饮，一日三次，渣晒干为末，酒糊丸，梧桐子大，每服七十丸，空心酒下。

功用：祛风胜湿，通络止痛。

主治：治男子妇人风湿相搏，腰膝痛，或因坐卧湿地，雨露所袭，遍身骨节痛，风湿脚气，并皆治之。

方解：独活味辛苦，性微温，辛散苦燥，气香温通，功善祛风湿、止痹痛，为治风湿痹痛主药，痹病无论新久，均可应用，因其主入肾经，性善下行，尤以腰膝、腿足关节疼痛属下部寒湿者为宜。"专理下焦风湿，两足痛痹，湿痒拘挛"（《本草正》）。防己味苦辛，性寒，辛能行散，苦寒降泄，具有祛风除湿、止痛通络的作用。湿邪阻滞经络，或肝血不足，筋脉失于营血濡养，则见肢体挛急疼痛。木瓜味酸，性温，味酸入肝，益筋和血，善舒筋活络，且能去除湿痹。三药合用，共奏祛风胜湿、蠲痹止痛之功。

脾喜燥恶湿，湿热内蕴，困遏脾阳，脾运不健，痰浊内生，湿性重浊、黏滞，易损伤阳气，阻滞气机。苍术味苦辛，性温，辛香燥烈，气味雄厚，功彻上下，走而不守，能燥三焦之湿，且能健脾以和脾胃。半夏味辛，性苦，为燥湿化痰、温化寒痰的要药，尤善治脏腑之湿痰。槟榔味苦辛，性温，辛散温通，既能利水，又能行气，气行则助水运。二药合用，则燥湿祛痰之功益彰。厚朴味苦辛，性温，辛散温通，苦能燥湿，能下气宽中，燥湿消痰。"厚朴，主中风、伤寒头痛、寒热，气血痹死肌者，盖以风寒外邪，伤于阳分，则为寒热头痛；风寒湿入腠理，则气血凝涩而成痹，甚则肌肉不仁，此药辛能散结，苦能燥湿，温热能祛风寒，故悉主之也"（《本草经疏》）。麻黄味辛、微苦，性温，味辛发散，性温散寒，发汗能力强，为发汗解表之要药，取其散寒通滞之功，解表散邪，温通经脉。白芷味辛，性温，辛散温通，解表散寒，祛风止痛。"白芷……祛皮肤游走之风，止胃冷腹痛、寒痛。除风湿燥痒顽痹……周身寒湿疼痛"（《滇南本草》）。桔梗味苦辛，性平，主入肺经，辛散苦泄，开宣肺气。肺为脾之子，肺主行水，运用"实则泻其子""提壶揭盖"和"开肺行水"的方法，在健脾利湿的基础上，施以桔梗宣通肺气，使肺气宣降适宜，有助于水湿下达膀胱，归于正化，肺气疏利，达到"气行湿化"的效果。

当归味甘辛，性温，甘温质润，长于补血，为补血之圣药，且能活血，使补而不滞。白芍味苦酸，性微寒，归肝、脾经，能敛肝阴以养血，为阴血并补之药，酒炒过后，尚有活血之用。川芎，辛散温通，既能活血化瘀，又能行气止痛，为血中气药，具通达气血之功效，还能祛风通络止痛。三药配伍，合为四物汤去熟地，具有补而不滞、滋而不腻、温而不燥的特点。蕴于此方中，寓之"治风先治血，血行风自灭"之意。肉桂味辛甘，性大热，辛散温通，甘热助阳，能行气血、运经脉、散寒止痛，配伍方中补气益血之药，尚有鼓舞气血生长之效，适于病程中耗伤气血之机。

肾主骨，肝主筋，筋骨受邪，日久必愆及肝肾。牛膝味甘苦而酸，性平，归肝、肾经，性善下行，既能活血祛瘀，又能补益肝肾，兼能祛除风湿。杜仲味甘，性温，归肝、肾经，功善补肝肾、强筋骨。"杜仲……补中强志，益肾添精。腰痛不能屈者神功，足疼不能践者立效"（《本草蒙筌》）。二药合用，则补益肝肾之力增强。

陈皮味辛苦，性温，辛行温通，苦泄燥湿，有行气止痛、健脾和中、燥湿化痰之功。枳壳味苦辛而酸，性温，功能祛风散邪、行气止痛。"枳壳……其主风痒麻痹，通利关节，止风痛者，盖肺主皮毛，胃主肌肉，风寒湿入于二经，则皮肤瘙痒，或作痛，或麻木。此药有苦泄辛散之功，兼能引诸风药入于二脏，故为治风所需。风邪既散，则关节自然通利矣"（《本草经疏》）。乌药味辛，性温，味辛行散，性温祛寒，入肺而宣通，入脾而宽中，故能行气散寒止痛。"气行则血行""通则不痛"。三药合用，共奏行气止痛、活血通络、散寒除湿之功，入于补益药中，使补而不滞，滋而不腻。甘草，调和诸药。

纵观全方，针对痹病的病因病机，推测其演变过程及病理产物，揉祛风散寒、燥湿运脾、益气补血、补益肝肾等多种治法于一体，攻补兼施，邪正并顾，适宜于多种痹病。

五、风湿热痹

（1）方名：叶天士治痹方。

出处：《临证指南医案》。

组成：茯苓、萆薢、木防己、晚蚕沙、泽泻、金毛狗脊。

服法：水煎服。

功用：清热利湿，蠲痹止痛。

主治：长夏湿胜气阻，不饥不食，四肢痹痛，痛甚于午后子前，乃阳气被阴湿之遏，色萎黄，脉小涩。

方解：本方系长夏湿胜气阻，阳气被阴湿所遏。方中茯苓味甘淡，性平，入心、肺、脾经，具有渗湿利水、健脾和胃、宁心安神的功效，主治小便不利、水肿胀满、痰饮咳逆、呕吐、脾虚食少、泄泻、心悸不安、失眠健忘等。萆薢味苦，性平，入肝经、胃经、膀胱经，有利湿去浊、祛风通痹之功，常用于膏淋、白浊、白带过多、风湿痹痛、关节不利、腰膝疼痛。泽泻味甘淡，性寒，归肾、膀胱经，具有利水渗湿、泄热通淋之效，主治小便不利、热淋涩痛、水肿胀满、泄泻、痰饮眩晕等。

防己味苦辛，性寒，归膀胱、肾、脾经，功能利水消肿、祛风止痛，常用于治疗水肿脚气、小便不利、湿疹疮毒、风湿痹痛、高血压。木防己祛风止痛作用较强。晚蚕沙味甘辛，性温，具有祛风湿、止痛功效，常用于腰膝关节疼痛、月经过多、腹痛等。

金毛狗脊味甘苦，性温，归肝、肾经，功用为补肝肾、强腰脊、祛风湿，主治腰脊强痛，不能俯仰，足膝软弱及风湿腰痛等，有温补固摄作用，治疗尿频、遗尿、遗精、带下等。

茯苓、萆薢、泽泻具有清热利湿消肿的功效；木防己祛风止痛；晚蚕沙、金毛狗脊补肝肾，强筋骨，祛风湿，止痛。诸药合方，共奏清热利湿、祛风止痛之功。

（2）方名：孙文垣治吴江孙行人痛风方。

出处：《孙文垣医案》。

组成：五加皮、苍术、黄柏、苍耳子、当归、红花、薏苡仁、羌活、防风、秦艽、紫荆皮。

服法：水煎服。

功用：清热利湿，消肿止痛。

主治：痛风，两手自肩髃及曲池，以至手梢，两足自膝及跟尻，肿痛更甚，痛处热，饮食少。

方解：本方系正气不足，感受寒邪，郁而发热，发为疼痛。方中五加皮辛苦，性温，归肝肾经，有祛风湿、补肝肾、强筋骨、利水之功，常用于治疗风湿痹证、肝肾不足、筋骨痿软等。

苍术味辛苦，性温，能燥湿健脾、祛风散寒，用于治疗湿阻中焦证、风湿痹证、外感风寒夹湿表证，为祛湿佳品。川柏即黄柏，味苦，性寒，归肾、膀胱经，其功用有清热燥湿、泻火除蒸、解毒疗疮，临床常用于治疗湿热带下、热淋、湿热泻痢等。苍耳子味苦甘辛，性温，小毒，入肺、肝经，具有散风寒、通鼻窍、祛风湿、止痒之功效，主治鼻渊、风寒头痛、风湿痹痛、风疹、湿疹、疥癣。

当归味甘辛，性温，归肝、心、脾经，具有补血调经、活血止痛、润肠通便功能，临床常用于治疗血虚诸证。因味辛性温，故而又具有补血调经、活血止痛而除痹痛之功。红花味辛，性温，功能活血通经、散瘀止痛，常用于经闭、痛经、恶露不行、癥瘕痞块、跌打损伤等。薏苡仁味甘淡，性凉，功能健脾渗湿、除痹止泻，主治水肿、脚气、小便不利、湿痹拘挛、脾虚泄泻。

羌活味辛苦，性温，能祛风胜湿、散寒止痛，主治风寒湿痹、项强筋急、骨节酸痛，用于风、寒、湿邪侵袭所致的肢节疼痛、肩背酸痛，尤以上半身疼痛更为适用。防风味辛甘，性微温，功能祛风解表、胜湿止痛。秦艽味苦辛，性微寒，其功效为祛风除湿、通络止痛、退虚热、清湿热。常用于治疗风湿痹证、骨蒸潮热、疳积发热等。紫荆皮味苦，性平，能活血通经、消肿解毒，常用于治疗风寒湿痹、妇女经闭、血气疼痛、喉痹、淋证、痈肿、癣疥等。

五加皮味辛苦，性温辛以散寒，温以除寒，苦以燥湿，功偏祛风、寒、湿邪。羌活味辛苦，性温，能上行巅顶、横行肢臂，长于散表浅之风湿、疏经活血，与五加皮合用共奏祛风胜湿、通络止痛之功效；辅以苍术则胜湿之力大增。黄柏苦寒，善除下焦湿热，清上炎之火而坚真阴，用于湿热下注，足膝肿痛。苍术辛香苦燥，内可燥湿健脾，外可发散风湿，长于治寒湿偏盛而出现的关节酸痛。二药配对，标本并治，中下两宜，共奏清热除湿、通痹止痛之功。当归味辛，性温，具有补血调经、活血止痛而除痹痛之功。红花味辛，性温，功能活血通经、散瘀止痛。二药合用，活血化瘀而通络。羌活、防风、秦艽三药均有祛风胜湿通络之功，诸药合用则祛风除湿之力大增。薏苡仁性凉，能清热利湿。紫荆皮苦降清热除湿。二药合用达到利湿通络之功。

纵观全方，逐风、寒、湿邪与养血活血药并用，共奏逐寒湿、止痹痛、养血活血之功。

（3）方名：当归拈痛散。

出处：丹台玉案。

组成：当归、防风、黄芪、甘草、黄柏、玄参、人参、茯苓、白术、苍术、干葛根、升麻、知母、茵陈、羌活。

服法：水二盅，煎八分服。

功用：利湿清热，疏风止痛。

主治：治疗湿热之邪内侵，闭阻关节经络所致的肢节烦痛，肩背沉重，或流注足胫，痛不可忍，壮热口干，舌红，苔黄腻，脉滑数者。

方解：本方由孙文胤《丹台玉案》所创。方中羌活味辛苦，性温，辛散祛风，味苦燥湿，功善解表散寒、祛风胜湿、止痛，是治疗痹病的要药。"羌活，能散肌表八风之邪，善利周身百节之痛。排巨阳肉腐之疽，除新旧风湿之证"（《本草蒙筌·卷之一》）。茵陈味苦辛，性微寒，善能清热利湿，《本草拾遗》尚言其能"通关节，去滞热"。《内经》云：湿淫于内，治以苦温。两者皆苦辛，苦以燥湿，辛以透关利节且能止痛，相须为用，共奏祛风利湿、清热止痛之功。茯苓味甘淡，性平，甘则能补，淡则能渗，药性平和，既可祛邪，又可扶正，功善健脾渗湿；玄参味甘苦带咸，性微寒，咸寒入血分则能清热凉血，甘寒质润又能滋阴润燥；黄柏味苦，性寒，长于清热利湿，二药共奏清热燥湿之功。

防风味辛甘，性微温，功善祛风解表，渗湿止痛。"主大风头眩痛，恶风，风邪，目盲无所见，风行周身，骨节疼痹，烦满"（《神农本草经》）。干葛味甘辛，性凉，轻扬升散，既能疏风解表，又能升津舒经，缓解经气不利，筋脉失养之项背强痛。升麻味辛微甘，性能升散，长于解表疏风。以上诸药力行利湿、清热、疏风之功。

脾喜燥恶湿，湿热内蕴，困遏脾阳，脾运不健，痰浊内生，必加重本证，故佐以苍术味苦辛，性温，辛散苦燥，长于祛湿，辛香健脾以和脾胃，白术味甘苦，性温，主归脾、胃经，以健脾燥湿为用，被誉为"补气健脾第一要药"，两者合用共奏运健脾气之功，尤适于痹病湿胜者。本证以湿邪为患，多治之以苦燥，恐伤及气血津液，故加用人参、黄芪、当归以补气生血；知母滋阴清热，能防诸苦燥药物伤阴，使燥湿而不伤阴，祛邪而不伤正。最后加以甘草调和诸药。

全方配伍，利湿，清热，疏风，且不忘益阴养血，表里同治，邪正兼顾，尤适用于痹病偏于湿胜者。

六、痰瘀痹阻

（1）方名：《司命》治痹痛方。

出处：《迈种苍生司命》。

组成：苍术、威灵仙、天南星、白术、酒黄芩、陈皮、香附、茯苓、甘草、生姜、羌活。

服法：水煎服。

功用：祛湿散寒，通络止痛。

主治：上焦湿痰则经络作痛。

方解：本方主治痰湿所致上臂疼痛。方中以威灵仙味辛咸，性温，能祛风湿、通经络，本品辛散善走，性温通利，能通行十二经络，既可祛风湿，又能通经络、止痹痛，适用于风寒湿痹、关节不利、肌肉麻痹、筋骨酸痛等。苍术味辛苦，性温，能燥湿健脾、祛风散寒，用于治疗湿阻中焦证、风湿痹证、外感风寒夹湿表证，为祛湿佳品。羌活味辛苦，性温，能祛风胜湿、散寒止痛，与威灵仙合用共奏祛风胜湿、通络止痛之功效。与苍术合用则胜湿之力大增，二药共奏祛风胜湿、蠲痹止痛之功效。羌活、苍术、威灵仙三药合用可加强祛风胜湿之力。

天南星性温而燥，有较强的燥湿化痰之功。白术味苦甘，性温，功能健脾益气、燥湿利水。香附味辛，性平，能理气止痛。甘草味甘，性平，能补脾益气、缓急解毒、调和百药。黄芩味苦，性寒，归肺、胆、脾、大肠、小肠经，具有清热燥湿的功能。酒制黄芩能入血分，并可借黄酒升腾之力，用于上焦肺热及四肢肌表之湿热。同时，因酒性大热，可缓和黄芩的苦寒之性。茯苓味甘淡，性平，入心、肺、脾经，具有渗湿利水、健脾和胃、宁心安神的功效。陈皮味辛，性温，能理气健脾、燥湿化痰。

天南星有较强的燥湿化痰之功，常配陈皮、茯苓治痰湿壅滞之证。陈皮、茯苓及南星三药合用能加强燥湿化痰之力，能祛痰横行于经络，并配入黄芩苦寒之力，能清上焦之湿热，并配入具较强行气之力的香附，诸药合用达到祛风除湿化痰止痛之功。

（2）方名：活络饮。

出处：《丹台玉案》。

组成：当归、川芎、白芍、姜半夏、天南星、桑寄生、秦艽、生地、苍术。

服法：临服加酒一杯。

功用：祛风胜湿消痰，顺气和血养脾。

主治：治疗痰湿闭阻关节、经络，导致的肢节烦痛。

方解：孙文胤在《丹台玉案》中认为身体肢节诸痛证虽有风寒湿热燥火、痰血积气之异，大抵不离蓄痰留滞于关节经络，不通则痛。治疗大要以祛风胜湿消痰、顺气和血养脾为主。

方中秦艽味辛苦，性甘，长于祛风湿、通络止痛，质偏润而不燥，为风药中之润剂，风湿痹痛，无论寒热新久均可配伍使用。《名医别录》认为秦艽可疗风无问久新，及通身挛急。半夏味辛，性苦，为燥湿化痰、温化寒痰的要药，尤善治脏腑之湿痰。天南星味苦辛，性温，辛开散结，苦温燥湿，归肝经，专走经络，长于祛风痰。两者相须为用，能去脏腑经络之痰。

脾为生痰之源，肺为贮痰之器。脾失健运，湿聚为痰，湿邪上干于肺，随气壅嗽，发动则名为痰。苍术味苦辛，性温，苦温燥湿以祛湿浊，辛香健脾以和脾胃，且能开肌腠以发汗，解表祛风散寒。既可化已生之痰，又可杜生痰之源，有治病求其本之意。

生地味甘苦，性寒，主入肝肾之经，长于滋阴凉血生津，可防痰湿日久化热之机。当归味甘辛，性温，甘温质润，长于补血，为补血之圣药，且能活血，使补而不滞。白芍味苦酸，性微寒，归肝、脾经，能敛肝阴以养血，为阴血并补之药，酒炒过后，尚有活血之用。川芎，辛散温通，既能活血化瘀，又能行气止痛，为血中气药，具通达气血之功效，还能祛风通络止痛。四药配伍，合为四物汤，被后人誉为补血调血第一方，具有补而不滞、滋而不腻、温而不燥的特点。蕴于此方中，寓之"治风先治血，血行风自灭"之意。

桑寄生味苦甘，性平，归肝、肾经，苦能燥，甘能补，祛风湿又长于补肝肾、强筋骨。痹病日久，损及肝肾，常致腰膝酸软，筋骨无力，谓此药以切中病情发展之机，扶助正气，已病者，以助祛邪外出，未病者予以先防。

纵观全方，旨在祛风胜湿消痰，顺气和血养脾，辅以补肝肾之剂，祛邪而不伤正，扶正而不留邪，适于痹病属痰湿闭阻型。

七、肝肾亏虚

（1）方名：叶天士治痹方。

出处：《临证指南医案》。

组成：当归、枸杞子、生虎骨、油松节、川芎、狗脊、萆薢、怀牛膝、淫羊藿、檀香泥、白茄根、沙菀子。

服法：泡酒服。

功用：培补肝肾，活血通络。

主治：肢膝麻痹，足膝为甚。

方解：方中当归味甘辛，性温，归肝、心、脾经，具有补血调经、活血止痛、润肠通便功能，临床常用于治疗血虚诸证。因补血调经、活血止痛而具除痹痛之功。川芎味辛，性温，归肝、胆、心包经，具有活血行气、祛风止痛作用，临床常用于治疗血瘀气滞痛证。

枸杞子味甘，性平，归肝、肾、肺经，功能为养肝、滋肾、润肺，主治肝肾亏虚、头晕目眩、目视不清、腰膝酸软、阳痿遗精、虚劳咳嗽、消渴引饮等。檀香泥味苦，性温，归胃、肝经，能行气止痛，主治肝胃不和、脘胁胀痛。油松节味苦，性温，功能祛风、燥湿、舒筋、通络，主治历节风痛、转筋挛急、脚气痿软、鹤膝风、跌损瘀血。牛膝味苦甘酸，性平，归肝肾经，具有活血通络、补肝肾、强筋骨、利水通淋、引火下行之功，可用于腰膝酸痛、下肢痿软，牛膝既能活血祛瘀，又能补益肝肾，强健筋骨，兼能祛除风湿。淫羊藿味辛甘，性温，归肝、肾经，能补肾阳、强筋骨、祛风湿，用于阳痿遗精、筋骨痿软、风湿痹痛、麻木拘挛等。虎骨味甘辛，性温，归肝、肾经，功能祛风通络、强筋健骨，常用于风湿痹痛、脚膝酸软等。狗脊味甘苦，性温，归肝、肾经，功用为补肝肾、强腰脊、祛风湿，主治腰脊强痛、不能俯仰、足膝软弱及风湿腰痛等。

萆薢味苦，性平，入肝、胃、膀胱经，功能有利湿去浊、祛风通痹，常用于膏淋、白浊、白带过多、风湿痹痛、关节不利、腰膝疼痛。白茄根味甘辛，性寒，能散瘀祛风、通利关节，主治久痢便血、脚气、齿痛、冻疮。沙菀子味甘，性温，功能温补肝肾、固精、缩尿、明目，常用于治疗肾虚腰痛、遗精早泄、白浊带下、小便余沥、眩晕目昏。

当归、川芎活血化瘀通络；枸杞子、檀香泥、油松节疏肝行气，舒筋通络；生虎骨、狗脊、怀牛膝、淫羊藿、沙菀子温补肝肾，强筋骨；白茄根、萆薢祛风湿，散寒止痛。诸药合用，共奏培补肝肾、活血通络之功。

（2）方名：孙文垣治吴江孙行人痛风方。

出处：《孙文垣医案》。

组成：仙茅、枸杞子、牛膝、鹿角胶、虎骨、人参、熟地、黄柏、晚蚕沙、茯苓、苍耳子、桂心、秦艽、泽泻。

服法：蜜丸服。

功用：培补肝肾，蠲痹和络。

主治：肝肾不足之痹痛。

方解：晚蚕沙味甘辛，性温，具有祛风湿、止痛功效，常用于腰膝关节疼痛、月经过多、腹痛等。秦艽味苦辛，性微寒，其功效为祛风除湿、通络止痛、退虚热、清湿热，常用于治疗风湿痹证、骨蒸潮热等。苍耳子味苦甘辛，性温，小毒，入肺、肝经，具有散风寒、通鼻窍、祛风湿、止痒之功效，主治鼻渊、风寒头痛、风湿痹痛等。

仙茅味辛，性温，有毒，入肾、肝经，具有温肾阳、壮筋骨之效，主治阳痿精寒、腰膝风冷、筋骨痿痹等。枸杞子味甘，性平，归肝、肾、肺经，功能为养肝、滋肾、润肺，主治肝肾亏虚、头晕目眩、目视不清、腰膝酸软、阳痿遗精、虚劳咳嗽、消渴引饮等。牛膝味苦甘酸，性平，归肝、肾经，具有活血通络、补肝肾、强筋骨、利水通淋、引火下行之效，可用于腰膝酸痛、下肢痿软等。鹿角胶味甘咸，性温，入肝、肾经，具有补血、益精之效，治疗肾气不足、虚劳羸瘦、腰痛、阴疽等。虎骨味甘辛，性温，归肝、肾经，功能祛风通络、强筋健骨，常用于风湿痹痛，脚膝酸软等。

人参味甘，微苦，性平，归脾、肺经，具有大补元气、复脉固脱、补脾益肺、生津止渴、安神益智之效，主治劳伤虚损、虚咳喘促、自汗暴脱、惊悸、健忘、眩晕头痛、小儿慢惊及久虚不复、一切气血津液不足之证。熟地味甘，性温，归肝、肾经，功能有补血滋润、益精填髓，常用于血虚萎黄、肝肾阴亏、潮热盗汗、腰膝酸软等。

茯苓味甘淡，性平，入心、肺、脾经，具有渗湿利水、健脾和胃、宁心安神的功效。泽泻味甘淡，性寒，归肾、膀胱经，具有利水渗湿、泄热通淋之功效，主治小便不利、热淋涩痛、水肿胀满、痰饮眩晕等。桂心治风痹癥瘕、噎膈腹满、腹内冷痛等。黄柏味苦，性寒，归肾、膀胱经，功用清热燥湿、泻火除蒸、解毒疗疮，临床常用于治疗湿热带下、热淋、湿热泻痢等。

诸药合用达到补益肝肾、蠲痹止痛之功。

八、其他痹及通治痹

（1）方名：叶天士治周痹方。

出处：《临证指南医案》。

组成：桂枝木、羚羊角、海桐皮、天花粉、大豆黄卷、木防己。

服法：水煎服。

功用：清热利湿，通络止痛。

主治：风湿相搏，一身尽痛，加以堕水，外寒里热，痛极发厥，此属周痹。

方解：本方系风、湿、热邪壅滞经脉，致气血痹阻不通所致。方中桂枝味辛甘，性温，入心、肺、膀胱经，具有发汗解肌、温通经脉、助阳化气、行水湿痰饮之功，临床常用于风寒感冒、寒凝血滞诸痛等。大豆黄卷味甘，性平，归脾、肝、胃经，具有清热透表、除湿利气之功，主治湿温初起、暑湿发热、湿痹、筋挛、骨节烦痛、水肿胀满、小便不利等。羚羊角味咸，性寒，功能清热镇痉、平肝熄风、解毒消肿，主治高热神昏、谵语发狂、惊痫抽搐、目赤肿痛等。

海桐皮味苦辛，性平，归肝经，功能祛风湿、通络止痛、杀虫止痒，内服用于治疗风湿痹痛、四肢拘急、腰膝疼痛。天花粉味甘、微苦，性微寒，归肺、胃经，功能清热生津、消肿排脓，常用于热病烦渴、肺热燥咳、内热消渴、疮疡肿毒。防己味苦辛，性寒，归膀胱、肾、脾经，功能利水消肿、祛风止痛，常用于治疗水肿脚气、小便不利、湿疹疮毒、风湿痹痛证及高血压。而以木防己祛风止痛作用更强。桂枝性温升散，温通经脉、透达营卫、利关节、走四肢而利痹痛。防己味苦辛，辛能宣散，苦寒燥湿，能祛风除湿、宣壅滞、通经络，更善泄下焦血分湿热，为利水祛风、通络止痛之要药。二药合用，相使相助，加强了祛风除湿、除痹止痛作用。辅以海桐皮味苦辛，有祛风除湿、通络止痛之功。三药合用，相得益彰。大豆黄卷味甘，性平，能清热利湿；羚羊角性寒，清热之力较强，二药合用加强清热利湿之功效。全方具有清热宣痹、利湿通络之功。

（2）方名：叶天士治肢痹方。

出处：《临证指南医案》。

组成：黄芪、防风、海桐皮、生白术、当归身、川羌活、片姜黄、白蒺藜。

服法：水煎服。

功用：温肾助阳，通络止痛。

主治：肩胛连及臂指，走痛而肿之肢痹。

方解：本方系体虚，卫外不固，腠理空虚，易为风、寒、湿邪乘虚侵袭，痹阻筋脉而致营卫行涩，经络不通，从而发生疼痛。

方中黄芪味甘，性微温，归肺、脾、肝、肾经，有益气固表、敛汗固脱、托疮生肌、利水消肿之功效，用于治疗气虚乏力、中气下陷、久泻脱肛、便血崩漏、表虚自汗、痈疽难溃、久溃不敛、血虚萎黄、内热消渴等。防风味辛甘，性微温，功能祛风解表、胜湿止痛。

海桐皮味苦辛，性平，归肝经，功能祛风湿、通络止痛、杀虫止痒，内服用于治疗风湿痹痛、四肢拘急、腰膝疼痛。白术味苦甘，性温，功能健脾益气、燥湿利水，用于脾虚食少、腹胀泄泻、痰饮眩悸、水肿等。羌活味辛苦，性温，能祛风胜温、散寒止痛，主治风寒湿痹、项强筋急、骨节酸痛，用于风、寒、湿邪侵袭所致的肢节疼痛、肩背酸痛，尤以上半身疼痛更为适用。白蒺藜味苦辛，性平，入肝经，平肝解郁、祛风明目，用于肝阳眩晕头痛、肝郁胁痛、风热头痛、目赤肿痛、皮肤瘙痒等。

当归味甘辛，性温，归肝、心、脾经，具有补血调经、活血止痛、润肠通便之功，临床常用于治疗血虚诸证。姜黄味辛苦，性温，归脾、肝经，能破血行气、通经止痛，用于胸胁刺痛、闭经、癥瘕、风湿肩臂疼痛、跌扑肿痛。

黄芪味甘，性微温，入脾、肺经，补益肺脾之气而行气行血、运化水湿；白术健脾益气、燥湿利水。二药合用，加强健脾燥湿之功。防风气薄性升，质松而润，可祛周身之风，散寒止痛；羌活辛温升散，散寒止痛，祛湿通络；海桐皮味苦辛，祛风除湿、通络止痛。三药合用，共奏祛风胜湿止痛之功。当归味辛，性温，具有补血调经、活血止痛而除痹痛之功；姜黄味辛，性温，能破血行气、通经止痛。二药合用活血化瘀，通络止痛。辅以白蒺藜疏肝解郁，通达经络。祛风除湿之药与活血化瘀药合用，达到蠲痹通络而除痹痛之功。

（3）方名：臂痛方。

出处：《诸症析疑》。

组成：威灵仙、苍术、半夏、天南星、白术、酒黄芩、香附、陈皮、茯苓、甘草、生姜、羌活。

服法：水煎服。

功用：化痰祛湿，通络止痛。

主治：臂痛。

方解：威灵仙味辛咸，性温，能祛风湿、通经络，本品辛散善走，性温通利，能通行十二经络，既可祛风湿，又能通经络止痹痛，适用于风寒湿痹、关节不利、肌肉麻痹、筋骨酸痛等。苍术味辛苦，性温，能燥湿健脾、祛风散寒，用于治疗湿阻中焦证、风湿痹证、外感风寒夹湿表证，为祛湿佳品。白术味苦甘，性温，功能健脾益气、燥湿利水。半夏味辛，性温，能燥湿化痰。天南星性温而燥，有较强的燥湿化痰之功，常与半夏相须为用。黄芩味苦，性寒，归肺、胆、脾、大肠、小肠经，具有清热燥湿的功能，酒制黄芩能入血分，并可借酒升腾之力，用于上焦肺热及四肢肌表之湿热；同时，因酒性大热，可缓和黄芩的苦寒之性。香附味辛甘，性平，能理气止痛。甘草味甘，性平，能补脾益气、缓急解毒、调和百药。茯苓味甘淡，性平，入心、肺、脾经，具有渗湿利水、健脾和胃、宁心安神的功效。陈皮味辛，性温，能理气健脾、燥湿化痰。

羌活辛苦，性温，能祛风胜温、散寒止痛，与威灵仙合用，共奏祛风胜湿、通络止痛之功效；与苍术合用则胜湿之力大增，二药共奏祛风胜湿、通痹止痛之功效。羌活、苍术、威灵仙三药合用可加强祛风胜湿之力。半夏味辛，性温，为燥湿化痰、温化寒痰之要药，尤善治脏腑之湿痰，常配陈皮、茯苓治痰湿壅滞之证。天南星有较强的燥湿化痰之功，常与半夏相须为用。半夏、陈皮、茯苓及天南星四药合用能加强燥湿化痰之力，能祛痰横行于经络。并配入黄芩之苦寒之力，能清上焦之湿热，再配入具较强行气之力的香附，诸药合用达到祛风除湿化痰止痛之功。

（4）方名：加味五痹汤。

出处：《医灯续焰》。

组成：人参、茯苓、当归、白芍、川芎、五味子、白术、细辛、甘草。

肝痹加酸枣仁、柴胡。心痹加远志、茯神、麦冬。脾痹加厚朴、枳实、砂仁、神曲。肺痹加半夏、紫菀、杏仁、麻黄。肾痹加独活、官桂、杜仲、牛膝、黄芪、萆薢。

服法：水二盅，煎八分，食远服。

功用：益气养血，温经通络。

主治：治五脏痹病。

方解：人参味甘、微苦，性平，归肺、脾、心经。功能补五脏之元气。"治男妇一切虚证……痿痹，吐血、嗽血、下血、血淋、血崩，胎前、产后诸病"（《本草纲目》）。

本品为补肺要药，李杲曰："人参甘温，能补肺中元气，肺气旺则四脏之气皆旺，精自生而形自盛，肺主诸气故也。"肺气充沛，则卫外有力，外邪不易入侵。本品亦为补脾要药，脾气旺盛，则气血充盛，肌肉充实有力。茯苓味甘而淡，性平，甘则能补，淡则能渗，药性平和，既可祛邪，又可扶正，功善健脾益气、渗水利湿。白术味甘苦，性温，主归脾胃经，以健脾、燥湿为用，能补五脏之母气；甘草，甘温而平，能调五脏愆和之气。四药相伍，合为四君子汤。"四药皆甘温，甘得中之味，温得中之气，犹之不偏不倚之君子也"（《医方考》）。后人誉其为益气健脾的基础方。《素问·评热病论》云："风雨寒热，不得虚，邪不能独伤人……脾健湿邪可去，气旺顽痹自除。"以上四药力图培补中焦脾胃，使气血充盛，痰饮水湿生化无源。

当归味甘辛，性温，甘温质润，长于补血，为补血之圣药，且能活血，使补而不滞。白芍味苦酸，性微寒，归肝、脾经，能敛肝阴以养血，为阴血并补之药，尚有活血之用。川芎，辛散温通，既能活血化瘀，又能行气止痛，为血中气药，具通达气血之功效，还能祛风通络止痛。三药配伍，合为四物汤去熟地，具有补而不滞、滋而不腻、温而不燥的特点。蕴于此方中，寓之"治风先治血，血行风自灭"之意。

五味子味酸甘，性温，归肺、心、肾经，甘温而润，能上敛肺气，下滋肾阴，亦能宁心安神、益气生津。《抱朴子》云："五味者，五行之精，其子有五味。淮南公羡门子服之十六年，面色如玉女，入水不沾，入火不灼"，其为补益元气的一味妙药。细辛味辛，性温，归肺、心、肾经，辛香走窜，宣泄郁滞，上达巅顶，通利九窍，功能祛风散寒，且止痛能力颇强，宜于痹痛属寒者。"细辛……欬逆上气，头痛脑动，百节拘挛，风湿痹痛死肌。久服明目利九窍，轻身长年"（《神农本草经》）。细辛有小毒，素有细辛不过钱只说，临床使用时当注意剂量。

五脏痹多为五体痹日久不愈，迁延而来。《素问·痹论》云："五脏皆有合，病久而不去者，内舍于其合也""邪之所凑，其气必虚"，痹病日久，最易耗伤气血，损及内脏。以上诸药，共奏补益气血、培补脾肾、温经通络之效。如为肝痹，则加酸枣仁、柴胡。如为心痹，则加远志、茯神、麦冬。如为脾痹，则加厚朴、枳实、砂仁、神曲。如为肺痹，则加半夏、紫菀、杏仁、麻黄。如为肾痹，则加独活、官桂、杜仲、牛膝、黄芪、萆薢。

（5）方名：王仲奇治潘某痹病方。

出处：《王仲奇医案》。

组成：片姜黄、伸筋草、藏红花、抱木神、天仙藤、全当归、鸡血藤胶、威灵仙、秦艽、白蒺藜、功劳叶、路路通。

服法：水煎服，日一剂。

功用：行血舒筋，通利止痛。

主治：肩髃疼痛，筋骨挛急，机关不利，臂难上举。

方解：片姜黄味辛苦，性温，辛散苦燥温通，既入血分又入气分，外散风、寒、湿邪，内行气血，通经止痛，长于行肢臂而除痹痛。戴原礼《秘传证治要诀》认为片子姜黄能入手臂治痛，故其兼理血中之气可知。全当归味甘辛性温，甘温质润，长于补血；辛行温通，又能活血行气。李杲曰："当归，头，止血而上行；身，养血而中守；梢，破血而下流；全，活血而不走。"故补血活血用全当归。鸡血藤胶味甘苦，性温，苦而不燥，温而不烈，行血养血、舒筋活络，为治疗经脉不畅、络脉不和病证的常用药。"鸡血藤，去瘀血，生新血，流利经脉。治暑痧，风血痹症"（《饮片新参》）。藏红花味辛，性温。辛散温通，为活血通经、祛瘀止痛之要药。"红花，破血、行血、和血、调血之药也"（《本草汇言》）。白蒺藜味苦辛，性平，主入肝经，苦泄辛散，功能疏肝而散郁结，尚入血分而活血。五药合用，共奏养血活血、缓急舒筋之功。

伸筋草味微苦而辛，性温，辛散，苦燥，温通，能祛风湿，入肝尤善通经络，活血止痛。"伸筋草，主人久患风痹，脚膝疼冷，皮肤不仁，气力衰弱"（《本草拾遗》）。天仙藤味苦，性温，苦泄温通，能理气活血而止痛"天仙藤，观书所论主治……即其所治之理，亦不过因苦主于疏泄，性温得以通活，故能活血通道，而使水无不利，风无不除，血无不活，痛与肿均无不治故也"（《本草求真》）。威灵仙味辛咸，性温，辛散温通，性猛善走，通行十二经，既能祛风湿，又能通经络而止痛，为治风湿痹痛要药。凡风湿痹痛，肢体麻木，筋脉拘挛，屈伸不利，无论上下皆可应用。左秦艽味辛苦，性微寒，辛香走窜通利，苦能燥湿，寒可清热，长于祛风除湿，通络止痛，且有退虚热、清湿热之功，善疗周身骨节酸痛烦热、风湿痹痛。"秦艽，苦能泄，辛能散，微温能通利，故主寒热邪气，寒湿风痹，肢节痛，下水，利小便"（《本草经疏》）。路路通味苦，性平，《本草纲目拾遗》言其能"通行十二经"。既能祛风湿，又能舒筋络，通经脉，善治风湿痹痛。《岭南采药录》载其可治风湿流注疼痛及痈疽肿毒。上诸药合用，则舒筋活络、通利关节之效彰。

抱木神味甘而淡，性平，入心、脾经，功能宁心、安神、利水。功劳叶味苦，性寒，入肝、胃、大肠经，功能退火泻热、化痰止咳、滋阴治蒸、清燥利湿，参于方中可防诸药温燥之性。

王仲奇尊崇张仲景之意，认为痹病根由气血不足，筋脉失于濡养，挛急疼痛。治宜行血舒筋，通利止痛。全方配伍，补而不滞，滋而不腻，补中寓通，适于痹病因于血虚者。

（6）方名：松枝酒。

出处：《医学心悟》。

组成：松节、桑枝、桑寄生、钩藤、续断、天麻、金毛狗脊、虎骨、秦艽、青木香、海风藤、菊花、五加皮、当归。

服法：每药一两，用生酒二斤，煮，退火七日，饮。

功用：祛风湿，止痹痛，益肝肾，行气血。

主治：治白虎历节风，走注疼痛，或如虫行，诸般风气。

方解：松节味苦，性温，苦燥，温通，能祛风湿、通经络而止痛，入肝肾而善祛筋骨间风湿，性偏温燥，尤宜于寒湿偏盛之风湿痹证。《名医别录》载其"主百节久风，风虚，脚痹疼痛"。桑枝味苦，性平，祛风湿而善达四肢经络，通利关节，无论痹病新久、寒热均可应用，"利关节，养津液，行水祛风利关节，养津液，行水祛风"（《本草备要》）。海风藤味辛苦，性微温，归肝经，辛散，苦燥，温通，善治风寒湿痹、肢节疼痛、筋脉拘挛、屈伸不利。"治寒湿痹伤筋，祛风，筋骨疼痛"（《滇南本草》）。秦艽味辛苦，性甘，长于祛风湿、通络止痛。质偏润而不燥，为风药中之润剂。风湿痹痛，无论寒热新久均可配伍使用。上诸药合用，则祛风散寒、除湿蠲痹之功彰。

肝主筋，肾主骨，风、寒、湿邪客于筋骨，日久内舍于其合，导致肝肾亏损。桑寄生，苦能燥，甘能补，祛风湿又长于补肝肾、强筋骨。"桑寄生，号为补肾补血要剂。缘肾主骨，发主血，苦入肾，肾得补则筋骨有力，不致屡痔而酸感矣。甘补血，血得补则发受其灌荫而不枯脱落矣"（《本草求真》）。续断味苦辛，性微，甘温助阳，辛以散瘀，兼有补益肝肾、强壮筋骨、通利血脉之功，用治于肝肾不足之寒湿痹证。"凡风湿作痛之症，古方每用独活寄生汤煎调。川续断与桑寄生气味略异，主治颇同，不得寄生，即加续断"（《本草蒙筌》）。金毛狗脊味苦甘，性温，苦温能散风、寒、湿邪，甘温以补肝肾、强腰膝、坚筋骨，能行能补，对肝肾不足，兼有风、寒、湿邪之腰痛脊强、不能俯仰者最为适宜。《本草纲目》载其可强肝肾，健骨，治风虚。虎骨，味甘辛，性温，功能祛风通络，强筋健骨。"虎骨，疗关节气冷，治膝胫肿痛。逐痹通关，强筋健骨，平历节肿痛，愈腰膝痿软"（《玉楸药解》）。五加皮味辛苦，性温，辛能散风，苦能燥湿，温能祛寒，且兼补益之功，为强壮性祛风湿药。《本草纲目》载其能治风湿痿痹，壮筋骨。五药合用，增强补肝肾、强筋骨、祛风湿之功。

钩藤味甘，性微寒，甘寒质润，入肝经，有缓和的熄风止痉作用，又能清泄肝热。"治中风瘫痪，口眼㖞斜，及一切手足走注疼痛，肢节挛急用之。又治远年痛风瘫痪，筋脉拘急作痛不已者"（《本草述》）。天麻味甘，性平，主入肝经，味甘质润，药性平和，既能平肝熄风，又能祛外风，通经络，止痛，适于风湿痹痛、关节不利者，"主诸风湿痹，四肢拘挛，小儿风痫惊气，利腰膝，强筋力"（《开宝本草》）。二药合用，共奏平肝熄风止痉、缓急止痛之功。

《医学心悟》有言"止痛须理气"。故用青木香味辛苦而寒，辛行苦泄，主入肝胃经，能行气疏肝，和中止痛。当归味甘辛，性温，甘温质润，长于补血，为补血之圣药，且能活血，使补而不滞。谓"治风先治血"之意。二药合用，共奏行气活血止痛之功。纵观全方，以祛风寒湿为主，辅以补肝肾、益精血、行气止痛之品，邪正兼顾，攻补兼施，祛邪不伤正，扶正不留邪。

（7）方名：蠲痹汤。

出处：《医学心悟》。

组成：羌活、独活、桂心、秦艽、当归、川芎、甘草、海风藤、桑枝、乳香、木香。

服法：水煎服。

主治：痹病。

功用：祛风散寒，除湿蠲痹。

方解：羌活、独活，两者皆为辛苦温燥之品，其辛散祛风，味苦燥湿，性温散寒，故皆可祛风除湿，通利关节。其中羌活"行上力大"，善祛上部风湿，独活"行下力专"，善祛下部风湿，两药相合，能散一身上下之风湿，通利关节而止痹痛。

桂心味辛甘，性大热，归肾、脾、心、肝经。辛甘大热，能温经散寒，通利血脉。《日华子本草》认为其能治一切风气，补五劳七伤，通九窍，利关节，益精，明目，暖腰膝，破痃癖癥瘕，消瘀血，治风痹骨节挛缩，续筋骨，生肌肉。秦艽味辛苦，性微寒，辛香走窜通利，苦能燥湿，寒可清热，长于祛风除湿，通络止痛，且有退虚热、清湿热之功，善疗周身骨节酸痛烦热、风湿痹痛。海风藤味辛苦，性微温，归肝经，辛散，苦燥，温通，善治风寒湿痹、肢节疼痛、筋脉拘挛、屈伸不利。《开宝本草》载其主风血，补衰老，起阳，强腰脚，除痹，变白，逐冷气，排风邪。桑枝味苦，性平，祛风湿而善达四肢经络，通利关节，无论痹病新久、寒热均可应用。《普济本事方》单用此药煎服治疗风热痹痛。但单用力弱，临床应随证配伍，适于各种痹病。

当归味甘辛，性温，甘温质润，长于补血，为补血之圣药，且能活血，使补而不滞。川芎，辛散温通，既能活血化瘀，又能行气止痛，为血中气药，具通达气血之功效，还能祛风通络止痛。二药合用，增加养血和血之力，寓"治风先治血"之意。

乳香味辛苦，性温，辛香走窜，味苦通泄，既入血分，又入气分，能行血中气滞，化瘀止痛；内能宣通脏腑气血，外能透达经络，可用于一切气滞血瘀之痛证。"乳香香窜入心，既能使血宣通而筋不伸，复能入肾温补，使气与血互相通活，俾气不令血阻，血亦不被气碍，故云功能生血，究皆行气活血之品耳"（《本草求真》）。木香味辛苦，性温，辛行苦泄温通，芳香气烈而味厚，善通行脾胃之滞气，为行气止痛之要药。《本草求真》言"木香，下气宽中，为三焦气分要药"。气行则血行，三焦气机通畅，则血脉通利，通则不痛。二药合用，共奏行气活血之效。甘草，调和诸药。

全方配伍，以祛风散寒除湿为主，佐以活血行气之药，使祛邪而不伤正，养正而不留瘀。程国彭认为："痹者，痛也。风寒湿三气杂至，合而为痹也。其风气胜者为行痹，游走不定也。寒气胜者为痛痹，筋骨挛痛也。湿气胜者为着痹，浮肿重坠也。然既曰胜，则受病有偏重矣。治行痹者，散风为主，而以除寒祛湿佐之，大抵参以补血之剂，所谓治风先治血，血行风自灭也。治痛痹者，散寒为主，而以疏风燥湿佐之，大抵参以补火之剂，所谓热则流通，寒则凝塞，通则不痛，痛则不通也。治着痹者，燥湿为主，而以祛风散寒佐之，大抵参以补脾之剂，盖土旺则能胜湿，而气足自无顽麻也。通用蠲痹汤加减主之。"然每于临床，总以"蠲痹汤"为基础，亦有随症加减。如风气胜者，更加秦艽、防风；寒气胜者，加附子；湿气胜者，加防己、萆薢、薏苡仁。痛在上者，去独活，加荆芥；痛在下者，加牛膝；间有湿热者，其人舌干、喜冷、口渴、溺赤、肿处热辣，此寒久变热也，去肉桂，加黄柏三分。

第二章　新安医家治痹医案选

一、汪机治痹医案选

（一）风湿热痹案

一人素有脚气，胁下作痛，发热头晕，呕吐，腿痹不仁，服消毒护心等药不应，左关脉紧，右关脉弦，此亦脚气也。以半夏左经汤治之而愈（明代汪机《外科理例》）。

按：本案系足少阳经为风湿热流注，治以半夏左经汤：半夏（汤去滑）3 分，干葛 3 分，细辛 3 分，白术 3 分，茯苓 3 分，桂心（不见火）3 分，防风 3 分，干姜（炮）3 分，黄芩 3 分，小草 3 分，甘草（炙）3 分，柴胡 3 分，麦冬（去心）3 分。白术甘缓而苦温，气味芳烈，温运脾土，升清温阳，为健脾补气之第一要药。茯苓味甘而淡，甘淡渗湿，药性平和，为利水消肿祛湿之要药。两者相伍，一补一渗，一燥一利，相反相成。桂心、防风、细辛祛风散寒通络，再辅以黄芩、麦冬清热滋阴。

（二）肝肾亏虚案

吴传芳妻，年逾五十。病左脚膝挛痛，不能履地，夜甚于昼，小腹亦或作痛。诊其脉浮细缓弱，按之无力，尺脉尤甚，病属血衰。遂以四物汤加牛膝、红花、黄柏、乌药。连进十余帖而安（明代汪机《石山医案》）。

按：本案系患者年高，气血亏虚不足，经脉失养致痹痛，治以气血双补、理气活血止痛之剂，以四物汤加牛膝、红花补血活血，乌药理气止痛，血虚易化热，以黄柏清热。

二、江瓘治痹医案选

（一）风湿热痹案

毗陵有马姓鬻酒为业者，患肾脏风，忽一足发肿如瓠，自腰以下痛不可忍，欲转侧，两人扶方可动。或者欲以钺刀决之。张曰：未可。此肾脏风攻注脚膝也。乃以连珠甘遂一两，木鳖子二个，一雄一雌，为末，獖猪腰子二个，批开，药末一钱糁匀，湿纸裹数重，慢火煨熟放温，煨肾散加木鳖。五更初细嚼，米饮下。积水多则利多，少则少也。宜软饭将息。若病患一脚，切看左右，如左脚用左边腰子，右脚用右边腰子，药末只一钱。辰巳间下脓如水晶者数升，即时痛止，一月后尚挂拐而行，再以赤乌散令涂贴其膝方愈。十年相见，行步自若（明代江瓘《名医类案》）。

按：此人平时嗜酒，酒乃水谷之精，多则停滞脾胃聚而化湿，久则湿热下注致下肢水肿疼痛麻木，故方中以木鳖子、猪腰子化湿消肿以去其邪，又以赤乌散涂膝以去其在膝之邪，则湿去病消。

（二）痰瘀痹阻案

湿痰作痛附肝火作痛、血虚作痛。

案例一：大宗伯沈立斋，孟冬闪腰作痛，胸间痰气不利，以枳壳、青皮、柴胡、升麻、木香、茴香、当归、川芎、赤芍、神曲、红花，四剂而瘥。但饮食不甘，微有潮热，以参、芪、白术、陈皮、白芍各一钱，归身二钱，川芎八钱，软柴胡、地骨皮、炙草各五分，十余剂而康（明代江瓘《名医类案》）。

案例二：刘尚宾体臂闪作痛，服透骨丹，反致肢节俱痛，下体益甚，以二陈、南星、羌活、防风、牛膝、木瓜、苍术、黄芩、黄柏治之，身痛遂安，以前药再加归尾、赤芍、桔梗，治之而痊（明代江瓘《名医类案》）。

案例三：郑吏部素有湿痰，孟冬哆马，服辛，热破血之药，遍身作痛，发热口干，脉大而滑，此热剂激动痰火为患耳，治以清燥汤，去人参、当归、黄芪，加黄芩、山栀、半夏、黄柏，热痛顿去，患少愈。更用二陈、羌活、桔梗、苍术、觉茸柏、姜制生地、当归，遂痊。杨司天骨合骶胎，患处仍痛，服药不应，肝脉洪大而急，此肝火盛而作痛也，用小柴胡汤，加山栀、黄连，二剂痛止，用四物、山栀、知、柏，调理而康（明代江瓘《名医类案》）。

按：案例一患者体内素有痰湿，然又闪腰，故有瘀血，药用枳壳、青皮、柴胡、升麻、神曲、木香、茴香理气化痰，当归、川芎、赤芍、红花活血化瘀。但饮食不甘，微有潮热，此乃气虚有热，故用参、芪、白术、陈皮、白芍各一钱，当归身二钱及川芎补气血；软柴胡、地骨皮、炙甘草各五分，清退虚热。

案例二为患者痰湿又外伤瘀血，药用二陈、南星、羌活、防风、牛膝、木瓜、苍术、黄芩、黄柏清热燥湿祛痰，再加当归尾、赤芍、桔梗活血化痰。

案例三患者素有痰湿，服热药导致伤精，治以清燥汤去人参、当归、黄芪，加黄芩、山栀、半夏、黄柏治以清热燥湿，益气养阴，然患者，肝脉洪大而急，此肝火盛而作痛也，用小柴胡汤，加山栀、黄连，二剂痛止；用四物、山栀、知、柏，调理而康。

（三）肝肾亏虚案

商州有人重病，足不履地者数十年。良医殚技，莫能治，所亲置之道傍以求救者。遇一新罗僧见之，谓曰：疾一药可救，但不知此土有否？因为之入山采取，乃威灵仙也威灵仙通行十二经。使服之，数日能步履。其后山人传其事。《海上方》著其法云：采之，阴干余月，捣末，酒和服二钱匕，利，空心服行之。如人性本杀药，可加及六七钱匕，利过两行则减之，病除乃停服。其性甚善，不触诸药，但恶茶及面汤。以甘草、栀子代饮可也（明代江瓘《名医类案》）。

按：此乃痹证日久，僧人以威灵仙温通经络去痹证，同时以酒服之更具温通之效，固治之。

（四）其他痹病案

案例一：一妇人发热口干，月经不调，半载后肢体倦怠，二膝肿痛。作足三阴血虚火燥治之，用六味地黄丸，两月余形体渐健，饮食渐进，膝肿渐消，半载而痊（明代江瓘《名医类案》）。

按：本案辨证为阴虚火热，治以滋阴清热，用六味地黄丸。然肾阴非一时能补，故服两月余，形体渐健，饮食渐进，膝肿渐消，半载而痊。

案例二：州守张天泽左膝肿痛，胸膈痞满，饮食少思，时作呕，头眩痰壅，日晡殊倦。用葱熨法及六君加炮姜，诸症顿退，饮食稍进。用补中益气加蔓荆子，头目清爽，肢体康健。间与大防风汤十余剂，补中益气三十余剂而消（明代江瓘《名医类案》）。

按：本案辨证为脾虚，脾虚则胸膈痞满，饮食少，气虚上逆，故时作呕，气虚不运故头眩痰壅，日晡殊倦。方用六君子汤健脾补气，故诸症顿退，饮食稍进。然脾气虚非一时能愈，故用补中益气加蔓荆子补气清头目，三十余剂而愈。

三、孙一奎治痹医案选

（一）风寒湿痹案

董监军，腊雪初霁，因事到真定，忽觉风气暴作，六脉俱弦甚，按之洪实有力，其症手挛急，大便闭涩，面赤热，此风寒始加于身也。四肢者脾也，风寒伤之则挛痹。乃风淫末疾，而寒在外也。《内经》云：寒则筋挛。正此谓也。平素多酒，实热乘于肠胃之间，内则手足阳明受邪，外则足太阴脾经受风寒之邪。用桂枝、甘草以却其寒邪，而缓其急搐；用黄柏之苦寒，以泻实热而润燥，急救肾水；用升麻、干葛以升阳气，行手足阳明之经，不令遏绝；更以桂枝辛热入手阳明之经为引用；润燥复以芍药、甘草专补脾气，使不受风寒之邪而退木邪，专益肺金也。加人参以补元气为之辅佐，加当归身去里急而和血润燥，名之曰活血通经汤。升麻、葛根、当归、人参、甘草（炙，各一钱）、桂枝、黄柏（酒炒，各二钱）、白芍药（五分）。

水煎热服，令暖房中近火摩搓其手乃愈（明代孙一奎《赤水玄珠》）。

按：病者所患为寒胜之痛痹，平素多酒，郁而化热，致内热外寒，治宜泻热温经散寒，方中用升麻、干葛以升阳气，行手足阳明之经；更以桂枝辛热入手阳明之经为引用；润燥复以芍药、甘草专补脾气，使不受风寒之邪而退木邪，专益肺金也。加人参以补元气为之辅佐，加当归身去里急而和血润燥。

（二）风湿热痹案

案例一：一妇患鹤膝，两拗中腿股筋牵作痛，内热寒热，此肝火气滞之症。先用加味小柴胡汤四剂，后以加味逍遥为主，佐以大防风汤而消。又患病后两膝肿痛，寒热往来，用十全大补汤为主，佐以大防风汤而全消。大防风汤，治阴虚邪袭，腿膝肿痛等症。防风、附子（炮）、牛膝、白术（炒）、羌活、人参（各一钱），川芎（一钱五分），桂心、黄芪（炒，各一钱），芍药（炒）、杜仲（姜制，各一钱），甘草（五分），熟地（一钱半），水煎服（明代孙一奎《赤水玄珠》）。

按：患者素有阴虚，感寒邪后致内热外寒，治宜养血柔肝为本，先予加味逍遥散疏肝解郁，后予大防风汤滋阴养血、通络止痛。后患痢后两膝肿痛，寒热往来，因气血亏虚、筋脉失养所致，以十全大补汤补气养血、荣筋止痛。佐以大防风汤滋阴养血、通络止痛之剂。本案用疏肝解郁配以益气养血荣筋之法，对肝阴不足、阴虚生内热复感寒邪有甚效。

案例二：侄孙君实遍身筋骨痛如虎啮：族侄孙君实，壮年患遍身筋骨疼痛，肢节肿痛。其痛极，状如虎啮，大小便起止，非三五人不能扶，诸痛处热如火燎，食饮不入，呻吟床褥，已经二候。有以疏风之剂投者不应，又以乳香、没药活血止痛之剂投者亦不应。延予诊治，六脉浮紧而数。予曰：此周痹也。势甚恶，俗名白虎历节风，乃湿热所致。丹溪云：肿属湿，痛属火，火性速，故痛暴猛若此。以生地、红花、酒芩、酒连、酒柏、秦艽、防风、羌活、独活、海桐皮、威灵仙、甘草，四剂而痛减大半。再加赤芍药、当归、苍耳子、薏苡仁，减去独活、秦艽，又八剂痊愈（明代孙一奎《孙文垣医案·新都治验》）。

按：本案系湿热所致白虎历节，亦为周痹，丹溪云：肿属湿，痛属火，火性速，故痛暴猛若此。先以清热利湿、活血通络之剂。方中酒芩、酒连、酒柏清热利湿，秦艽、防风、羌活、独活、海桐皮、威灵仙祛湿通络止痛，生地、红花活血养阴。奏效后再加入赤芍药、当归养血活血，减独活、秦艽，以苍耳子祛风除湿。诸方共奏清热利湿、活血通络之效。

（三）痰瘀痹阻案

又令孙女龟背：令孙女才六岁，忽发寒热一日，过后腰背脊中命门穴间骨节，肿一块，如大馒头之状，高三四寸。自此不能平身而立，绝不能下地走动，如此者半年。人皆以为龟背痼疾，莫能措一法。即如幼科治龟背古方治之亦不效。予曰：此非龟背，盖龟背在上，今在下部。必初年乳母放在地上，坐早之过，此时筋骨未坚，坐久而背曲，因受风邪，初不觉，其渐入骨节间而生痰涎，致令骨节胀满而大。不急治之，必成痼疾。今起未久，可用万灵黑虎补天膏贴之。外再以晚蚕沙醋洗炒热，绢片包定于膏上，带热熨之，一夜熨一次。再以威灵仙为君，五加皮、乌药、红花、防风、独活，水煎服之。一月而消其半，骨节柔软，不复肿硬，便能下地行走如初矣。人皆以为神奇。此后三个月，暮不能行，问之足膝酸软，载身不起，故不能行。予知其病去而下元虚也。用杜仲、晚蚕沙、五加皮、薏苡仁、当归、人参、牛膝、独活、苍耳子、仙茅，水煎服二十剂，行动如故（明代孙一奎《孙文垣医案·三吴治验》）。

按：此案内外兼治。既用补肾、祛风、涤痰、化瘀的中药内服，又用膏帖、热熨外治之法，只可惜未知其万灵黑虎补天膏为何药，想必为祛风、化瘀之品。愈后即当补肾以善后，庶可免后生足痿也。

（四）其他痹病案

丘太守令侄筋痿有发明：丘太守镇山翁令侄，淮阴人也。丁年患两手筋挛，指掉不能屈伸，臂肉瘦削，体瘁面白，寝食大减。市中诸友调治无验，乃任京口诸名家疗之半年，肉更消，色更瘁。闻予在吴比部衙中，敦予为治。诊其脉，六部俱弦，重按稍快。诊竟，扣其受病之源，太守公曰：自上年冬底，偶发寒热，筋骨疼痛，迫于仲春，寒热虽退，而筋骨之疼不减。服药无虚日，甚之日三四进。肉渐消去，指掉不随，疑似有加于往昔。医之来者，一曰风，二曰风，三四五六皆曰风，即十数辈，又莫不皆曰风者。竭技尽方，卒无一应。奄奄床第，绝不知为何病。予对公曰：此筋痿证也，乃少年不谨欲而受风湿，邪气乘虚而入。医者不察天时，不分六经，概而汗之。仲景治风湿之法，但使微汗津津，则风湿尽去。若汗大出，则风去而湿存，由是血气俱虚。经云：阳气者，精则养神，柔则养筋。虚则筋无所养，渐成痿弱，乃不足之疾。故陈无择、朱丹溪、刘宗厚皆谓：诸痿切不可作风治，误则成痼疾。公闻言愕然曰：服风药几二百剂矣，顾今已痼，奈之何？予对曰：令侄青年，犹可图也。公曰：用何法？予曰：法当大补气血。经云：气主煦之，血主濡之。气血旺则筋柔而软，由是乃可以束骨而利机关也。抑何掉之有哉！病者闻言大喜曰：聆先生详病之源，治法之略，虽未服药，已觉沉疴去体矣！即请剂。予以五加皮、薏苡仁、红花、人参、鹿角胶、龟板、虎骨、当归、丹参、地黄、骨碎补、苍耳子之类。服两月，肌肉渐生，饮食大进，两手指掉亦平复（明代孙一奎《孙文垣医案·三吴治验》）。

按：患者两手筋挛，指掉不能屈伸，臂肉瘦削，体瘁面白，寝食大减，病机有血虚受风、热极生风、肝阳上亢等，然患者不谨欲而受风湿，邪气乘虚而入，若汗大出，则风去而湿存，由是血气俱虚。故治以祛其湿邪、补其气血，药用五加皮、薏苡仁、红花、鹿角胶、龟板、虎骨、丹参、地黄、骨碎补、苍耳子活其气血、祛其风湿、强其筋骨，人参、当归补其气血。

四、吴正伦治痹医案选

风寒湿痹案

医一妇人年四十五六，因与人相争投水，患身热头痛，胸闷呕恶，手足不能动履，身如被杖。诊之六脉洪大，重按皆濡。初用五积散二剂，热痛皆止。但湿未去，故手足未利，身体仍痛。再用川芎、当归、赤芍、熟地、浓朴、苍术、陈皮甘草、半夏、枳壳、香附、乌药、真桑寄生、续断、羌活、独活、防风、蕲蛇。每剂二两，作大剂十帖而安。再用六味地黄丸，加木瓜苍术一料除根（明代吴正伦《脉症治方》）。

按：本案系触水感寒湿致诸身痹痛，身热头痛、胸闷呕恶、手足不能动履、身如被杖，郁而化热致六脉洪大、重按皆濡。遂以五积散解表温中除湿之剂，后症状缓解，但湿未除，故手足未利，身体仍痛。遂再以清热利湿、通络止痛之剂，病愈后以六味地黄丸补肝肾以固其本。

五、程杏轩治痹医案选

（一）风寒湿痹案

又幼女外感咳嗽误药酿成肺痹急证：歙俗信神，无知之徒，将神庙签诗，混编药名，乡愚患病，辄往求之，呼为神药，贻害甚多。靖兄外贸，幼女在襁褓中，时值冬寒，感冒外邪，发热咳嗽。其妻误听人言，往求神签。药用贝母三钱，女流不谙药性，即市煎灌，咳嗽顿止，以为神验。少顷忽痰涌气促，头仰胸高，彻夜搅扰。次早迓予，视其儿身热肢冷，口张鼻煽，啼声如鸦，乃姑告其所以。予曰：此肺痹大证，危期甚速。夫肺主皮毛，皮毛受邪，肺气闭塞，因而发热咳嗽，不为疏解，反投寒敛之品，且单味重用，为害更烈。经云：风寒客于人，使人毫毛毕直，皮肤闭而为热，病入舍于肺，名曰肺痹。孩提弱质，焉能堪乎？辞不举方。友人谭莘升翁，代恳试施一匕，以图侥幸。予思病既濒危，药非精锐，料难应效。方用麻黄、桂枝、杏仁、桔梗、橘红、半夏、姜汁，并嘱服药竖抱，旋走，勿令卧倒。如此一昼夜，始得咳嗽出声，痰喘略定。知其痹象稍宽，但病势过重，药虽见效，未便骤松，麻黄昨用三分，令其减半，余照原制，再进一剂，汗出肤润，热退喘平。更用六安煎，加桔梗，卧稳嗽稀。予曰：痹开病去，大局无虞。古云小儿勿多服药，盖儿质薄弱，脏腑娇嫩，药多恐伤真气，今可停药，乳哺调之，自然恢复。果如予言，识此为乡愚信求神药者戒。安波按：神药贻害，不可胜道。余见病伤寒服签内人乳毙者两人，可不戒哉（清代程杏轩《程杏轩医案》）。

按：肺主皮毛，皮毛受邪，若肺气闭塞，因而发热咳嗽。不为疏解，反投寒敛之品，且单味重用，为害更烈。风寒客于人，使人毫毛毕直，皮肤闭而为热，病入舍于肺，名曰肺痹。程氏认为体质虚弱之人忌用辛散寒凉之品，古云小儿勿多服药，盖儿质薄弱，脏腑娇嫩，药多恐伤真气。先以宣肺平喘之剂，令其咳嗽出声，痰喘略定，后汗出肤润，热退喘平。再以六安煎加桔梗后痹开病去，卧稳嗽稀。

（二）风湿热痹案

一人体厚，酒色内伤，腰忽拘挛疼痛，口渴多汗，诊脉弦洪，两尺更甚。治用黄柏、玄参，服之立愈。人问何故？曰：此相火上炎，冲于腰臀，黄柏去相火也。拘挛疼痛，则气逆不舒，火盛，温之不可；脉洪，补之非宜；汗多，风药又不可用。玄参性寒走肾，经之火，枢机上下通行，拘挛自舒矣（清代程杏轩《医述》）。

按：患者体胖，酒色内伤，本案辨证为实热症，治以清利湿热，清热凉血滋阴，泻火解毒。药用黄柏，苦寒清热燥湿，玄参清热凉血，达到湿热清而痹除。本案值得我们注意的是药用之少、之精，仅两味药，达到药到病除之效，且指出拘挛疼痛，则气逆不舒；火盛，温之不可；脉洪，补之非宜；汗多，风药又不可用。实乃经典。

（三）痰瘀痹阻案

羔经三月，脉大而急，证见呛咳气筑，胸满背胀，夜不安卧，卧则气冲，呼吸不利，目烂舌赤，口干心烦。审诸脉证。是属肺感燥邪。加之抑郁，痰气胶结，肺窍阻闭，清肃失司，酿成肺痹危险。盖肺为气之主，肺气逆则诸气皆因之而逆矣。平素质亏受补，兹则补剂不投，虽虚虚而病则实，不去其病，徒补无益。秋伤于燥，冬生咳嗽，计惟清燥宣痹，幸得胸展痹开，方许机关龃转，仿苇茎汤遵《金匮》法。服药四剂，喉口燥象稍减，舌根焦苔亦退，脉象依然，痹犹时发，甚则胸膈胀，喘喝不已，欲人捶摩，咯出浊痰，略觉宽展，病由燥邪蕴伏上焦，治节不行，痰壅无形之火，火灼有形之痰，交相为患。夫痹者闭也，内闭则外脱，至危至急，无如上焦不开，未能填补其下，是以每投补剂，其闭更剧。按肺窍蕴结之痰，如屋之游，树之萝，石之苔，胶粘滋蔓，岂寻常消痰之品所能芟刈。原方加蒌皮海石，轻清宣痹，病象未减，下虚不能纳补，上实通之无功。消补两难，颇为棘手。据述每痹甚时，惟饮服水则痰气稍平，即此推求，定有顽痰胶粘肺管，阻塞气机，苇茎频投不应，惟有进步葶苈一法，非不虑及老人质亏难任，当此危迫，畏首畏尾，身其余几，奈何。苇茎葶苈，乃《金匮》治肺痹两大法门，前因年高羔久，不敢骤用葶苈峻攻，惟取苇茎轻清宣痹，冀其病去，元气不伤，服药虽见小效，痹终未宣。前论燥热酝酿为痰，肺窍气机阻塞，清肃失司，因而逆满，却非谬语。夫顽痰滋蔓，譬诸顽民，不服王化，不忍猛而宽，则崔苻盗风，何由而息。所加葶苈，虽系无可如何，亦理之所当然，非徒行险侥幸也。现下痹势稍松，足见有故无殒，从来峻剂，原属可暂而不可常。然证经数月之久，痰热弥漫已极，甫得稍开，若旋行易辙，病根尚在，虑其复萌。今早鼻仍流血，可知肺火未清，方加石膏、山栀、竹沥彻其痰热余波，今夜得以痹再减轻，明日可为转手。老人病逾百日，痰凝气壅，肺痹不舒，上实下虚，原难想法，数番诊视，因其痰火势盛，不能受补，无已初投苇茎轻清宣肺，继进葶苈涤饮除痰，佐以膏栀竹沥，以彻痰热余波，此皆古人成法，非杜撰也。今痹象稍减，虚状渐露，高年羔久，恐其元气不支，商佐保金辅正。安波按：先生用方用法，丝丝入蔻，不比近来庸流溷乱笼统者也（清代程杏轩《程杏轩医案》）。

按：本案系痰湿蕴结之肺痹，痰湿日久不化，易致顽痰，先生以取苇茎轻清宣痹，加石膏、山栀、竹沥彻其痰热，老人病逾百日，痰凝气壅，肺痹不舒，上实下虚，先生用方用法，切中病机，丝丝入扣，疗效显著。

（四）肝肾亏虚案

秀翁年将五十，体虚多劳，初病足痹，医治数月不效，诊脉虚濡无力，视其腓肉枯瘪，膝盖肿大，谓曰：此干脚气也。又名鹤膝风。病由肝肾下亏，邪乘虚伏，医者不知温补托邪，泛从标治，转致血气耗伤，无性命之虞，有终身之患。治仿大营煎，加附子、党参、河车、鹿角胶，初服十剂，其痛已减，再服十剂，足能履地，续服丸药，枯回槁泽，行动如常（清代程杏轩《杏轩医案·初集》）。

按：本案系肝肾不足、气血两虚之痹病。治当健脾祛湿、调补气血为主，辅以补肝肾、强筋骨之剂，故本案以仿大营煎滋阴养血之剂加补肝肾、强筋骨之品。本病由肝肾下亏，邪乘虚伏，医者若不知温补托邪，泛从标治，易致血气耗伤，延误病情。

（五）其他痹病案

荔翁夫人，怀孕数月，嗽喘胸痹，夜不安卧，食少形羸。予曰：此子嗽也。病由胎火上冲，肺金被制，相搏失职，治节不行。经云：咳嗽上气，厥在胸中，过在手阳明太阴。夫嗽则周身百脉震动，久嗽不已，必致动胎。古治子嗽，有紫菀散，百合汤法，犹未善。鄙见惟补肺阿胶汤，内有甘草、兜铃、杏仁、牛蒡清金降火，糯米、阿胶润肺安胎，一方而胎病两调，至稳至当。服药两日，咳嗽虽减，喘痹未舒，方内加苇茎一味，取其色白中空，轻清宣痹再服数剂，胸宽喘定，逾月分娩无恙（清代程杏轩《杏轩医案·初集》）。

按：本案系肺痹。患者怀孕数月，嗽喘胸痹，夜不安卧，食少形羸。程氏认为病由胎火上冲，肺金被制，相搏失职，治节不行。治当以补肺阿胶汤，内有甘草、马兜铃、杏仁、牛蒡清金降火，糯米、阿胶润肺安胎，既安全又有效，后加苇茎轻清宣痹、宽胸定喘。

六、叶天士治痹医案选

案例一：李三四，脉小弱，当长夏四肢痹痛，一止之后，筋骨不甚舒展。此卫阳单薄，三气易袭。先用阳明流畅气血方。黄芪、生白术、汉防己、川独活、苡仁、茯苓（清代叶天士《临证指南医案》）。

按：益气健脾，祛湿通络之法治气滞血瘀之四肢痹痛，方中黄芪、生白术、薏苡仁、茯苓益气健脾化湿，汉防己、川独活祛风除湿、通络止痛。

案例二：湿痹，脉络不通，用苦温渗湿小效。但汗出行寒，泄泻，阳气大伤，难以湿甚生热例治。通阳宣行，以通脉络，生气周流，亦却病之义也。生于术、附子、狗脊、苡仁、茯苓、草薢（清代叶天士《临证指南医案》）。

按：本案系阴虚感寒湿之邪，湿邪重浊，阻络气血，寒性凝滞，易伤阳气。治当健脾化湿，温阳通脉。

案例三：某，年中痹痛三发。述痛久流及肢节骨骱，屈曲之所皆肿赤。此寒湿变热，为欲解，病在躯壳筋骨，无害命之理。但病深沉下甚，已属阴邪。小腹胀，小溲全无。川独活八分，汉防己八分，川熟附八分，粗桂枝木一钱，茯苓五钱，川草薢一钱，木猪苓一钱（清代叶天士《临证指南医案》）。

按：此病虽属寒湿入里化热，屈曲之所皆肿赤。但病深沉下甚，仍属阴邪。故叶氏以散寒除湿、蠲痹止痛之剂健脾利湿，除痹痛。

案例四：何三六，脉沉，目黄舌肿，周身四肢疹发，胃痛，肢末皆肿强，遇冷饮凉即病。此久伏湿邪，阳气损伤。议温气分以通周行之脉。川乌头、生白术、桂枝木、茯苓、半夏、姜汁（清代叶天士《临证指南医案》）。

按：本案系久伏湿邪，阳气损伤，叶氏认为治当宜温气分以通周行之脉，治以健脾温阳，通脉止痛。川乌头、桂枝木温阳通脉止痛，生白术、茯苓、半夏、姜汁健脾化湿。

案例五：唐妪，右后胁痛连腰胯，发必恶寒逆冷，暖护良久乃温。此脉络中气不行，遂至凝塞为痛，乃脉络之痹症。从阳维 、阴维论病。鹿角霜、小茴香、当归、川桂枝、沙菀子、茯苓（清代叶天士《临证指南医案》）。

按：本案系寒凝气滞血瘀病证，治当温阳活血通脉。鹿角霜、小茴香补肾温阳，当归、川桂枝活血通脉。

案例六：某十九，舌白，目彩油光，腰痹痛。湿邪内蕴，尚未外达，必分利湿邪为主。杏仁、苏梗、木防己、厚朴、茯苓皮、花粉、晚蚕沙、茵陈（清代叶天士《临证指南医案》）。

按：本案系寒湿之邪内蕴之痹病，湿性重浊，易侵袭下焦致气血运行不畅则为痛。治当分利湿邪为主。以杏仁、苏梗、木防己、厚朴祛风散寒、行气止痛，茯苓皮、晚蚕沙、茵陈健脾化湿。

案例七：某，冬月温舒，阳气疏豁，风邪由风池、风府流及四末，而为痹症。忽上忽下，以风为阳，阳主动也。诊视鼻明，阳明中虚可见。却邪之剂，在乎宜通经脉桂枝、羚羊角、杏仁、花粉、防己、桑枝、海桐皮、片姜黄，此正方也。

又，症已渐安，脉络有流通意。仲景云：经热则痹，络热则痿。知风淫于内，治以甘寒，寒可去热，甘味不伤胃也。甜杏仁、连翘、玄参、花粉、绿豆皮、梨汁。

又，馀热尚留，下午足寒，晨餐颈汗。胃未调和，食不甘美。因大便微溏，不必过润。北沙参、麦冬、川贝、川斛、陈皮、谷芽（清代叶天士《临证指南医案》）。

按：冬月温舒，风邪为患，症见忽上忽下，以风为阳，阳主动也，叶氏认为祛邪之剂，在乎宜通经络。本案卫阳疏，风邪入络，致筋脉不通则痛，以祛风散寒止痛之剂，奏效。恐其入里化热，以清热养阴之剂防之。若余热尚留，下午足寒，晨餐颈汗，胃未调和者，以滋阴养胃之品固其脾胃。

案例八：某四八，脉弦动，右足踝臁肿痛，得暖得摩稍适，此风寒湿三气混入经遂而为痹也。当用辛温，宜通经气为要。活络丹一丸，陈酒下（清代叶天士《临证指南医案》）。

按：本案系风寒湿痹，入经遂致筋脉不通而为痹。症见右足踝臁肿痛，得暖得摩稍适，治当祛风散寒、通络止痛为要。

案例九：某，脉沉小数，营中留热，骺骨尚有微疼，宜通经络，佐清营热。钩藤、细生地、当归须、白蒺藜、丹皮、片姜黄。

此症与风病相似，但风则阳受之，痹则阴受之，故多重著沉痛。其在《内经》，不越乎风、寒、湿三气。然四时之令，皆能为邪，五脏之气，各能受病。其实痹者，闭而不通之谓也。正气为邪所阻，脏腑经络，不能畅达，皆由气血亏虚，腠理疏豁，风寒湿三气得以成虚外袭，留滞于内，致湿痰浊血，流注凝涩而得之。故经云：三气杂至，合而为痹。又云：风胜为行痹，寒胜为痛痹，湿胜为著痹，以及骨痹、筋痹、脉痹、肌痹、皮痹之义。可知弊病之症，非偏受一气足以致之也。然而病症多端，治法亦异，余亦不能尽述。兹以先生治痹之法，为申明一二。有卫阳疏，风邪入络而成痹者，以宣通经络，甘寒去热为主。有经络受伤，阳气不为护持而为痹者，以温养通补，扶持生气为主。有风湿肿痛而为痹者，用参术益气，佐以风药壮气为主；有暑伤气，湿热入络而为痹者，用疏通经脉之剂，使清阳流行为主。有湿热伤气，及温热入血络而成痹者，用固卫阳以却邪，及宣通营络，兼治奇经为主。有肝阴虚，疟邪入络而为痹者，以咸苦滋阴，兼以通逐缓攻为主。有寒湿入络而成痹者，从气分宣通为主。有肝胃虚滞而成痹者，以两补厥阴、阳明为主；有风寒湿入下焦经遂而为痹者，用辛温以宣通经气为主。有肝胆风热而成痹者，用甘寒和阳，宣通脉络为主。有血虚络涩，及营虚而成痹者，以养营养血为主。又有周痹、行痹、肢痹、筋痹及风寒湿三气杂合之痹，亦不外乎流畅气血，祛邪养正，宣通脉络诸法。故张景岳云："治痹之法，只宜峻补真阴，宣通脉络，使气血得以流行，不得过用风燥等药，以再伤阴气。"亦见道之言也（清代叶天士《临证指南医案》）。

按：本案系营中留热，内尚有微寒，治以宣通经络，佐清营热。方中钩藤、蒺藜、片姜黄宣痹通络，细生地、常归须、丹皮滋阴养血。叶氏认为此症与风病相似，但风则阳受之，痹则阴受之，故多重著沉痛。

（一）痰瘀痹阻案

王三七，骑射弛聚，寒暑劳形，皆令阳气受伤，三年来，右胸胁形高微突，初病胀痛无形，久则形坚似梗，是初为气结在经，久则血伤入络。盖经络系于脏腑外廓，犹堪勉强支撑，但气钝血滞，日渐瘀痹，而延癥瘕，怒劳努力，气血交乱，病必旋发。故寒温消克，理气逐血，总之未能讲究络病功夫，考仲景于劳伤血痹诸法，其通络方法，每取虫蚁迅速飞走诸灵，俾飞者升，走者降，血无凝著，气可宣通。与攻积除坚，徒入脏腑者有间。录法备参未议。蜣螂虫、䗪虫、当归须、桃仁、川郁金、川芎、生香附、煨木香、生牡蛎、夏枯草（清代叶天士《临证指南医案》）。

按：本案系患者寒暑劳形，损伤阳气，气失温煦，气滞则血瘀，气结在经，久则血伤入络，叶先生以为瘀痹，怒劳努力，气血交乱，以理气逐血，未能奏效，考仲景于劳伤血痹诸法，遂以通络方法，以虫蚁加理气活血之品，奏效。

（二）肝肾亏虚案

案例一：黎，肢膝麻痹，足膝为甚。当归、枸杞子、生虎骨、油松节各二两，川芎、狗脊、萆薢、怀牛膝、淫羊藿、檀香泥、白茄根、沙菀子各一两，火酒醇酒各半，浸七日（清代叶天士《临证指南医案》）。

按：本案系肝肾不足之痹痛，治当补肾强筋、活血通脉之剂。枸杞子、生虎骨、油松节、狗脊、怀牛膝、淫羊藿补肝肾，强筋骨，当归、川芎补血活血，萆薢、白茄根、沙菀子清热养阴之品。诸药共奏补肾强脊、活血通脉之效。

案例二：某，劳力感湿，腰痹酸痛，四肢乏力。生杜仲、生苡仁、沙菀子、茯苓、粗桂枝木、金毛狗脊、晚蚕沙、木防己（清代叶天士《临证指南医案》）。

按：本案系体虚感湿邪侵袭致腰痹酸痛，四肢乏力。治当祛风除湿，补肾强筋。方中生苡仁、沙菀子、茯苓、木防己、粗桂枝木散寒除湿，生杜仲、金毛狗脊、晚蚕沙补肾强筋。

（三）其他痹病案

案例一：王，久客劳伤，气分痹阻，则上焦清空诸窍不利。初病在于气，久则入血，身痛目黄，食减形瘦，由病患及乎元虚，攻补未能除病。思人身左升属肝，右将属肺，当两和气血，使升降得宜，若再延挨，必瘀滞日甚，结为腑聚矣。气血滞升降阻，旋覆花汤加桃仁、当归、蒌皮（清代叶天士《临证指南医案》）。

按：本案系久客劳伤，气分痹阻，初病在于气，久则入血。叶先生认为人身左升属肝，右降属肺，当两和气血，使升降得宜。治宜理气活血之法。取旋覆花汤理气之功，加桃仁、当归、瓜蒌皮活血养血之效。

案例二：方，左脉弦大，面赤痰多，大便不爽。此劳怒动肝，令阳气不交于阴，阳维阴维二脉无血营养，内风烁筋，跗痹痛。暮夜为甚者，厥阴旺时也，病在脉络。金斛、晚蚕沙、汉防己、黄柏、半夏、萆薢、大槟榔汁（清代叶天士《临证指南医案》）。

按：本案系肝脾不和，气血亏虚之痹痛，方中金斛养阴清热，益胃生津。晚蚕沙、汉防己蠲痹通络止痛，黄柏、半夏、萆薢、大槟榔汁清热除湿。

案例三：张五三，烦劳郁勃之阳，变现热气内风。《内经》以热淫风消，必用甘寒。前议谓酒客不喜甘味，且痰多食少，亦忌甘腻滋滞。用清少阳胆热者，酒气先入肝胆也。酒汁湿著，肠胃受之，理明以通胃，胃肠气机流行，食加，滑泄颇减。今者气热，当午上冒，经络痹痛亦减于平日。主以和阳甘寒，宣通经络佐之。童桑、羚羊角、天门冬、枸杞子、白蒺藜、丹皮、茯苓、霍山石斛、共熬膏（清代叶天士《临证指南医案》）。

按：本案系肝胆湿热之痹病。叶氏认为酒气先入肝胆者，酒汁湿著，肠胃受之，理明以通胃，胃肠气机流行，和阳甘寒主之，宣通经络佐之。

下篇 各论

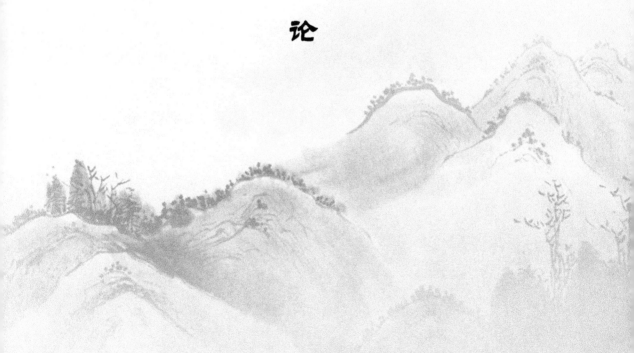

第三章　类风湿关节炎

类风湿关节炎（rheumatoid arthritis，RA） 是以对称性多关节炎为主要临床表现的慢性自身免疫性疾病，女性好发，发病率为男性的 2～3 倍。本病可发生于任何年龄，高发年龄为 40～60 岁。由于本病预后欠佳，致残率高（约1/3），是群众丧失劳动力的主要原因之一。

第一节　类风湿关节炎的中医经典内容

类风湿关节炎属于祖国医学"痹病""痹证"范畴，是指由于风、寒、湿、热等邪气闭阻经络，影响气血运行，导致肢体筋骨、关节、肌肉等处发生疼痛、重着、酸楚、麻木，或者关节屈伸不利、僵硬、肿大、变形等症状的一种疾病。根据疾病的不同症状特点，历代又有"历节""白虎病"等别名。

中医对痹病的认识最早见于《内经》，《素问·痹论》指出"风寒湿三气杂至，合而为痹，其风气胜者为行痹，寒气胜者为痛痹，湿气胜者为著痹也""所谓痹者，各以其时重感于风寒湿者也"。除此之外，《素问·痹论》还认为"所谓饮食居处，为其病本"，即痹病的产生又与饮食和生活环境有关。《素问·评热病论》曰："风雨寒热，不得虚 ，不能独伤人""不与风寒湿气合，故不为痹"。

《金匮要略·中风历节病脉证并治》之"历节"就在本病的范畴，书中首创了桂枝芍药知母汤和乌头汤治疗痹证，并沿用至今。

隋代巢元方所著《诸病源候论卷一·风湿痹》云："风湿痹病之状，或皮肤顽厚，或肌肉酸痛。风寒湿三气杂至，合而成痹。"

后世罗美、徐春甫等新安医家除遵从《内经》"三气杂至合而为痹"说之外，还认为"四时之令皆能为邪，五脏之气俱能受病"，并从正虚、痰瘀等角度进一步阐发痹证的病因病机。

以上可见古人对类风湿关节炎的发病既看到了其外部因素，同时也意识到了它的内因，概括地说风、寒、湿、热邪是类风湿关节炎发生发展的外部条件，而诸虚内存，正气不足才是其发病的内部原因，这也和现代医学的环境因素、感染因素说相吻合。

第二节　类风湿关节炎的病因病机

类风湿关节炎由于先天禀赋不足复加后天调摄失当、房事不节、情志刺激、病后失调等损耗正气，致正气亏虚，则外邪易于入侵，致病之邪，壅郁于内；且正气既虚，无力祛邪外出，出现病程迁延，不易痊愈。尽管本病初起多以邪实为主，然此种邪实必兼有本虚的一面。基于对类风湿关节炎病因病机的认识，历代医家常有不同的见解，但均以《内经》中关于痹证的理论为基础。《素问·痹论》记载："风寒湿三气杂至，合而为痹，其风气胜者为行痹，寒气胜者为痛痹，湿气胜者为着痹也"，认为此病的发生因正气不足，外感风、寒、湿、热之邪，使肌肉、筋骨、关节、经络痹阻，气血运行不畅所致，综其病机可概括为"本虚标实"，各医家对"本虚标实"含义的理解又不尽相同，主要有以下三种学术观点。

一、邪气致病为类风湿关节炎的主要病因病机

类风湿关节炎主要是由于风、寒、湿热之邪，侵犯筋骨关节，致使经脉闭阻，不通则痛，而邪气留于经络关节，直接影响气血津液运行，导致痰瘀形成。痰瘀一旦形成，既可互结，亦可与外邪胶结相合，深入骨骼、经隧之中，因而痼疾根深，病性缠绵。痰浊和瘀血既是机体在病邪作用下的病理产物，又是机体病变进一步发展的因素，如沈丕安等认为类风湿关节炎是多种证型交错的复合性疾病，致病因素并非一端，病机演变复杂多变。就致病因素而言，既有风、寒、湿、热等邪气外袭，又有痰瘀等病理产物内生致痹为常见。类风湿关节炎为慢性病，日久气血郁滞成瘀，闭阻于经脉，壅滞于关节，损伤阴经、阴脉、阴分而致痹。而雷永恕等提出类风湿关节炎的病因为风、寒、湿、痰、瘀，而在类风湿关节炎病变过程中尤以痰、瘀为要，痰、瘀两者因果为患，可因痰致瘀，亦可因瘀致痰。痰瘀胶结难化，使类风湿关节炎病情缠绵，肿痛难消。

"风寒湿三气杂至，合而为痹"有4层含义：①痹病是风、寒、湿三种邪气杂至所引起的；②风、寒、湿三气要与皮肉筋骨、血脉脏腑之形气相合，才能形成各种不同的痹，不能与之相合者，则不能为痹；③风、寒、湿三气与不同的季节里相应的脏腑相合而发为不同的痹病；④风、寒、湿三气还与人体内阴阳相合而表现为不同的痹病，如体内阳热旺则邪气从阳化热而表现为热痹，如体内阴寒偏胜则邪气从阴化寒而表现为寒痹、湿痹。

焦树德认为"类风湿关节炎属中医之痹证范畴，证虽有风、寒、湿、热之分，但在痹证中很难截然分开。考风为六淫之首，善行而数变，该证客邪自始至终应以风为侵害之主邪，寒、湿、热只为其兼邪而已，且随兼邪之不同，则有风寒、风热、风寒湿、风湿热，乃至风寒湿热之差异"。提出湿邪是类风湿关节炎发病的重要原因，贯穿于痹证病程的始终。湿邪久留而不去，影响气血津液的运行，日久寒凝湿聚痰生，湿热交阻酿毒或痹阻经络、壅滞关节则痛如白虎历节，或流注肌肤则变生皮疹、溃疡，常常缠绵难已，有人认为病因主要是"毒损络脉"，其转归为脉络痹阻，与叶天士"久病入络"一理相同。本病之"毒"主要是就病因及继发病理产物而言，即机体感受外来毒邪流注于经络、关节、肌肉，而出现关节症状。就现代而言，毒邪不仅限于传统六淫，还有电磁

辐射、大气污染、环境污染及各种有毒废物及其他因素。

二、本虚致病为类风湿关节炎的主要病因病机

类风湿关节炎的病因病机是素体虚弱，脏腑亏虚，正气不足是本病的主要内因，其中又以肝脾肾亏虚为主。肝肾亏虚，脾失健运，气血生化乏源，气血不足则营卫失调，腠理不固，卫外不密，风、湿、寒、热之邪乘虚而入，发为痹病。有人认为类风湿关节炎多因正气虚弱、卫外不固，腠理不密，风、寒、湿邪乘虚侵袭，注于筋络，留于关节，使气血闭阻而致病。它是一种以正虚为本，邪实为标，全身属虚，局部属实的病证。其正虚病机可概括为：①卫气亏虚，一则使邪来之时无力御邪于外，一则在邪入体后无力驱邪外出；②肝脾肾不足，类风湿关节炎多表现为筋骨肌肉的酸痛、肿僵、麻木，正虚乃邪侵其虚处所致。

安徽中医药大学第一附属医院（原安徽省中医院）刘健教授对类风湿关节炎患者进行的证候学研究表明，类风湿关节炎的中医证候呈现虚实夹杂、痰瘀互结的临床特征，具体表现为虚证以脾胃虚弱、气血不足为主；实证之痰湿壅盛在风、寒、湿邪证候中占主要成分，瘀血痹阻关节经络贯穿于疾病的始末，淡红、胖大、瘀点瘀斑舌、白腻、黄腻苔、脉涩滑是本病的主要舌脉象。除关节疼痛以外，关节晨僵、肿胀也占较大比例，提示脾虚湿盛、气血亏虚、痰瘀互结是类风湿关节炎的中医证候学特征。

三、疾病不同发展阶段病因病机重点不同

本虚标实，一为内因，一为外因，本虚为肝脾肾亏虚，标实即风寒湿热痰瘀痹阻，其在类风湿关节炎的不同阶段表现不同，如朱良春先生提出类风湿关节炎当属于"痹症"范畴中的"顽痹"，其外因是外邪袭入，杂至为患，其内在因素为正气不足、腠理疏豁，其病理关键为经络闭阻、气血不通，表现为湿凝为痰，血停为瘀或与风、寒、湿、热等邪相合。若气血亏耗、肝肾虚损、筋骨失养，则呈现出正虚邪恋，虚实混杂，缠绵难愈的病理状态。最终导致"四久"：久痛入络、久痛多瘀、久痛多虚、久必及肾，酿成顽痹。路志正先生等认为类风湿关节炎病机主要是正气虚弱、邪淫杂感、痰浊瘀毒。正气虚弱包括营卫不和、气血不足和肝脾肾亏虚。邪淫杂感指风、寒、湿、热之邪单独侵入者少，一般多"合而为痹"。

庞学丰教授认为类风湿关节炎多为先天禀赋不足，正气亏虚，腠理不密，或病后、产后腠理疏松，卫外不固，风、寒、湿、热之邪乘虚而入，痹阻肌肉、骨节、经络，使气血运行不畅导致，本虚标实是本病的病变特点。本虚为气血、阴阳、脏腑亏损，标实为外受风寒湿热之邪，内生痰浊瘀血之患。

金明秀教授认为肝肾亏虚是类风湿关节炎发病的内因，而血瘀贯穿全病程。肝肾不足，筋骨失养，或腠理不密，外邪易乘虚侵入而发病。且既病之后，邪气侵及筋骨，又可累及肝肾。寒、湿、热之邪多相兼为病，各邪均能致瘀，表现在：寒邪凝滞，筋脉拘急，血行迟缓而瘀滞；寒邪伤及阳气，阳虚则血行无力而致瘀；水湿痰浊内阻，血行不畅亦致血瘀；热盛则伤津，黏稠凝滞，亦可瘀阻经脉；气虚无力推动血液运行而致瘀；阴血亏虚则血脉不充而致瘀。

总之，本病的性质可认为本虚表实，初起以邪实为主，病久邪留伤正；痹成日久，则五脏气机紊乱，升降无序，导致脏腑经络功能失调，气血津液运行乏力，产生痰瘀，痰瘀又可成为致病因素，加重脏腑的亏虚，故风、寒、湿、热、痰、瘀痹阻为标；正气不足，肝脾肾亏虚为本。

第三节 类风湿关节炎的临床诊断

1987 年修订的美国风湿病协会（ARA）类风湿关节炎的诊断标准提出，诊断类风湿关节炎必须具备下述 4 条或 4 条以上标准：①晨僵至少 6 小时，持续 6 周以上；②3个或 3 个以上的关节肿胀持续至少 6 周以上；③腕关节、掌指关节或近端指间关节肿胀 6 周以上；④对称性关节肿胀；⑤皮下类风湿结节；⑥类风湿因子阳性（滴定度计数 RF 1∶32 以上）；⑦手指关节 X 线变化证实。以上 7 条，符合 4 条即可诊断。

2010 年欧洲抗风湿病联盟（EULAR）和美国风湿病学会（ACR）联合发布了新的类风湿关节炎的分类标准（表 3-1）：

表 3-1 类风湿关节炎的分类标准

关节受累情况		
受累关节情况	受累关节数	得分（0～5分）
中大关节	1 个	0 分
	2～10 个	1 分
小关节	1～3 个	2 分
	4～10	3 分
	>10 个	5 分
血清学		得分（0～3分）
RF 和抗 CCP 抗体均（−）		0 分
RF 和抗 CCP 抗体低滴度（+）		2 分
RF 和抗 CCP 抗体高滴度（+）		3 分
滑膜炎持续时间		得分（0～1分）
<6 周		0 分
>6 周		1 分
急性时相反应（0～1）		得分（0～3分）
CRP 和 ESR 正常		0 分
CRP 或 ESR 升高		1 分

总积分 6 分或以上者可以诊断。这个标准强调了滑膜炎和抗 CCP 抗体在诊断中的作用，并且不再把"持续 6 周"作为必要条件，有利于早期诊断，早期治疗，减少骨质破坏，保护关节功能。

第四节 类风湿关节炎的辨证论治

一、辨证要点

1. 辨标本

本病以正气虚弱、气血不足、肝肾亏损为本，风寒湿热、痰浊、瘀血为标。

2. 辨虚实

本病一般新病多实，久病多虚。病初多因外邪侵入，痹阻气血，以邪为主，如反复发作，邪气壅滞，营卫不和，聚湿成痰，血脉瘀阻，痰瘀互结，多为正虚邪实；病久入深，气血亏耗，肝肾损伤，以正虚为主。而临床常见正虚邪实，多证候相兼。

3. 辨寒热

本病证型不外寒热两端，临床主要为寒湿和湿热两大证候，寒湿胜者以关节肿大、冷痛、触及不热，喜热畏寒，天阴加重，舌淡苔白腻为特点；湿热胜者以关节肿大、热痛、触及发热，舌红苔黄腻为特点。

4. 辨体质

素体阳盛或阴虚体质多热化而成热痹，素体阴盛或阳虚体质多寒化而为寒痹，血瘀体质多行痹，气虚体质多湿痹。

5. 辨病邪

关节疼痛游走不定多为风邪；痛处固定，挛急痛剧，遇寒加重为寒邪凝滞；关节肿胀，重着酸楚，缠绵难愈为湿邪黏滞；关节红肿热痛，触及发热，身热口渴为热邪燔灼；关节痛如针刺、麻木、肿胀、变形、僵硬，舌暗苔腻为痰瘀互结。

6. 辨病位

早期病位一般在肌肉、血脉、关节；继则筋骨、关节；中晚期病重多在筋骨，甚则入脏。

二、治则治法

痹证的治疗以祛邪通络为基本原则，根据邪气的偏盛，分别予以祛风、散寒、除湿、清热、化痰、行瘀之法。同时根据正气的偏衰，予补肝肾、益气血等扶正之法。《医宗必读》对痹证的治疗原则作了很好的概括："治外者散邪为急，治脏者养正为先。治行痹者，散风为主，御寒利湿，仍不可废，大抵参以补血之剂，盖治风先治血，血行风自灭也。治痛痹者，散寒为主，疏风燥湿，仍不可缺，大抵参以补火之剂，非大辛大温，不能释其凝寒之害也。治着痹者利湿为主，祛风解寒，亦不可缺，大抵参以补脾补气之剂，盖土强可以胜湿，而气足自无顽麻也。"

三、分型论治

根据正虚和邪实的不同，痹证可以分为若干不同的证候。活动期以邪实为主，风气盛者为行痹，寒气盛者为痛痹，湿气盛者为着痹，感受热邪或邪郁日久化热则成热痹。缓解期以正虚为本，或肝肾不足，或气血亏虚。

（一）风寒湿痹之行痹

【临床表现】肢体关节冷痛，游走不定：遇寒则痛剧，得热则痛减。局部皮色不红，触之不热，关节屈伸不利，恶风畏寒，舌质淡红或舌苔薄白，脉弦缓或弦紧，或浮。

【证候分析】寒为阴邪，主收引凝滞，风性轻扬上行而数变，故风寒之邪侵袭人体，闭阻经络关节，而致气血运行不畅，可见肢体关节冷痛、屈伸不利、痛无定处；寒为阴邪，阴盛则寒，故局部皮色不红，触之不热：遇寒则血脉更加不畅，故痛更剧。遇热则气血畅，故痛减；脉弦缓或弦紧为寒邪之象，脉浮为风邪外感之象。

【治则治法】祛风散寒，温经通络。

【方剂】防风汤加减。本方有发散风寒，祛湿通络作用。

【常用药】防风、麻黄、桂枝、葛根祛风散寒，解肌通络止痛；当归养血活血通络；茯苓、生姜、大枣、甘草健脾胜湿，调和营卫。

（二）风寒湿痹之痛痹

【临床表现】关节肿胀疼痛，痛势较剧，痛有定处，晨僵屈伸不利，遇寒则痛剧，局部畏寒怕冷，舌苔薄白，脉浮紧或沉紧。

【证候分析】人体营卫气血不和。复感风、寒、湿邪，发而为痹。寒为阴邪，主收引凝滞，气血为寒邪所阻遏，经脉不通而见关节疼痛；遇寒则邪愈盛，而经脉不利尤甚。疼痛更剧；湿性重浊黏滞，寒湿相合，痛有定处而不移，而见局部畏寒怕冷；舌苔薄白，为风寒湿之象。脉浮紧为风寒偏盛，脉沉紧为寒湿偏盛。

【治则治法】疏风散寒，祛湿通络。

【方剂】乌头汤加减。本方重在温经散寒止痛，适于痹证寒邪偏盛，关节疼痛明显者。

【常用药】制川乌、麻黄温经散寒，通络镇痛；芍药、甘草、蜂蜜缓急止痛；黄芪益气固表，利血通痹。

（三）风寒湿痹之着痹

【临床表现】肢体关节肌肉疼痛、重着、游走不定，或有肿胀，恶风、汗出、头痛、发热，肢体沉重，小便不利，舌质淡，舌苔薄白，脉浮缓或濡缓。

【证候分析】湿为阴邪。其性重着黏滞。湿邪侵袭，留而不去，可见肢体关节沉重疼痛；湿伤脾胃，运化失司，水液不循常道，故见肢体关节肿胀，小便不利；风为阳邪，其性开泄，善行而数变，可见疼痛游走不定；风邪袭表，卫气不固，而见汗出、恶风。卫阳与风阳相搏而见发热。风为阳邪，易袭阳位，可见头痛；舌质淡，舌苔薄白或腻，脉浮缓或濡缓均为风湿外袭之象。

【治则治法】祛风除湿，通络止痛。

【方剂】薏苡仁汤加减。本方有健脾祛湿、发散风寒的作用，适用于痹证湿邪偏盛，关节疼痛肿胀重着者。

【常用药】薏苡仁、苍术、甘草益气健脾除湿；羌活、独活、防风祛风除湿；麻黄、桂枝、制川乌温经散寒，祛湿止痛；当归、川芎养血活血通脉。

（四）风湿热痹

【临床表现】关节红肿疼痛如燎，晨僵，活动受限。兼有恶风发热，有汗不解，心烦口渴，便干尿赤，舌红，苔黄或燥，脉滑数。

【证候分析】素体阳盛，内有蕴热，复感风、寒、湿邪可郁而化热。或风、寒、湿邪阻经络日久化热，或为感受风湿热邪所致。热为阳邪，阳盛则热，故可见发热。外邪袭表，卫阳不固而见恶风。湿为阴邪，重着黏滞，可见发热有汗不解。热扰心神，而见心烦，热邪伤阴，可见口渴，便干尿赤。舌红、苔黄，脉滑数为湿热之象，苔燥为湿热伤阴所致。

【治则治法】疏风清热，除湿通络。

【方剂】白虎加桂枝汤合宣痹汤加减。

【常用药】生石膏、知母、黄柏、连翘清热养阴；桂枝疏风解肌通络；防己、杏仁、滑石、赤小豆、蚕沙清利湿热，通络宣痹。

（五）肝肾亏虚证

【临床表现】病久关节肿胀畸形，局部关节灼热疼痛，屈伸不利，形瘦骨立，腰膝酸软。或者畏寒肢冷，阳痿、遗精，或骨蒸潮热、心烦口干，或有头晕、耳鸣、盗汗、失眠，舌质淡红、舌苔薄白或少津、脉细数或沉细弱。

【证候分析】或因素体肝肾不足，或因痹久伤阴。在痹病发病之初和痹病后期皆可见肝肾阴虚之象。肾主骨，肝主筋，肝肾之阴不足，筋骨失养，而见关节肿胀畸形，屈伸不利；虚火内旺，而见关节灼热疼痛；肝肾阴虚，可见形瘦骨立，腰膝酸软；肝体阴而用阳，肝阴不足，肝阳上亢可见头晕耳鸣；入夜阳入于阴，蒸腾阴液，可见盗汗；虚火扰心而失眠；日久阴损及阳，而致畏寒肢冷，阳痿、遗精；舌红、少苔，脉细数为肝肾阴虚之象，肾阳虚损则舌质淡，脉沉细弱。

【治则治法】滋补肝肾，强筋壮骨。

【方剂】补血荣筋丸加减。

【常用药】熟地、肉苁蓉、五味子滋阴补肾，养血暖肝；鹿茸、菟丝子、牛膝、杜仲补肝肾，壮筋骨；桑寄生、天麻、木瓜祛风湿，舒筋通络止痛。

（六）气血亏虚证

【临床表现】关节疼痛，肿胀僵硬，麻木不仁，行动艰难，舌淡、苔薄白，脉细弱。

【证候分析】大病或产后气血两虚，或素体气血不足，卫表不固，易为风、寒、湿邪外感而致痹病的发生，或痹病日久气血衰少。可见气血两虚之痹证。气血不足，血行无力，致血虚血瘀，经脉关节不利而见关节疼痛，肿胀僵硬；血虚肌肤失养，而见麻木不仁；筋脉失养，而见行动艰难，神疲乏力；血虚不能上荣于面，可见面色淡白；心脉失养，可见心悸；气血不足，卫外不固，可见自汗；舌淡、苔薄白，脉细弱为气血两虚之象。

【治则治法】双补气血，祛邪通络。

【方剂】十全大补汤合独活寄生汤加减。

【常用药】人参、白术、茯苓、甘草健脾益气；当归、生地、赤芍、川芎养血活血；细辛、肉桂、独活、防风、秦艽祛风通络止痛。

第五节　类风湿关节炎的中医特色疗法

一、类风湿关节炎的中医药特色疗法——"从脾论治"

安徽中医药大学第一附属医院在类风湿关节炎中医证候学调查和多年的临床经验的基础上总结出：类风湿关节炎的病机特点是正虚邪实、虚实夹杂、脾虚湿盛、痰瘀互结。依据类风湿关节炎从脾论治的原则，提出"健脾益气，化湿通络"的治疗方法，创立了中药制剂"新风胶囊"，将其应用于临床，疗效显著。

临床研究资料显示，新风胶囊对类风湿关节炎患者具有以下作用：

（1）新风胶囊能显著减少类风湿关节炎患者关节疼痛、肿胀及压痛数，肿胀及压痛程度，缩短晨僵时间，改善关节功能。

（2）新风胶囊能够显著提高贫血患者血红蛋白（Hb）的含量，提高红细胞计数（RBC），提高血清铁的含量，使患者贫血得到显著改善。

（3）新风胶囊不仅能显著减少类风湿关节炎患者关节疼痛、肿胀、压痛数，而且能缩短晨僵时间，改善关节功能，降低 ESR、CRP、RF 和 IgG、IgA、IgM 浓度，升高补体 C3、C4。

（4）新风胶囊不仅能上调抑炎因子 IL-4、IL-10，而且还能下调致炎因子 IL-1、TNF-α，并能降低 VEGF；维持 OKT4/OKT8 平衡，从而保持细胞因子网络的平衡。

（5）新风胶囊能改善贫血，调节血清 EPO 的含量。

（6）新风胶囊不仅能改善患者脾虚症状及全身气血亏虚症状，而且显著减轻关节局部症状，恢复关节功能。

（7）新风胶囊虽在总有效率，改善关节症状及部分实验室指标方面与雷公藤相似，但在改善类风湿关节炎患者全身整体症状、脾虚湿盛、瘀血症状、调节细胞因子及免疫平衡方面显著优于雷公藤。

（8）新风胶囊能有效提高体内过低的补体调节蛋白含量。

（9）新风胶囊能有效改善类风湿关节炎患者心理功能、健康自我认识及总体生活质量得分，能够显著提高类风湿关节炎患者总体生活质量，综合作用优于正清风痛宁缓释片对照组。

二、专方专药

在类风湿关节炎治疗方面，专方专药研究方兴未艾，涌现了许多临床疗效显著的方药，如李建武等以具有益气、祛风、通络、止痛之功效中药复方制剂痹痛定胶囊（组方：黄芪、青风藤、全蝎等）治疗类风湿关节炎（40 例），对照组 28 例用祖师麻治疗。连续服用 3 个月为 1 个疗程，1 个疗程后统计疗效。结果：两组有效率比较无显著性差异，两组主要症状、体征和实验室指标 ESR、CRP、RF、IgG、补体 C3 等均明显改善；试验组治疗后关节疼痛指数、晨僵时间、双手平均握力和 ESR、补体 C3 等指标改善较对照组更为显著。

毛梓青应用痹痛消片（组方：麻黄、苍术、薏苡仁等 9 味中药）治疗类风湿关节炎，对照组采用正清风痛宁，比较两组疗效。治疗 3 个月后，治疗组和对照组的总有效率分别为 90.0%和 83.3%，说明痹痛消片能有效缓解类风湿关节炎患者临床症状，与正清风痛宁效果相似。

吕明等应用风湿康复胶囊（组方：羌活、独活、威灵仙、土鳖虫、丹参等 12 味中药）治疗类风湿关节炎寒湿痹阻证，对照组运用正清风痛宁胶囊。两组均以 1 个月为 1 个疗程，连续治疗 2 个疗程后随访统计资料。观察表明，风湿康复胶囊具有较好的抗炎、镇痛、消肿作用，适用于类风湿关节炎寒湿痹阻证。与正清风痛宁片比较其起效稍慢，疗效满意，多数患者在服药后 10～15 天显现效果，无明显不良反应。

侯著法采用复方雪里见胶囊（组成：复方雪里见、穿山龙、威灵仙及炙马钱子）治疗类风湿关节炎 43 例。总有效率 95%，效果较好。提示复方雪里见胶囊对类风湿关节炎有祛风湿、活血止痛的功效。

赵语华等应用羌威蠲痹合剂治疗类风湿关节炎活动期 40 例。对照组 28 例予雷公藤多苷片。两组均 2 个月为 1 个疗程，1 个疗程后观察临床疗效。羌威蠲痹合剂在显效率及总有效率方面都优于对照组，羌威蠲痹合剂治疗类风湿关节炎疗效显著。

陈国治等采用自拟秦知汤[组方：秦艽、豨莶草、穿山甲（先煎）各 15g，桑枝、土茯苓、薏苡仁各 30g，知母 20g，丹皮、地骨皮、威灵仙各 10g，白芥子、全蝎各 6g]治疗类风湿关节炎。每日 1 剂，水煎分早、晚 2 次温服。总有效率 92.3%，优于对照雷公藤总苷片组。

刘健根据健脾化湿通络原则制成中药新风胶囊（组方：黄芪、薏苡仁、雷公藤、蜈蚣等），应用于临床治疗类风湿关节炎取得了良好效果。以新风胶囊治疗类风湿关节炎患者 41 例，并设对照组 40 例。对照组给予雷公藤总苷片，两组均以 1 个月为 1 个疗程。结果：治疗组总有效率为 92.7%，对照组总有效率 92.5%，治疗组在改善患者整体症状及调整 T 细胞免疫功能方面优于对照组且治疗组药物不良反应的发生率显著低于对照组。

肖一公自拟祛风蠲痹汤（组方：制川乌、秦艽、独活、海风藤、鸡血藤、桃仁、红花、威灵仙、白芍、当归、桂枝、炙甘草）治疗风寒湿挟瘀型类风湿关节炎 30 例，30 天为 1 个疗程。疗效近期控制 2 例，显效 10 例，有效 16 例，无效 2 例，有效率 93.33%。

赵和平等将类风湿关节炎肝肾不足、风寒湿阻型 100 例随机单盲分为乌蚌丸（组方：闹羊花、青风藤、制川乌、制草乌、葛根等 17 味中药）治疗组（70 例）和雷公藤多苷片对照组（30 例）进行临床疗效及不良反应的观察比较。发现乌蚱丸治疗组疗效优于雷公藤多苷片对照组，不良反应也少于对照组。

舒湘青自拟青风祛湿汤（组方：青风藤 12g，豨莶草 20g，露蜂房 15g，全蝎 6g，独活 12g，白芥子 12g，川芎 8g，白芍 15g，威灵仙 10g，淫羊藿 12g，甘草 5g）治疗类风湿关节炎 42 例，同时设对照组 42 例，内服柳氮磺吡啶片。结果：治疗组总有效率（95.2%）优于对照组（76.2%）。

三、外治法

（一）中药熏洗治疗

熏洗疗法是利用中药煎液的热量和蒸气，对患者的患处进行熏蒸，使中药有效成分以离子形式渗入皮肤，进入体内，从而改善微循环，促进皮肤和机体的新陈代谢，促进关节肿胀的消退，缓解皮肤的紧张、肌肉的痉挛和强直，这样可以减轻和缓解关节的疼痛，从而达到治病的目的。

熏蒸方剂一：药用防风、威灵仙各 200g，桂枝、红花、川牛膝、秦艽、羌活、独活各 150g，艾叶 300g，细辛 50g，小茴香、川芎各 100g。加水适量，煮沸后 15 分钟，倒进缸内，缸中放一小凳，患者坐于凳上，周围取衣服围严，利用热气熏蒸患处。每次 30～60 分钟，每日 1 次，7 日为 1 个疗程。适用于风、寒、湿邪偏胜，瘀痰互结型类风湿关节炎。

熏蒸方剂二：药用艾叶、忍冬藤、透骨草、麻黄、鸡血藤、茵陈、蒺藜各 1.5kg，荆芥、青蒿、薄荷、桂枝、桑寄生、大茴、木贼、防风、蛇床子各 250g，苏叶、石菖蒲各 500g，爬山虎、益母草各 1kg。上药投于蒸疗室内的锅中煎煮，使室内充满药气，并通过通风窗调节室温，将蒸疗室温度保持在 35～45℃，然后患者进入室内。每次蒸疗时间为 30～45 分钟，每日 1 次，7 日为 1 个疗程。

熏蒸方剂三：把川椒、牛膝、红花、伸筋草、透骨草、桂枝等中药各 150g 浸入水中煮开，腰膝以下部位先用热气熏，然后再浸泡，可起到祛风除湿、散寒止痛、活血祛瘀的作用。适用于类风湿关节炎四肢关节疼痛的治疗。

透骨红洗剂：透骨草 30g，红花、五加皮、桂枝、白芷、川芎、海桐皮、鸡血藤、伸筋草、羌活、独活各 20g，细辛 15g。加水适量，煎沸后约 30 分钟，倒进盆内，趁热浸洗患处，水凉即复加温。每次 30～60 分钟，每日 1～2 次，14 日为 1 个疗程。

乌梢蛇洗剂：乌梢蛇、蕲蛇、防风、透骨草、生川乌、生草乌、生马钱子、红花、细辛各 10g，穿山甲、皂角刺、丹参各 30g，蜂房、地龙、白花蛇舌草各 20g，羌活、独活、威灵仙各 15g。共研粗末，装入布袋封口后，加清水适量，煮沸后约 30 分钟，趁热熏洗患处，水凉即复加温。每次 30～60 分钟，每日 2 次，14 日为 1 个疗程。适用于风、寒、湿邪偏胜，瘀痰互结型类风湿关节炎。

海桑浴：海桐皮、海风藤、桑枝各 500g，豨莶草、络石藤各 200g，忍冬藤、鸡血藤各 100g。先将热水注入浴缸内，且把上药煮沸后约 30 分钟，将所滤药液倒进浴缸热水中，水温调至 35～45℃，患者裸身浸浴于药液内。每次 15～30 分钟，每周 2 次，10

次为 1 个疗程。适用于热邪偏胜、湿热蕴蒸型类风湿关节炎的康复阶段。

防风浴：防风、独活、桂枝、赤芍、当归、川芎、鸡血藤各 60g，续断、巴戟天、胡芦巴、川牛膝各 150g，狗脊 100g。加水适量，煮沸后约 30 分钟，倒进浴缸，药水量以能浸泡整个人体为宜。每次约 30 分钟，每周 2 次，10 次为 1 个疗程。主要用于风、寒、湿邪偏胜、瘀痰互结、阳气虚衰型类风湿关节炎。

（二）穴位敷贴

穴位贴敷疗法，是以中医经络学说为理论依据，把药物研成细末，用水、醋、酒、蛋清、蜂蜜、植物油、清凉油、药液甚至唾液调成糊状，或用呈凝固状的油脂（如凡士林等）、黄醋、米饭、枣泥制成软膏、丸剂或饼剂，或将中药汤剂熬成膏，或将药末散于膏药上，再直接贴敷穴位、患处（阿是穴），用来治疗疾病的一种无创痛穴位疗法。"冬病夏治穴位贴敷"治疗是我国传统中医药治疗疾病的特色疗法，它是根据《素问·四气调神大论》中"夫四时阴阳者，万物之根本也，所以圣人春夏养阳，秋冬养阴，以从其根"的原则，通过利用全年中阳气最盛的三伏天，人体阳气也相对充盛的时机，应用具有温经散寒、补虚补阳的中药，通过辨证分析，在人体选择相应的穴位，进行药物贴敷，以鼓舞正气，增加抗病能力，从而达到防治疾病的目的。

类风湿关节炎，属于中医中的"痹证"，是因风、寒、湿外邪侵袭关节，致使气血运行不畅，而导致关节肿胀酸痛、屈伸不利或畸形，是冬季的多发病、常见病。这种病，在夏季缓解期，给予恰当的治疗，到冬季就可以少发病或不发病，这就是中医上所说的"冬病夏治"。正因为此病多发于寒冷季节，所以在一般人的概念中，投医治疗也往往集中在冬季，一旦入夏，病情有所缓解，患者就会停止用药，周而复始，导致病情得不到彻底的治疗，反而不断反复加重。中医认为，伏天皮肤腠理疏松，此时，如果采用一些扶正固本的药物进行治疗，极有利于药物的吸收和利用，能够有效地增强人体冬季的抗病能力，减少发病概率。众所周知，炎热的夏季虽然气温高，没有寒邪入侵，但是夏季气候炎热多变，所谓暑热多兼湿邪。此时，人们喜食生冷，贪凉，在室内长期使用风扇、空调等制冷设备，稍有不慎，即可将外湿留于关节。湿，是一种重浊、黏滞的病邪，病程缠绵、极易反复发作，当暑湿邪同时入侵人体内的时候，如果不采取适当的治疗，患者病情便会进一步加重。

冬病夏治治疗类风湿关节炎适应于阳气虚、寒冷重、体质差、病程长的一类人，这类人都有一个共同的特点，就是平时怕冷，遇寒容易发病。常用穴位有肝俞、脾俞、肾俞等背腧穴及阿是穴，通过冬病夏治穴位敷贴可以起到鼓舞正气、驱逐病邪、疏通经络、活血通脉、湿经散寒等作用，使人体阳气充沛，抗寒能力增强，经络气血贯通。除了三伏天之外，平日间不定期可以针对个体的不同体质，通过益肺、健脾、补肾的药物扶助人体的阳气，从而达到治本的目的。

（三）按摩疗法

应以早期治疗为主，以控制病情的发展。对晚期发生畸形或关节僵硬、骨质疏松的患者，在治疗中严防手法粗暴，以免发生骨折。

患者取坐位，术者先揉患侧内上下各 3～4 遍后，继续循经用拿法，期间按点肩髃、肩贞、肩髎、曲池、曲泽、手三里、合谷等穴并捻手指，搓患肢，被动活动关节。然后取仰卧位，术者一手握住踝关节，另一手于下肢内外侧施揉法，期间点按伏兔、梁丘、血海、膝眼、鹤顶、阳陵泉、阴陵泉、足三里、照海、解溪、商丘、丘墟等穴。再取俯卧，在下肢后部施滚法或揉法，然后点按环跳、秩边、居髎、承扶、承山、飞扬、悬钟、太溪、申脉、昆仑等穴。最后平推脊柱以热为度。

患者俯卧，将枕头垫高，两肘关节屈曲置于枕旁，使前胸腾空。术者于腰椎及两旁离开 1.5 寸的 2 条线施滚法。其间对脊柱后突部位、压痛所在部位及环跳穴等部位做重点揉按。同时还须配合做髋关节后伸及脊椎部向下搛压的辅助动作，往返 3～5 遍。随后左脊柱两侧配合按法和搓法以放松关节和肌肉。再取仰卧位，术者揉搓患肢，其间配合拿委中、足三里、承山，并搓足趾，并须配合髋关节、膝关节和腹部屈曲及下肢内旋等辅助动作，达到活动关节之目的。再令患者以坐位，术者用推法揉颈肩关节部位，拿其肩井、肩贞、风池、风府、大椎等穴，再配合颈部前俯后仰的辅助动作，以活利颈椎、开膈宽胸。

（四）针灸疗法

针灸疗法历来是类风湿关节炎的重要治疗手段，临床研究也取得了长足的进步，如岳宝安等采用长蛇灸疗法，将 354 例类风湿关节炎患者随机分为灸疗组和对照组各 172 例，灸疗组取督脉从大椎至腰俞穴，将自制药饼厚铺于大椎至腰俞施灸，对照组辨证口服中药。结果：治疗组总有效率 97.67%，对照组总有效率 81.40%。提示长蛇灸具有抗炎、消肿、止痛、改善关节功能的作用。

玄瑞英等取穴曲池、足三里、丰隆等，针药配合自拟祛风活血通络汤（忍冬藤、薏苡仁、威灵仙、牛膝、当归、红花等）治疗类风湿关节炎 20 例，总有效率为 95%。提示中药配合针灸具有祛风湿、活血养血、扶正通络、消炎止痛的效果。

刘丽等采用毫针刺法配合中药内服治疗类风湿关节炎 52 例，行痹选穴风府、风池、风市；痛痹选穴关元、肾俞；着痹选穴足三里、阴陵泉、商丘。风湿热型取大椎、曲池、合谷。痰瘀阻络型取丰隆、血海、足三里。肝肾亏虚型取太溪、复溜、阴谷、肾俞。以上各型还可根据病证设单纯内服中药组 34 例作为对照组，针刺配合中药内服治疗类风湿关节炎疗效较好，优于单纯内服中药法。

四、中医食疗方药

（1）羊肉枸杞粥：将羊肉 1kg 整块煮透后切成 3cm 的长方块，再将羊肉和姜片一起炒透，放砂锅内。再加入枸杞子 20g 及适量清汤、盐、葱烧开炖烂。常服对类风湿虚寒型疗效很好。

（2）防风粥：防风 10～15g，葱白 2 根，粳米 50～100g。将防风、葱白水煎，煮取药汁备用。粳米煮粥，待粥将熟时加入药汁，共煮成粥。每日 2 次，趁热服食。可祛风除湿，通经宣痹。适用于类风湿关节炎肢体关节疼痛、痛处游走不定、关节屈伸不利的行痹证。

（3）桃仁粥：桃仁 15g，粳米 150g。先将桃仁捣烂如泥，加水研汁，去渣用粳米煮为稀粥。适用于关节肿胀刺痛，关节（尤其是手指关节）周围肤色变深变暗，舌质紫暗的类风湿关节炎患者。

（4）桂枝粥：桂枝 10g，大米 100g，葱白 2 根，生姜 3 片。将桂枝择洗干净，放入锅中，加清水适量，浸泡 5～10 分钟后，水煎取汁，加大米煮粥，待熟时调入葱白、姜末，再煮一、二沸即成，每日服 1～2 次，连续 3～5 天。可发汗解表，温经通阳。

（5）松叶粳米粥：松叶 30g，粳米 100g。用法：将松叶切细先煎，去渣取汁，后入粳米煮粥，空腹食用，每日 1 剂。功效：祛风通络。主治：风湿性关节炎，关节疼痛、肿胀，小关节变形，屈伸不利。

（6）二活粥：羌活、独活各 10g，大米 100g，白糖少许。将二活择净，放入锅中，加清水适量，水煎取汁，加大米煮粥，待熟时调入白糖，再煮一、二沸即成，每日 1 剂。功效：散寒解表，胜湿止痛。主治：类风湿关节炎，头痛身痛，肩臂肢节疼痛等。

（7）姜糖薏苡仁粥：薏苡仁 50g，糖 30g，干姜 9g。用法：先将薏苡仁、干姜加水煮烂成粥，入白糖调味食服。每日 1 次，连服 1 个月。功效：散寒除湿，通络止痛。主治：类风湿关节炎，属风寒湿痹，肢体关节疼痛较剧，得热痛减，关节屈伸不利，肌肤麻木不仁，四肢小关节变形者。

（8）乳香没药粥：乳香、没药各 10g，大米 100g，白糖适量。将两者择净，放入锅内，加清水适量，浸泡 5～10 分钟后，水煎取汁，加大米煮粥，待煮至粥熟后，白糖调味服食；或将二药研末，每取 2～3g，调入粥中，再煮一、二沸服食，每日 1 剂，连续 3～5 天。功效：活血止痛，消肿生肌。主治：痛经、闭经、胃脘疼痛、风湿痹痛、跌打伤痛、痈疽肿痛等。

（9）威灵仙粥：威灵仙 10g，大米 100g，白糖适量。将威灵仙择净，放入锅中，加清水适量，浸泡 5～10 分钟后，水煎取汁，加大米煮粥，待粥熟时下白糖，再煮一、二沸即成，每日 1 剂，连续 3～5 天。功效：祛风除湿，通络止痛。主治：风、寒、湿邪侵袭所致的肢体疼痛麻木，关节屈伸不利，筋脉拘挛等。

（10）木瓜薏苡仁羹：木瓜 4 个。蒸熟去皮；薏苡仁 250g 煮熟，两者共研烂如泥。蜂蜜 1kg，调入和匀，放于干净容器内。每日晨起温热服 2～3 匙。主治：关节红肿热痛、口渴、小便黄、大便干结、舌苔黄的类风湿关节炎患者。

（11）防己桑枝煨母鸡汤：防己 10g，桑枝 20g，赤小豆 50g，薏苡仁 50g，老母鸡 1 只。将上述四味药材洗净，放入药袋，入水浸泡 30 分钟。老母鸡杀后，去毛及内脏，洗净，将药袋放入鸡腹内，放入砂锅中，加适量水，文火煨 2 小时。去药袋，加入适量盐与味精即可食用。

（12）乌蛇薏苡仁汤：取乌梢蛇 1 条，洗净去内脏及头尾，加薏苡仁 60g，煮至烂熟，加入适量米酒、油、盐、味精调味即可食用。具有祛风通络止痛的作用。

第六节　类风湿关节炎的预防调摄

由于到目前为止，类风湿关节炎的发病原因还没有彻底明确，所以，目前还没有可以用于预防类风湿关节炎的疫苗。但是针对目前已经了解的发病原因和机制，可以采取下列方法预防措施。

一、避免受风、受潮、受寒

"风寒湿，三气杂至，合而为痹"。大部分类风湿关节炎患者在发病前或疾病复发前都有受凉、受潮等病史，提出了这些因素在本病的发生发展过程中起着重要作用。春季雨水较多，是"百病好发"之际，也是类风湿关节炎的好发季节，要防止受寒、淋雨和受潮，关节处要注意保暖，不穿湿衣、湿鞋、湿袜等。夏季不要贪凉、空调不能直吹、不要暴饮冷饮等，秋冬季节要防止受风寒侵袭，注意保暖是最重要的。

二、加强锻炼，增强身体素质

经常参加体育锻炼或生产劳动，如保健体操、练气功、太极拳、做广播体操、散步等，凡是能坚持体育锻炼的人，身体就强壮，抗病能力就强，很少患病，抗御风、寒、湿邪侵袭的能力比一般没经过体育锻炼者强得多。《内经》说的"正气存内，邪不可干""邪之所凑、其气必虚"，正是这个道理。

三、注意劳逸结合

要劳逸结合，活动与休息要适度，过于疲劳，人的免疫力也会随之下降，容易引发一些疾病。

四、保持精神愉快

疾病的发生发展与人的精神活动状态有密切的关系。保持精神愉快也是预防类风湿关节炎的一个方面，遇事要注意不可过于激动或长期闷闷不乐。要善于节制不良情绪，努力学习，积极工作，心胸开阔，生活愉快，进而使身体健康，要记住"正气存内，邪不可干"。保持正常的心理状态，对维持机体的正常免疫功能是重要的。

五、预防和控制感染

实验研究表明细菌或病毒的感染可能是诱发类风湿关节炎的发病因素之一，有些类风湿关节炎是在患了扁桃体炎、咽喉炎、鼻窦炎、慢性胆囊炎、龋齿等感染性疾病之后而发病的。所以，预防感染和控制体内的感染病灶也是重要的。

第七节　类风湿关节炎的名医验案

一、朱良春

朱良春（1919—2016），江苏镇江人，毕业于上海中国医学院。师事章次公先生，得其真传，从医 70 载，1987 年 12 月，国务院授予其"杰出高级专家"荣誉，1990 年又被确认为首批全国老中医药专家学术经验继承工作指导教授，1991 年起享受国务院政府特殊津贴，入选首届国医大师。朱老是我国著名中医药学家、虫类药研究专家，南京中医药大学兼职（终身）教授，长春中医学院、广州中医药大学、河南中医学院客座教授，中华中医药学会终身理事，国家优秀中医临床人才研修项目专家指导委员会副主委，高等中医教材顾问委员会委员，中国中医研究院基础所技术顾问，中华中医风湿病学会顾问。朱老先后出版专著 9 本，在国内外各种期刊发表论文 170 余篇，开发出"益肾蠲痹丸"等一系列中药制剂。

【案】 修某，男，56 岁，1999 年 11 月 12 日初诊。有关节痛之宿疾，1 个月来，因妻子住院，日夜陪伴，睡卧过道，不慎受寒，两腕关节、肘关节、膝关节肿胀、疼痛难忍，手腕活动受限，两膝行走困难怯冷倍于常人，血液检查：ESR 70mm/h，RF（−），ASO＜500U，白细胞 $4.2×10^9$/L。舌苔薄白、根腻，脉细濡，此风寒湿痹痛也。既有宿根，更为顽缠。故予温经散寒，逐湿通络。处方：鹿衔草、鸡血藤各 30g，当归、地鳖虫、炙蜂房、乌梢蛇、炙僵蚕、制川乌、制草乌各 10g，蜈蚣 2 条，六轴子 2g。5 剂。

1999 年 11 月 20 日二诊：关节疼痛减轻，关节肿胀、舌脉如前。已见小效，前法继进，上方加白芥子 10g，5 剂水煎服，每日 1 剂。

1999 年 11 月 27 日三诊：药后已能行走，关节肿胀渐退，但疼痛尚未悉止，入暮为甚，续当补肾助阳、温经散寒、蠲痹通络。处方：鹿衔草、鸡血藤、青风藤各 30g，炒延胡索 20g，淫羊藿、熟地各 15g，乌梢蛇、地鳖虫、川续断、骨碎补、补骨脂、全当归、炙蜂房各 10g，甘草 5g，5 剂。

1999 年 12 月 3 日四诊：腕关节疼痛明显减轻、肿胀亦退，肢体渐舒，全身活动轻便，继以益肾蠲痹丸（浓缩型，每服 4g），每日 2 次，服中药 3 个月。随访一年多未见复发。

二、路志正

路志正（1920—　　），男，河北人，中国中医科学院资深研究员，中国中医研究院广安门医院教授，主任医师，博士生导师，师承制导师，是首批享受国务院政府特殊津贴的专家。路老兼任《中华人民共和国药典》委员会顾问，国家中医药管理局中医药工作专家咨询委员会委员、重大科技成果评审委员会委员，北京市老年康复医学研究会副会长，北京中医药大学名誉教授，中厦大学中医学院名誉校长，中国中医科学院资深研究员，从医 60 余年，造诣精深，崇尚脾胃学说和温病学说，临床擅治脾胃病、眩晕、风温、痹证、干燥综合征风湿免疫病等疑难病症。主编《实用中医风湿病学》《实用中医心病学》《路志正医林集腋》等，发表论文百余篇。

【案】 洪某，女，56 岁。2001 年 9 月 4 日来诊。2000 年 10 月无诱因出现左肩关节疼痛，活动受限，局部热敷后疼痛减轻，1 个月后逐渐出现右肩、双腕关节、髋关节、膝关节、踝关节疼痛，双手掌指关节疼痛，双手示指、中指关节疼痛，活动轻度受限，握拳困难，晨僵约 1 小时。2001 年 1 月至 3 月曾 2 次到某医院血液检查：ESR 分别为 67 mm/h 和 74 mm/h，类风湿因子（RF）均呈（＋），给予双氯芬酸钠、雷公藤多苷片治疗后，疼痛减轻，晨僵消失。2001 年 7 月改服中药治疗（具体处方药物不详），诸关节疼痛又加重，双腕关节、膝关节、踝关节、双手掌指关节肿胀，晨僵再次出现约 2 小时，加用泼尼松 15mg，每日 1 次，口服，治疗 6 周后，右肩、双腕关节、髋关节、膝关节、踝关节疼痛稍缓解，但诱发急性出血性胃炎而停用泼尼松。刻诊：双手掌指、指、腕、肩、膝、踝诸关节肿胀、疼痛，周身肌肉酸痛，晨僵 1 小时以上，神疲纳呆，形体消瘦，腰膝酸软，自汗盗汗，畏寒喜暖，天气变化或过劳症状加重。舌质淡暗、有瘀斑，苔薄白，脉沉而弱。双手掌指、示指、中指关节肿胀，轻度鹅颈样变形，压痛明显，不能握拳；腕、右肩、膝关节、踝关节漫肿、压痛；双腕关节背伸轻度受限；双膝关节可触及骨摩擦音。辅助检查：ESR 96 mm/h，Hb 10.4 g/L，白细胞计数（WBC）11×10⁹/L，RF（＋），C 反应蛋白（CRP）（＋）。抗核抗体（ANA）（＋）。双手 X 线片示：双手各指间关节、左腕关节及腕桡关节间隙变窄和模糊，以及指间关节缘有唇样骨质增生。西医诊断：类风湿关节炎。中医诊断为痹。辨证为肝脾肾不足，痰瘀阻滞。治宜补益肝肾，祛瘀化痰，活血通络。药用：太子参 12g，熟地 15g，赤芍药、白芍药各 10g，黄精 12g，怀牛膝 10g，桑寄生 15g，制附子 6g，秦艽 10g，威灵仙 12g，白术 10g，茯苓 12g，红花 10g，当归 10g，川芎 6g，全蝎（另装胶囊吞服）2g，地龙 12g，焦三仙各 10g。水煎服，日 1 剂。

2001 年 9 月 18 日二诊：腰膝酸软、自汗、盗汗、畏寒症状减轻，双手掌指、示指、中指关节肿胀压痛不明显，能握拳，但握力仍差，饮食增加，体力好转，舌质淡红，苔薄白，脉沉细。药已见效，继用原方减赤芍药、白芍药、巴戟天，加杜仲 12g，骨碎补 12g，山茱萸 12g。

2001 年 10 月 9 日三诊：患者无需家人搀扶而自行来诊，面色红润，精神佳，各患处关节肿胀明显减轻，晨僵在 30 min 以内，程度亦轻。劳累后膝关节、踝关节、腕关节轻微疼痛，其他关节无疼痛，双手握力可，双腕关节背伸活动无受限。仍腰膝酸软、畏寒，夜尿每晚 3～4 次，舌质淡红，苔薄白，脉沉细。守 2001 年 9 月 18 日方，减地龙、川芎、全蝎，加姜黄 10g，独活 10g，防风 6g，肉桂 6g，桑螵蛸 10g。续服 15 剂后，改予独活寄生丸善后，每次 9g，每日 2 次，口服，连服 2 个月。

2002 年 3 月四诊：患者基本无所苦，能够做一般的家务。实验室检查：Hb 127 g/L，WBC 7.7×10⁹/L，ESR 18 mm/h，RF（－），ANA（－），抗核周因子（APF）（－），CRP（－）。随访 6 个月未复发。

三、刘健

刘健，男，医学博士，主任医师，教授，博士研究生导师，现为安徽中医学院第一附属医院常务副院长、安徽省重点学科中医内科学学科带头人。刘教授是国家食品与药品监督管理总局保健食品审评专家，中国中西医结合学会理事，中华中医药学会风湿病分会常委，中国中西医结合学会风湿病专业委员会常委，中国医师协会养生专业委员会常委，《中国中西医结合急救杂志》《中国临床保健杂志》编委；刘教授是全国第二届百名杰出青年中医，安徽省级跨世纪学术和技术带头人培养对象，安徽省杰出青年中医，曾荣获中国中西医结合学会推动风湿病贡献奖、安徽省第五届青年科技奖、安徽青年"五四"奖章、安徽省卫生厅有突出贡献中青年专家等称号。刘教授先后主持承担国家卫生部、国家中医药管理局、北京市科委、安徽省科技厅、安徽省自然科学基金等政府资助的研究课题 15 项，获科技成果 7 项，发表学术论文 60 余篇，出版专著 5 部，并获安徽省自然科学三等奖、中华中医药学会科学技术三等奖及安徽省高校科技成果二等奖等 5

项。刘教授对类风湿关节炎的治疗有其独到之处。

【案】 张某，女，53 岁，"类风湿关节炎"病史 6 年，现四肢大小关节疼痛、肿胀、触之不热，皮色不红，天气寒冷或者阴雨天疼痛加重，常感体倦身乏思睡，胃口不佳，舌暗有瘀点，脉细涩。

治法：健脾化湿、活血化瘀。方药：黄芪 15g，薏苡仁 20g，淮山药 20g，陈皮 15g，茯苓 15g，法半夏 15g，丹参 20g，桃仁 10g，红花 10g，威灵仙 20g，鸡血藤 20g，甘草 6g。服用十剂后患者症状好转。

第八节 类风湿关节炎的药物研究与开发

一、新风胶囊

（一）组方来源与功效

刘健教授等在进行大量文献调研、中医证候学调查、长期临床实践基础上，提出类风湿关节炎从"脾"论治的理论，并创立具有自主知识产权的组分配伍中药新风胶囊（又名复方芪薏胶囊），应用临床多年，疗效显著。方中黄芪益气养血固表、利水消肿、健脾化湿、除痹；薏苡仁功能健脾利湿、舒筋除痹；雷公藤祛风除湿，活血通络，消肿止痛；蜈蚣祛风止痉、通络止痛、攻毒散结，诸药合用共奏益气健脾、化湿通络之功效，用于类风湿关节炎、强直性脊髓炎等疾病的治疗。

（二）新风胶囊对类风湿关节炎治疗作用的实验研究

新风胶囊能显著改善 AA 大鼠的足趾肿胀度，下调 AA 大鼠血清 IL-1、TNF-α、补体 C4、5-HT、皮质醇（cortisol，CORT）、促肾上腺皮质激素（adreno-cortico-tropic-hormone，ACTH）水平，上调血清补体 C3、IL-4、IL-10 水平；增加 AA 大鼠的自主活动次数，减少跳台错误次数，延长跳台时间；促进滑膜细胞凋亡，抑制滑膜增生、促进胸腺细胞凋亡及抑制胃黏膜细胞凋亡，抑制自身免疫反应；改善心肌、肺部、脾脏、血管内皮组织病理损伤程度，对类风湿关节炎及其并发症显示出很好的治疗作用。

（三）新风胶囊对类风湿关节炎治疗作用的临床研究

临床研究证实新风胶囊治疗组能显著减少类风湿关节炎患者关节疼痛、肿胀、压痛数，减轻关节疼痛、肿胀、压痛程度，缩短晨僵时间，改善关节功能；能显著改善气虚症状如疲倦乏力、少气懒言等；能改善脾虚及湿盛症状，如大便溏泻、食欲减退、食量减少、腹胀等，改善血瘀症状如皮下硬节等；能显著增加吸气量（inspi ratory capacity，IC）、最大通气量（maximum minute ventilation，MMV）、用力肺活量（forced vital capacity，FVC）、第一秒用力呼气容积（forced expiratory volume in one second，FEV_1）、用力呼吸一秒率（FEV_1/FEV）、25%肺活量位的最大呼气流量（forced expiration flow 25%，FEF25）、50%肺活量位的最大呼气流量（forced expiration flow 50%，FEF50）、最大呼气流量（peak expiratory flow, PEF），改善肺功能；能改善类风湿关节炎患者抑郁情绪，提高生活质量。其机制可能为下调致炎因子 IL-1、TNF-α，上调抗炎因子 IL-4、IL-10 水平，升高血清促红细胞生成素（erythropoietin, EPO）的水平，改善铁代谢，改善患者免疫功能；有效提高体内过低的补体调节蛋白红细胞补体受体（complement receptor, CR）1、CD59 含量，进而抑制过亢的体液免疫反应，使补体有效清除体内循环免疫复合物，并减少补体对自身细胞的攻击损伤；上调 CD4$^+$、CD25$^+$、CD127 调节性 T 细胞表达水平，促进免疫调节、维持免疫耐受；改善血小板超微结构从而减少 P-选择素（Ps）释放，对类风湿关节炎患者显示出很好的临床疗效。

二、痹祺胶囊

（一）组方来源与功效

痹祺胶囊原名"一粒仙丹"，系汉朝名医华佗的传世验方，后经其徒吴普的后人历代相传，至今临床应用已有 1700 年之久。痹祺胶囊由党参、白术、丹参、川芎、三七、马钱子（调制粉）等 10 味药组成。方中党参能补中益气，治血虚心悸等；白术祛风寒湿痹、健脾生肌，改善筋脉弛缓；丹参有活血化瘀之功效；川芎性温，活血行气，祛风止痛功能显著；三七性微温，行瘀止血，消肿定痛；马钱子粉，味苦，性寒，有大毒，归肝、脾经，功能通络止痛、消肿散结。全方合用，共奏益气养血、祛湿散寒、活血通络止痹痛之功效，用于气血不足，风湿痹阻，肌肉关节酸痛，关节肿大、僵直变形或肌肉萎缩，气短乏力，风湿及类风湿关节炎，腰肌劳损，软组织挫伤等属上述征候者。

（二）痹祺胶囊对类风湿关节炎防治作用的实验研究

实验研究发现，痹祺胶囊给药后 0.5 小时即可提高热板所致小鼠疼痛的阈值，1 小时后达到最大效应，而后逐渐减弱；能明显改善 CIA 大鼠后足肿胀度，明显降低 CIA 大鼠关节炎指数积分；能明显降低 CIA 大鼠的原发性和继发性损害程度；可显著抑制关节滑膜组织的炎症程度，降低 IL-1、TNF-α 水平与自身抗原的异常表达。表明本方具有良好的抗炎、镇痛、防治类风湿关节炎的作用。

（三）痹祺胶囊对类风湿关节炎防治作用的临床研究

临床研究发现，痹祺胶囊不仅能持续改善类风湿关节炎的关节疼痛、肿胀、压痛、功能障碍指数及晨僵时间等临床症状，还可控制类风湿关节炎病情进展，遏制关节结构破坏。其机制与抑制淋巴细胞的异常活化，减低抗原的表达水平，降低类风湿关节炎患者 PBMC 中 HCgp-39mRNA 的表达及 EDR、IL-1、TNF-α 水平有关。

三、当归拈痛汤

（一）组方来源与功效

当归拈痛汤出自金代名医张元素的《医学启源》。方中羌活、茵陈为君药，具有疏风清热利湿、收湿去热、疏经络、除痹痛之功；猪苓、泽泻、苍术为臣药，猪苓、泽泻二药配伍淡渗利水，且性寒又可泄热，利水道以疏壅滞，助茵陈清利湿热，苍术散多于补，内能直达中州，燥湿运脾，与羌活相伍胜湿之力大增，燥湿祛风，以除留滞经络风湿之邪；佐入防风、升麻、葛根辛散疏风解表，宣散风湿并可透达关节，引药上行助羌活疏风胜湿止痛；黄芩、苦参，具有清热燥湿、泻火解毒之功；白术与苍术合用补脾之不足而泻湿浊之有余；人参、当归益气养血，与白术相伍益气补脾之功益著。甘草为佐使药，既可调和诸药，又可增强人参、白术等益气健脾之功。纵观全方，疏风、清热、利湿以蠲痹；健脾、益气、养血以扶正；以蠲除湿、热、风三邪为主，故适用于风湿热痹且证属湿重热轻的类风湿关节炎患者。

（二）当归拈痛汤对类风湿关节炎防治作用的实验研究

有研究采用 FCA 诱发大鼠关节炎模型，观察当归拈痛汤对实验性类风湿关节炎的影响。结果表明，当归拈痛汤不仅能够显著降低大鼠病变关节肿胀程度、抑制继发性炎症，同时还能降低血清 IL-1β、TNF-α 的表达，对 AA 大鼠具有很好的治疗作用。其机制可能与减慢或阻断炎性细胞因子的致炎效应，加速炎性细胞因子的清除，抑制滑膜细胞的增生及 B 细胞、T 细胞等异常激活，以减轻滑膜细胞的炎症反应和组织破坏，中断 AA 大鼠的病理进程有关。

（三）当归拈痛汤对类风湿关节炎防治作用的临床研究

有研究报道将西医诊断符合 ACR 1987 年制订的类风湿关节炎的诊断标准；中医诊断符合《中医病证诊断疗效标准》尪痹湿热阻络型分型标准 53 例类风湿关节炎患者给予当归拈痛汤口服，以关节疼痛、压痛、肿胀、晨僵时间、疲乏感、ESR 等为观察指标，ACR 类风湿关节炎临床缓解标准为依据，经 2 个疗程（12 周）治疗后，显效 33 例，有效 15 例，无效 5 例，总有效率 90.57%，显示出很好的临床疗效。

四、独活寄生汤

（一）组方来源与功效

独活寄生汤为孙思邈《备急千金要方》之名方。以熟地、牛膝、杜仲、桑寄生裨益肝肾、壮骨强筋；当归、芍药、川芎和营养血，所谓治风先治血，血行风自灭；生晒参、茯苓、甘草益气扶脾；独活、细辛入肾经，搜伏风使之外出；肉桂心入肝肾血分而祛寒；秦艽、防风为风药卒徒，周行肌表，且又风能胜湿。纵观全方，祛邪扶正，标本兼顾，可使血气足而风湿除，肝肾强而痹痛愈。

（二）独活寄生汤对类风湿关节炎防治作用的实验研究

有研究表明，独活寄生汤可明显抑制福尔马林（甲醛）致痛试验第二时相的疼痛强度、减少小鼠扭体反应次数、抑制毛细血管通透性增加、减少小鼠耳郭肿胀度，达到镇痛抗炎作用；还可显著抑制 AA 大鼠原发炎症、继发病变病变程度，提示独活寄生汤可通过抑制滑膜组织炎症而达到减轻或消除关节肿胀的作用，从而对类风湿关节炎发挥防治作用。

（三）独活寄生汤对类风湿关节炎防治作用的临床研究

吴利群等将 70 例类风湿关节炎患者随机分组，35 例给予独活寄生汤加减治疗（治疗组），35 例给予雷公藤总多苷治疗（对照组），疗程 30 天。结果发现，两组患者晨僵时间、关节疼痛、压痛、肿胀和活动障碍指数均有显著改善，且治疗组明显优于对照组；有研究将 45 例类风湿关节炎患者给予独活寄生汤加减治疗，经 2 个疗程（40 天）治疗后，完全缓解 25 例，好转 10 例，无效 10 例，总有效率为 78%；另有研究等采用独活寄生汤加减治疗 68 例类风湿关节炎，服药最少 10 天，最多 30 天，结果显示痊愈 38 例，好转 28 例，无效 2 例，总有效率 96%。

第四章 系统性红斑狼疮

系统性红斑狼疮是一种自身免疫性疾病，表现为皮疹、关节痛、发热、头痛、纳差等一系列症状，并涉及机体多个器官系统。本病多发于青年女子，迄今确切病因未明。目前西医多使用免疫抑制剂或对症治疗，尚缺乏高效而不良反应小的方法。

第一节 系统性红斑狼疮的中医经典内容

祖国医学文献中无系统性红斑狼疮病名，但其临床表现在文献中有类似描述，如"蝴蝶丹""阴阳毒""赤丹""茱萸丹""日晒疮""温毒发斑""葡萄扭""周痹"等病名。汉代张仲景《金匮要略·百合狐惑阴阳毒病脉证治》把阴毒病、阳毒病合称为阴阳毒，"阳毒之为病，面赤斑斑如绵纹……；阴毒之为病面目青，身痛如被杖"，类似系统性红斑狼疮的皮肤红斑、盘状红斑、冻疮样皮损、面部赤斑及彩色的花纹斑等。隋代巢元方的《诸病源候论》及元代朱丹溪的《丹溪心镜》对阴阳毒进行了补充，认为阴阳毒伴有发热、手足指冷等症状，其更接近红斑狼疮。如《诸病源候论》有："赤丹者，初发疹起，大者如钱，小者如麻豆，肉上栗如鸡冠，肌里由风毒之重，故使赤也，亦名茱萸丹。"赤丹又名茱萸丹，红斑狼疮的红色丘疹斑块、皮肤的斑丘疹，可以使用本病名来描述。日晒疮病名出自明代申拱良《外科启玄》，皮肤受紫外线照射形成"日晒疮"（红斑狼疮皮肤损害），认为是"受暴晒而发"。因为暴晒，皮肤忍受日毒，形成一种毒热，毒热燔灼，除损伤皮肤外，伤津耗液，炼液成痰，灼伤五脏，阻滞气机，气血闭阻而发为狼疮。

第二节 系统性红斑狼疮的病因病机

系统性红斑狼疮的主要病机为禀赋不足，五脏亏虚（本虚），痰瘀内生，阻滞三焦（标实），气血运行不畅（五痹），全身各组织器官受损，形成复杂多变的症状。系统性红斑狼疮伴有较多的脏腑证候，很难明确地划属于某一具体病证。多为先天禀赋不足，肝肾亏虚是发病的主要原因，本病发生多由先天禀赋不足，精血亏损，或七情内伤，劳累过度以至阴阳不调，气血失和，脏腑受损，皮、脉、肉、筋、骨失去濡养，气滞血凝，经络阻塞为主要原因，可由日光照晒诱发或加重。在发病过程中，病情变化多端，毒入血分，阴损及阳，气滞血瘀等，后期累及肝脾肾，继而发展，热毒内陷，危及生命。

本病的性质是本虚标实，心脾肾阴虚血虚为本，郁热、火旺、瘀滞、积饮为标。

本病病机是因虚致病，以虚为本，标实本虚，虚中夹实。相关脏腑有肝、肾、脾、三焦、心等。患者多为先天禀赋不足，肝肾本虚，或者情怀久郁，肝郁化火，耗伤肝肾阴精，或热病之后，阴伤未复，或接触某些化学毒物，损伤气血，致使脏腑气机紊乱，气血营运失调，复感风毒外邪，络热血瘀。

第三节　系统性红斑狼疮的临床诊断

目前国际上应用较多的是 ACR 1997 年提出的分类标准：

（1）颧部红斑：颧部扁平或高出皮肤的固定性红斑，常不累及鼻唇沟部位。

（2）盘状红斑：隆起红斑上覆有角质性鳞屑和毛囊栓塞，旧病灶可有萎缩性瘢痕。

（3）光过敏：由于日光照射而引起的皮肤过敏。

（4）口腔溃疡：口腔或鼻咽部无痛性溃疡。

（5）关节炎：非侵蚀性关节炎，累及 2 个或 2 个以上的周围关节，以关节压痛、肿胀或渗液为特征。

（6）浆膜炎：胸膜炎：胸痛、胸膜磨擦音或胸膜渗液；或心包炎：心电图异常，心包磨擦音或心包渗液。

（7）肾病变：蛋白尿＞0.5g/dL 或＞3＋；或有管型：可为红细胞、血红蛋白、颗粒管型或混合管型。

（8）神经系统病变：抽搐：非药物或代谢紊乱，如尿毒症，酮症酸中毒或电解质紊乱所致；或精神病：非药物或代谢紊乱，如尿毒症，酮症酸中毒或电解质紊乱所致。

（9）血液系统异常：溶血性贫血伴网织红细胞增多，或至少两次测定，白细胞少于 $4 \times 10^9 / L$，或至少两次测定，淋巴细胞少于 $1.5 \times 10^9/L$，或血小板减少，少于 $100 \times 10^9/L$（除外药物所致）。

（10）免疫学异常：LE 细胞阳性，或抗 ds-DNA 抗体阳性，或抗 Sm 抗体阳性，或梅毒血清试验假阳性。

（11）抗核抗体：免疫荧光抗核抗体滴度异常或相当于该法的其他试验滴度异常，排除了药物诱导的狼疮综合征。

如果 11 项中有≥4 项阳性者，在除外感染、肿瘤和其他结缔组织病后，可诊断为 SLE。其特异性为 85%，敏感性为 95%。

第四节　系统性红斑狼疮的辨证论治

（一）辨证要点

中医辨治中应谨守本虚标实的病机特点，分期、分型辨治。临床上根据病情常将本病分为活动期、缓解期。

（二）治则治法

一般在本病发病的初期，多为活动期或见于由诱因诱发而现此期，其主证皮损为面部鲜红色蝶形性的水肿性红斑，可有瘀点、瘀斑，往往伴有高热烦躁，肌肉酸痛，关节疼痛，便结尿黄，甚或神昏谵语，舌红绛、苔黄燥，脉弦滑或洪数。或由于邪热炽盛，燔灼营血，血为热瘀，故皮肤见鲜红色红斑，热迫血行可见瘀点、瘀斑；热灼营阴可见高热，热扰心神，轻可见烦躁，重可见神昏谵语；如少数患者若夹湿邪盛，还可见到多个关节红肿热痛、屈伸不利，活动受限等。本型治疗宜早，因以标实为主，重在治标。

因缓解期病程最长，多见阴虚内热、脾肾阳虚之证，活动期经治疗后标热之邪渐去，阴虚之本突现，阴虚易致内热而生，而现阴虚内热之证。若因治不当，则阴虚难复，久伤及阳气，而至阳虚水泛之证。此期时间较长，是红斑狼疮病情转归的关键时期，直接影响着本病预后，所以要重视此期。重以扶其正，佐以祛邪。可在以上基础治疗上随症加减。

（三）分型论治

1. 阴虚内热证

【治则治法】养阴清热。

【方剂】玉女煎合增液汤加减。

【常用药】生地 30g，石膏 30g，麦冬 10g，玄参 15g，黄芩 15g，薏苡仁 20g，知母 12g，羊蹄根 30g，莲子心 10g，忍冬藤 30g，虎杖 30g，川牛膝 12g，生甘草 3g。关节痛者加海风藤、木防己；低热加青蒿、地骨皮；口干加石斛、鲜芦根；脱发加何首乌、熟地。

2. 气营热盛证

【治则治法】泻火和营。

【方剂】清瘟败毒饮加减。

【常用药】生石膏 30g，滑石 30g，生地 30g，玄参 12g，寒水石 30g，金银花 15g，知母 10g，黄芩 15g，薏苡仁 30g，丹皮 15g，赤芍 9g，人中黄 9g。高热不退加牛黄粉、羚羊角粉或紫雪散；关节痛加忍冬藤、桑枝、防己；衄血、尿血加藕节炭、白茅根、水牛角粉；如有头痛呕吐寒战，舌苔转黄厚者，为有热毒之象，加黄连、黄柏、大黄、贯众、板蓝根、大青叶等；若神志不清者急服安宫牛黄丸。

3. 热郁饮停证

【治则治法】清热泻肺蠲饮。

【方剂】葶苈大枣泻肺汤合泻白散加减。

【常用药】葶苈子 30g，桑白皮 30g，生薏苡仁 30g，云茯苓 12g，知母 10g，生地 30g，沙参 12g，黄芩 15g，猪苓 12g，郁金 12g，杏仁 12g，枳壳 12g，甘草 6g，大枣 6

枚。体实者可用制甘遂末吞服，但不宜多用，得泻即可；发热加生石膏；畏冷或白痰多加桂枝、白芥子；心悸、脉结代加龙齿、丹参、五味子，重用炙甘草；咳痰加象贝、炙百部；气急胸闷加炙苏子、瓜蒌皮、川朴。

4. 瘀热痹阻证

【治则治法】清热凉血、活血散瘀。

【方剂】知柏地黄丸加减。

【常用药】生地 30g，玄参 12g，知母 12g，黄芩 15g，红藤 30g，丹参 30g，川芎 9g，落得打 30g，六月雪 30g，接骨木 30g，川牛膝 12g，甘草 6g。若肌衄、鼻衄，出血不止加制首乌、甘草、生藕节、生地榆、水牛角；雷诺征严重，寒热错杂加桂枝、红花；闭经加当归、益母草；关节肿痛加忍冬藤、岗稔根、马钱子。

5. 脾肾两虚证

【治则治法】滋肾健脾利水。

【方剂】济生肾气丸加减。

【常用药】生地 30g，熟地 30g，麦冬 12g，龟板 12g，黄芪 12g，白术 12g，猪苓 15g，泽泻 12g，赤小豆 15g，黑大豆 15g，大腹皮 15g，石龙芮 30g，脱水草 30g，枳壳 12g，川牛膝 12g。面色不华加黄芪、女贞子、制首乌；腰膝酸痛加杜仲、川断、桑寄生；面部潮红加知母、黄芩；畏冷舌淡脉细弱加桂枝、附子；蛋白血尿加猫爪草、六月雪、接骨木；胃纳不振，大便溏薄加山药、芡实、鸡内金、山楂；头晕头痛加菊花、钩藤、白蒺藜、天麻；恶心呕吐，二便俱少者加生大黄、玄明粉、木香、川厚朴；已出现慢性肾衰竭、氮质血症或尿毒症，必须及时利尿通便，也可用桃仁承气汤灌肠。

6. 气血两亏证

【治则治法】益气补血。

【方剂】八珍汤加减。

【常用药】生地 30g，熟地 30g，何首乌 12g，女贞子 30g，黄芪 12g，白术 12g，茜草 12g，山萸肉 9g，藕节 30g，知母 12g，白芍 12g，陈皮 6g，生甘草 6g。鼻衄加阿胶、枳壳、墨旱莲；红细胞减少加当归、鹿角片、阿胶；血小板减少加羊蹄根、花生衣，重用何首乌；白细胞减少加重生黄芪、白术、女贞子用量。

7. 脑虚瘀热证

【治则治法】健脑化瘀。

【方剂】自拟补脑祛瘀方加减。

【常用药】生地 30g，枸杞子 12g，麦冬 12g，何首乌 12g，知母 9g，天麻 9g，蒺藜 30g，蔓荆子 12g，赤芍 12g，川芎 9g，茯苓 12g，泽兰叶 12g，半夏 12g，陈皮 6g，甘草 6g。头痛严重加全蝎、蜈蚣、白蒺藜各 60g；神志不清加安宫牛黄丸；癫痫样抽搐加钩藤、制南星、石菖蒲。

8. 瘀热伤肝证

【治则治法】活血养肝。

【方剂】大柴胡汤加减。

【常用药】柴胡 6g，郁金 12g，生地 30g，女贞子 30g，黄芩 30g，知母 12g，茵陈 30g，败酱草 30g，蒲公英 30g，生大黄 3g，猪苓苓 15g，甘草 3g，大枣 5 枚，枳壳 6g。便秘重用生大黄；腹水加脱水草、龙葵。

第五节 系统性红斑狼疮的中医特色疗法

1. 专方治疗研究

（1）养阴解毒活血方

1）组成：生地 24g，青蒿 20g，炙鳖甲 12g（先煎），升麻 9g，水牛角片 15g（先煎），白花蛇舌草 18g，牡丹皮 15g，何首乌 12g，枸杞子 18g，红花 12g，丹参 24g 等，并根据临床表现加减用药，若关节痛加海桐皮 30g，豨莶草 30g，威灵仙 30g 等；如皮疹明显加凌霄花 15g，紫草 12g，赤芍 12g 等；小便异常加玉米须 15g，积雪草 30g，芡实 15g 等；贫血加当归 12g，黄芪 30g，阿胶 12g（烊化）等；有精神神经症状者加磁石 15g，煅牡蛎 30g，柴胡 9g 等，制成煎剂，每日 1 剂，3 个月为 1 个疗程，连续服用 2 个疗程。

2）疗效：2 个疗程后中药组临床缓解 4 例，显效 19 例，有效 8 例，无效 3 例，总有效率为 91%；对照组临床缓解 2 例，显效 5 例，有效 7 例，无效 6 例，总有效率为 70%，两组总有效率比较差异有统计学意义（$P<0.05$）。生地、青蒿、何首乌、枸杞子可滋肾养阴，而炙鳖甲、升麻、水牛角片、白花蛇舌草有清热解毒之效，红花、丹参等助祛除热毒，服用养阴解毒活血方可以控制疾病的活动，提高患者的生活质量，值得进一步研究。

（2）复方秦艽片

1）组成：秦艽、乌梢蛇、黄芪、玄参、生地、丹参、茯苓、泽泻、黄柏共研细末，制成片剂，每片 0.5g。

2）用法：每日 15～20 片，分 2～3 次服。并配合小剂量激素（泼尼松每日 10～30mg）。

3）疗效：治疗 62 例，总有效率 80.65%；而对照组单纯使用激素（泼尼松每日 10～30mg）者总有效率仅为 31.85%。

（3）狼疮丸

1）组成：由金银花、连翘、丹参、赤芍、蒲公英、白鲜皮、桃仁、红花、蜈蚣等 17 味中药组成，每丸重 9g。

2）用法：每服 2 丸，每日 2 次，急性期可每服 4 丸，每日 3 次，持续用 3～5 年，适当配合激素。

3）疗效：治疗 306 例，总有效率 85%。

（4）滋阴解毒方

1）组成：生地、生何首乌、玄参、牛膝、丹皮、益母草、草河车、水牛角、白花蛇舌草等。

2）加减：关节酸痛加虎杖、寻骨风、茅莓根；低热加青蒿、地骨皮；气短乏力，便溏去玄参、水牛角，加生黄芪、太子参、白术。

3）用法：每日1剂，原已用激素者，逐渐减少用量直至只用维持量或完全停用。

4）疗效：治疗55例，用药3~6个月，显效22例，无效5例。

（5）干枯-31味丸

1）组成：冰片、石膏、红花、公丁香、肉豆蔻、草果仁、沉香、白檀香、紫檀香、广木香、木通、石榴、诃子、川楝子、栀子、麦冬、草乌、炙草决明、线麻子、白云香、黑云香、射干、文冠木、刺柏、益母草、五味子、甘草、广角各15g，麝香、人造牛黄各2.5g，熊胆5g，共为细末，水泛为丸，黄豆粒大小。

2）用法：成人每次服3~5g，每日3次。

3）疗效：本组6例，结果：痊愈、好转、无效各2例。

（6）来氏汤

1）组成：忍冬藤100g，藤梨、野荞麦各10g，马鞭草、佛耳草、丹参、大力王、地丁草各30g，海金沙、绞股蓝、一枝香各20g。

2）加减：气虚加太子参；舌红少苔加天冬、麦冬；发热加淡豆豉或清水豆卷；便干加生大黄（后下）；水肿明显，有腹水加石韦、商陆；关节痛加青风藤、雷公藤（去皮）；血热加茜草、远志。激素量递减。

3）疗效：共治42例，治疗3~10个月后，显效27例，好转13例，无效2例。

（7）狼疮康复汤

1）组成：苍术、白癣皮、大黄炭、玫瑰花、凌霄花、丹参、水蛭、黄芪、青蒿等。

2）加减：毒热炽盛型加羚羊粉、石膏、金银花、生地、玳瑁；阴虚内热型加生地、玄参、西洋参、女贞子、知母；肝肾阴虚或肾阴亏损型加沙参、当归、枸杞子、川楝子；邪热伤肝型加赤芍、蜈蚣、土鳖虫、益母草、白花蛇舌草；脾肾阳虚型加附子、桂枝、白术、茯苓、淫羊藿、菟丝子、补骨脂；风湿热痹型加桑枝、秦艽、石膏、忍冬藤、威灵仙。

3）用法：每日1剂，水煎服，30日为1个疗程。

4）疗效：本组120例，治疗1~5个疗程，结果：痊愈37例，显效43例，有效34例，无效6例，总有效率为95%，治疗前用激素108例，治疗后停用98例，维持用泼尼松每日小于10mg者10例。

2. 外治法

（1）外敷：茜草、大黄各30g，煎汤凉洗湿敷皮肤红斑，一日数次。

（2）声电针疗法：选穴：厥阴俞、肝俞、心俞、神门、曲泽、内关、合谷、大陵、太溪、阳陵泉、三阴交等。每次根据辨证选有关穴5个，毫针刺入，得气后通入乐曲声电波，每日2次，每次30分钟。

3. 中医食疗方药

（1）桑枝鸡：桑枝60g，绿豆30g，鸡肉250g，将鸡肉洗净，加入适量的水，放入绿豆及洗净切段的桑枝，清炖至肉烂，用盐、姜、葱等调味，饮汤食肉，量自酌，可清热通痹，益气补血，清利湿热，用于系统性红斑狼疮热外邪不甚而正气已虚者。

（2）二母元鱼：元鱼 500g、贝母、知母、前胡、柴胡、杏仁各 5g，食盐少许，葱姜等调料少许。取出元鱼内脏，将元鱼洗净切块，加贝母、知母、前胡、柴胡、杏仁，放入调料，加水没肉，置锅中蒸 1 小时，即可食用，用于治疗系统性红斑狼疮长期发热不退，而致阴虚内热者。

（3）乌发蜜膏：制何首乌 200g，茯苓 200g，当归 50g，枸杞子 50g，牛膝 50g，补骨脂 50g，菟丝子 50g，黑芝麻 50g，女贞子 50g。将以上药物加适量水浸泡，发透后加热煎煮，沸后再煎 30 分钟，煎煮 3 次，合并煎汁，先以武火令沸，在改文火缓煎，制成稠膏时加入 1 倍量蜂蜜，调均后再加热至沸，即可停火，放凉后装瓶备用，每服 1 汤勺，以沸水冲化顿服，每日 2 次，可滋阴养血，用于治疗系统性红斑狼疮所致的贫血和脱发症状。

（4）阳春白雪饼：陈仓米粉 750g，糯米粉 750g，白砂糖 750g，莲子米 750g，芡实 120g，怀山药 120g，茯苓 12g，共为饼备用。具有健脾益肾、益气养血的作用，适用于红斑狼疮的胃肠道损害及血液系统损害，血细胞减少等。

（5）雪梨贝母膏：雪梨 3 个，川贝母 30g，百合 100g，冰糖适量，熬膏，有润肺止咳作用，用于狼疮性肺炎、肺纤维化等。

（6）茅根车前薏苡仁粥：新鲜白茅根 60g，竹叶 30g，新鲜车前草叶 15g，生薏苡仁 100g。将白茅根、车前草叶、竹叶加水适量煮半小时左右，取汁去渣，放入薏苡仁煮熟，功能：清热利湿，用于治疗狼疮并发肾炎所致水肿症。

（7）芡实薏苡仁饭：芡实、鲜山药、莲子肉、薏苡仁各 15g，茯苓 30g，白术 10g，桂枝 3g，泽泻 10g，粳米 150g，红糖、大枣适量。先将茯苓、白术、桂枝、泽泻加水煎煮，取汁去渣备用，再将芡实、鲜山药、莲子肉、薏苡仁、大枣洗净蒸熟，兑入药汁加粳米和水，再蒸 40～50 分钟即成。具有补脾益肾、温阳化水的作用，用于治疗狼疮并发肾脏病变日久，肢倦乏力，面色萎黄、肢体浮肿，脘腹痞闷，大便溏泻者。

（8）银花薏仁粥：生薏仁 60g，赤小豆 20g，冬瓜 20g（去皮），鲜金银花 10g，冰糖少许。先将薏仁、赤小豆煮粥，待半熟时加入冬瓜，煮熟后纳金银花和冰糖即成。功能：清热除湿，健脾消肿，凉血除斑，适用于狼疮皮肤病变者。

（9）冬瓜饮：冬瓜 500g（去皮、瓤），西瓜 500g（去皮、子）。以水 3 碗，煮冬瓜（切条）至水一碗，去渣待冷，再将西瓜肉用纱布包裹绞汁，加入冬瓜汁内冷饮之。每日一剂，连服一周。功能：除湿利尿，清热除斑，用于狼疮性皮肤病变。

（10）梨萝蜜膏：鸭梨（或雪花梨）1000g，白萝卜 1000g，鲜姜 250g，炼乳 250g，蜂蜜 250g。先将梨去核，萝卜、生姜洗净切碎，分别用洁净纱布绞挤取汁。取梨汁、萝卜汁共置锅中，先武后文用火煎煮，浓缩至膏状时，加入姜汁、炼乳、蜂蜜，急搅令匀，加热至沸，停火待冷，装瓶备用。具有养阴清热、止咳化痰作用，适用于狼疮并发肺部病变者。

第六节　系统性红斑狼疮的预防调摄

系统性红斑狼疮的预防，是指在疾病尚未发生之前，即采取预防措施，控制或减少疾病的高危因素，以减少人体发病概率和群体发病率，又称一级预防或原始预防，相当于祖国医学所说的"治未病"。从广义上讲未病先防适合所有的人群，重点指出的是系统性红斑狼疮的高危人群，如有家族史的人群，ANA 等自身抗体阳性的人群，有面部蝶形红斑的人群，有盘状红斑的人群。系统性红斑狼疮的发病迄今病因和发病机制尚不清楚，主要认为是遗传因素和环境因素所致的免疫功能紊乱，此外还与性激素等因素有关。由于其病因不清，影响因素较多。故未病先防主要是采取健康的生活方式以增强体质，此外应定期到医院复诊和做好随访，及时识别早期症状，以能够做到系统性红斑狼疮的较早诊断和较早干预。

第七节　系统性红斑狼疮的药物研究与开发

一、狼疮平颗粒

（一）组成及功效

其是由广豆根、两面针、女贞子、功劳木、三七、秦艽等 17 味中药制成的复方制剂，具有活血化瘀、祛风通络、清热止痛等功效，主要用于系统性红斑狼疮的治疗。

（二）狼疮平颗粒的制备工艺与质量控制方法

提取工艺为：广豆根、秦艽、防风、功劳木等 8 味药，加 12 倍量的水煎煮提取 3次，每次 1.5 小时，将其浓缩成相对浓度为 1.5g/mL，加 80%乙醇，使药液醇浓度达 60%，静置 24 小时，滤过，滤液减压回收乙醇；三七、女贞子、两面针等四味中药用 8 倍量 70%乙醇，回流提取 3 次，每次 1.5 小时，醇提液滤过，滤液减压回收乙醇；蜈蚣、全蝎等 4 味动物性中药用 60%乙醇 50℃温浸，提取 3 次，每次 2 小时，滤过，滤液减压回收乙醇；水牛角浓缩粉过 100 目筛，用 ^{60}CO-γ 射线照射后原粉入药。制剂成型性工艺经研究确定，采用湿法制粒，干燥成型。控制狼疮平颗粒的质量，张金波建立了 HPLC 法测定其君药广豆根中苦参碱的含量测定法，具有可行性。崔凯等建立了处方中广豆根、两面针、女贞子、功劳木的薄层色谱的鉴别方法，亦可作为该复方制剂的质量控制参考。结果各色谱斑点清晰，阴性对照无干扰且该鉴别方法简便、可靠、灵敏、专属性强，可作为狼疮平颗粒的质量控制参考。

（三）狼疮平颗粒对 SLE 治疗作用的实验研究

狼疮平颗粒剂对治疗小鼠模型系统性红斑狼疮有疗效，能使自身抗体强度减弱，并对关节、肝、肾具有一定的保护作用。通过对 Arthus 反应和被动皮肤过敏反应的实验研究表明，狼疮平颗粒剂对变态反应具有良好的抑制作用和免疫调节作用。通过抗炎、解热、镇痛实验，证明狼疮平颗粒剂能延长热板法致痛小鼠的痛阈值，对二甲苯所致的小鼠耳肿胀有明显的抑制作用，并能显著降低大鼠 2，4-二硝基酚致热时的体温，表明狼疮平颗粒剂具有抗炎、解热、镇痛作用，作用机制可能在于改善免疫功能。对由 LPS 诱导 BALB/C 小鼠多克隆 B 细胞活化制成狼疮性肾炎（LN）模型，用药 4 周后狼疮平颗粒能明显减轻尿蛋白，降低抗 ds-DNA 抗体、IgG、Scr、BUN 水平，升高补体 C3 值；狼疮平颗粒组肾组织中 p21CIP1 表达明显增加（$P<0.05$），PCNA 表达明显下调（$P<0.05$）。狼疮平颗粒剂可促进 LN 肾组织 p21cip1 蛋白表达，抑制 PCNA 过度增殖，减轻肾脏免疫损伤，改善肾功能。

（四）狼疮平颗粒对 SLE 治疗作用的临床研究

徐建萍等临床治疗研究狼疮平颗粒组在常规基础上加用狼疮平颗粒，并将环磷酰胺（CTX）的用量减至 10 mg/（kg·d）。观察临床疗效及血肌酐（SCr）、尿素氮（BUN）、尿蛋白（Pro）、补体 C3、抗核抗体（ANA）、抗双链 DNA 抗体（ds-DNA）的改变情况，狼疮平颗粒组患者不良反应少，与治疗前相比，各项实验室生化指标均有明显改善。狼疮平颗粒辅助治疗 LN 疗效确切，可以减少 CTX 用量，从而减少毒副反应。

（五）狼疮平颗粒的毒理学研究

经口给大鼠染毒 500mg/kg 体重、1500mg/kg 体重和 5000mg/kg 体重的狼疮平颗粒剂 90 天，观察大鼠的生长发育情况，测定血液学及血液生化指标，对其重要脏器作组织病理学检查。结果：当给药剂量达 5000 mg/kg 体重时，狼疮平颗粒剂对大鼠生长发育，食物利用率，外周血 WBC、RBC、Hb 及血清中 ALT、AST、TP、BUN、Cr 均未产生任何有生物学意义的损害作用，组织病理学检查，亦未对心、肝、脾、肺、肾、胸腺等主要脏器产生损害效应，大鼠经口染毒 5000mg/kg 体重狼疮平颗粒剂 90 天未产生慢性毒作用。

二、狼疮丸

（一）组成及功效

本组方来源参照《中华人民共和国药典》（简称《中国药典》）（2010 版），主要由金银花、连翘、丹参、赤芍、蒲公英、防风、蝉蜕、桃仁、红花、蜈蚣、浙贝母、玄参、炒大黄、黄连、生地、甘草 16 味中药组成。本品为黑色水蜜丸，除去外衣显棕褐色或黑褐色；气微，味辛、涩微苦。本组方具有清热解毒，凉血，活血化瘀，增加细胞免疫功能，提高机体抗病能力，降低循环免疫复合物的作用。本组方用于系统性红斑狼疮，系统性硬皮病，皮肤病，皮肌炎，脂膜炎，白塞综合征，结缔组织病。

（二）制备工艺与质量控制方法

本品按《中国药典》（2005 版）规定为水蜜丸，参照水蜜丸制备工艺（略）。质量控制：

（1）取本品水蜜丸 5g，研碎，或取小蜜丸或大蜜丸 5g，剪碎，加硅藻土 4g，研匀。加乙醚 20mL，超声处理 5 分钟，放冷，滤过，滤液挥干，残渣加甲醇 1mL 使溶解，作为供试品溶液。另取当归对照药材 1g，同法制成对照药材溶液。照薄层色谱法试验，吸取供试品溶液 5μL、对照药材溶液 2μL，分别点于同一硅胶 G 薄层板上，以正己烷-乙酸乙酯（9∶1）为展开剂，展开，取出，晾干，置紫外光灯（365nm）下检视。供试品色谱中，在与对照药材色谱相应的位置上，显相同颜色的荧光斑点。

（2）取本品水蜜丸 5g，研碎；或取小蜜丸或大蜜丸 5g，剪碎，加硅藻土 4g，研匀。加甲醇 30mL，超声处理 20 分钟，滤过，滤液蒸干，残渣加甲醇 2mL 使溶解，作为供试品溶液。另取连翘对照药材 1g，同法制成对照药材溶液。照薄层色谱法试验，吸取上述两种溶液各 2μL，分别点于同一用 0.1%氢氧化钠溶液制备的硅胶 G 薄层板上，以三氯甲烷-乙酸乙酯-甲醇-甲酸（40∶5∶10∶0.2）为展开剂，展开，取出，晾干，喷以 10%硫酸乙醇溶液，在 105℃加热至斑点显色清晰。供试品色谱中，在与对照药材色谱相应的位置上，显相同颜色的斑点。

（3）取（2）项下的供试品溶液，蒸干，残渣加水 20mL 使溶解，再加盐酸 2mL，置水浴上加热回流 30 分钟，立即冷却，用乙醚振摇提取 2 次，每次 20mL，合并乙醚液，挥干，残渣加三氯甲烷 1mL 使溶解，作为供试品溶液。另取大黄对照药材 0.1g，加甲醇 20mL，超声处理 20 分钟，滤过，滤液蒸干，残渣加水 10mL 使溶解，再加盐酸 1mL，同法制成对照药材溶液。再取大黄素对照品、大黄酚对照品，加甲醇制成每 1mL 各含 1mg 的混合溶液，作为对照品溶液。照薄层色谱法试验，吸取上述三种溶液各 4μL，分别点于同一硅胶 G 薄层板上，以石油醚（30～60℃）-乙酸乙酯-甲酸（15∶5∶1）的上层溶液为展开剂，展开，取出，晾干，置紫外光灯（365nm）下检视。供试品色谱中，在与对照药材色谱及对照品色谱相应的位置上，显相同颜色的荧光斑点；置氨蒸气中熏后，斑点变为红色。

含量测定：按照高效液相色谱法测定。色谱条件与系统适用性试验：以十八烷基硅烷键合硅胶为填充剂；以乙腈-0.05moL/L 磷酸二氢钾溶液（28∶72）为流动相；检测波长为265nm，柱温35℃。理论板数按盐酸小檗碱峰计算应不低于 3000。

本品含黄连以盐酸小檗碱($C_{20}H_{18}ClNO_4$)计，每 1g 水蜜丸所含药物不得少于 0.80mg；每 1g 小蜜丸所含药物不得少于 0.40mg；每 1g 大蜜丸所含药物不得少于 2.0mg。

（三）狼疮丸对 SLE 治疗作用的临床及实验研究

治疗系统性红斑狼疮 306 例，女性 283 例，男性 23 例。其中有 230 例用狼疮丸加强的松（泼民松）治疗，有 76 例单纯用狼疮丸，另有 86 例单纯用激素治疗。疗效标准：显效：各系统症状、体征消失，实验室检查恢复正常 2 年以上无复发；有效：症状、体征好转，实验室检查有改善，经 1 年观察病情无反复；无效：无好转，实验室检查无改变，甚至于加重。结果：狼疮丸并用激素治疗总有效率为 92%，单用狼疮丸总有效率为 85%，单用激素总有效率为 74%。在单用狼疮丸的 76 例中，显效 31 例，有效 34 例。

（1）狼疮丸抗炎：于致炎前 1 小时给大鼠灌胃狼疮丸水煎浓缩膏（每 1g 相当于生药

7.86g）19.2g/kg、11.5g/kg，对卡拉胶、甲醛、真菌素引起大鼠足肿胀有显著抑制作用。

（2）抗变态反应：于攻击前 48 小时、24 小时、1 小时给大鼠灌胃狼疮丸，对大鼠 PCA 反应有明显抑制作用。两次致敏前 2 日、后 3 日灌胃狼疮丸，对主动 Arthus 反应无明显影响，攻击前 48 小时、24 小时、1 小时各给药 1 次，明显抑制主动、被动 Arthus 反应。致敏前 2 日、后 14 日给药 1 次，对结核菌素引起大鼠迟发型皮肤超敏反应无明显影响，攻击前 48 小时、24 小时、1 小时攻击后 24 小时各给药 1 次，对该反应有显著抑制作用，同样致敏前 2 日、后 3 日给药，对羊红细胞引起小鼠迟发型超敏反应无明显影响，攻击前 48 小时、24 小时、1 小时各给药 1 次有明显抑制作用。

（3）抑菌：10%、5%、1%浓度狼疮丸对金黄色葡萄球菌、绿脓杆菌等 8 种细菌有不同程度的抑制作用。

（四）毒理学研究

毒理学研究表明灌胃给药 LD_{50} 为（57.7±6.12）g/kg。孕妇禁用。

三、祛毒胶囊

（一）祛毒胶囊的药物组成及功效

祛毒胶囊由秦艽、菝葜、白花蛇舌草、蒲公英、雷公藤、升麻、紫草、鬼箭羽、蜈蚣、鳖甲、生黄芪、生地、丹参、生甘草等 14 味药物制备而成。它的组方治则是扶正祛邪，以益气养阴、补虚扶正治其本，以解毒祛风、散瘀通络治其标，标本同治、补泄兼施。方中以黄芪、甘草益气升阳健脾补后天之本，以生地、鳖甲养阴补血、滋肾补先天之不足，以白花蛇舌草、蒲公英、升麻、紫草、甘草清热解毒，以丹参、鬼箭羽活血祛瘀，以雷公藤、秦艽、菝葜、蜈蚣等祛风通络，以为治标之策。诸药共奏扶正解毒之效。较好解决该病复杂多变的临床表现。

（二）祛毒胶囊的制备

该组方由秦艽、菝葜、白花蛇舌草、蒲公英、雷公藤、升麻、紫草、鬼箭羽、蜈蚣、鳖甲、生黄芪、生地、丹参、生甘草等 14 味药物制备而成，将上药煎煮 3 次，过滤弃渣取汁浓缩成流浸膏，干燥、研粉装入 0 号胶囊。

（三）祛毒胶囊对 SLE 治疗作用的实验研究

祛毒胶囊其主要成分为秦艽、白花蛇舌草、雷公藤，此三味药皆可兴奋垂体-肾上腺皮质系统，增强肾上腺皮质功能，发挥抑制炎症反应和特异性免疫反应的作用，而白花舌蛇草、雷公藤皆具有免疫抑制作用，尤其雷公藤对细胞免疫和体液免疫均具有显著的抑制作用，并能显著提高血清总补体含量和水平，阻止免疫复合物（IC）的形成，阻止其沉积于肾小球内，促进 IC 的清除，阻断其致炎作用。王惠国等研究表明祛毒胶囊具有降低 ds-DNA 抗体，抑制 IL-10 表达，减少小鼠的尿白蛋白，改善脏器组织的病理性改变的功能。由此推论，免疫抑制和免疫调节是该复方中药治疗 SLE 在免疫学方面的重要机制之一。

（四）祛毒胶囊对 SLE 治疗作用的临床研究

用中药复方祛毒胶囊及泼尼松两药联合治疗 SLE 后，分别检测 IL-10 水平，其组间差异无显著性，说明祛毒胶囊有类似泼尼松样的免疫抑制作用，可有效地抑制 B 细胞的活化，减少 Th2 细胞因子，对 SLE 有治疗作用。王玉玺等研究表明以祛毒胶囊治疗缓解期 SLE 150 例，其临床缓解率和总有效率均优于西药对照组，临床症状、实验室各项化验指标、自身抗体指标的恢复状况均优于对照组。

四、复方"自身清"

（一）组成及功效

该组方是由上海中医药大学名中医陈湘君教授治疗系统性红斑狼疮的经验方，由生黄芪、生地、生白术、生白芍、白花蛇舌草、丹皮、生甘草、重楼等组成，具有滋补肝肾、清热解毒的功效。

（二）复方"自身清"对 SLE 治疗作用的临床研究

按固定比例由上海中医药大学附属龙华医院药剂科制成真空包装的 200mL 浓煎液，口服，每日 2 次，每次 200mL。3 个月为 1 个疗程，一般间隔 2～4 周随访 1 次，同时视病情变化按常规原则进行激素撤减。复方"自身清"在清热解毒的同时辅以较多的益气养阴之品，使气阴渐复，固本于内，不仅在病情稳定时能御邪于外，减少病情的反复，而且在病情活动时能抗邪于内，减少合并症的发生，使患者更快更好地恢复。初步的临床观察显示，对 SLE 患者免疫学指标的改善有明显作用。从刘淑清等的研究结果来看，治疗后，两组患者的临床症状均有不同程度的改善。其中治疗组对神疲乏力的改善率为 93.75%，五心烦热改善率达 90.91%，口疮改善率高达 100%，口干为 80.95%，脱发为 85%，腰膝酸软改善率达 96.67%，面部生火为 82.61%，明显优于对照组。在对 SLE 患者中医临床证候疗效进行评价后，治疗组总有效率为 87.5%，对照组为 70%。两组差异显著。从两组患者总体临床疗效来看，治疗组总有效率 90.63%，对照组总有效率 83.33%，无显著差异（$P>0.05$）。在改善病情活动度方面，治疗组和对照组治疗后的积分，与治疗前比较，均明显降低，差异显著（$P<0.01$）；且治疗后治疗组较对照组降低更加明显（$P<0.05$）；复方"自身清"结合小剂量激素能全面改善活动性 SLE 患者阴虚热毒症状，保证激素顺利撤减，不良反应少。其疗效机制为：通过降低 sIL-2R 及 IL-6 的分泌，促进 NK 细胞活性和 PBMC 增殖，增强 CD4 中 $CD4^+CD45^+$ 类风湿关节炎的"诱导抑制"作用，调整患者体内细胞免疫紊乱，在临床上起到抗炎消肿和调节免疫的作用，从而控制并缓解 SLE 活动。复方"自身清"结合激素治疗轻中度活动性 SLE 可明显改善其临床症状，抑制 SLE 活动，改善血瘀证临床症状及血流变、凝血-纤溶系统、血小板活化功能及血管内皮功能等，从而达到控制并缓解 SLE 病情的目的。

临床上对系统性红斑狼疮的治疗多根据医师自己的经验进行辨证论治，随症加减，灵活综合应用中医中药和相应的西医药手段治疗。中医药在治疗系统性红斑狼疮的药物研究方面，还任重而道远，仅仅是刚起步阶段，研究资料还较少，方法和水平都还较低下，期待医药工作者作出更大更多的努力，能在中医药治疗系统性红斑狼疮方面有所突破。

第五章　强直性脊柱炎

强直性脊柱炎（ankylosing spondylitis，AS）是一种影响中轴关节的慢性进行性全身性炎症性疾病，主要侵犯骶髂关节、椎间关节和肋间关节。骶髂关节是本病的标志。约35%以上的患者可累及髋关节、肩关节、膝关节、踝关节、肘关节、足关节等。其特征性病理变化是肌腱、韧带、骨附着点病变。早期表现为腰背、臀部疼痛及僵硬，活动后可缓解；晚期可因脊柱强直、畸形及髋关节破坏而致残废，严重影响患者的日常生活。本病多发于 10～40 岁，发病高峰年龄为 20～30 岁，男性与女性之比为（5～10）：1。在我国患病率为 0.3%～0.4%。男性发病症状重，进展快。本病有家族遗传倾向，与人类白细胞抗原 B_{27}（HLA-B_{27}）密切相关。

第一节　强直性脊柱炎的中医经典内容

强直性脊柱炎属于中医的"肾痹""瘘痹""骨痹""督脉病"，病因以"肾虚督空""感受外邪""瘀血阻滞督脉"为主。骨痹一名始见于《内经》，属于"五体痹"之一，谓"骨痹不已，复感于邪，内舍于肾……肾者者，善胀，尻于代踵，脊以代头"；《素问·气穴论》曰："积寒留舍，荣卫不居，卷肉缩筋，肋肘不得伸，内为骨痹，外为不仁，命曰不足"，简单说是由于寒湿外袭，湿热浸淫，跌打损伤，瘀血阻络，气血运行不畅，或先天禀赋不足，肾精亏虚，骨脉失养所致。历代医家遵《内经》之旨，多以"肾虚邪痹"立论，认为肾虚为本病形成的内在因素，风、寒、湿邪侵入督脉为本病发生的外在条件。现代医家多认为本病的病因病机主要是肾虚督脉空虚为本，感受外邪为标，肾虚督脉空虚则不能鼓舞卫阳之气抗邪，若风、寒、湿之邪乘虚侵入机体，痹阻经络，气血不畅，筋骨失养而发病。

第二节　强直性脊柱炎的病因病机

早在《内经》就有这方面的记载，"骨痹，举节不用而痛"，《素问·痹论》言："以冬遇此者为骨痹……骨痹不已，复感于邪，内舍于肾……肾痹者，善胀，尻以代踵，脊以代头。"《证治准绳》云："若因伤于寒湿，流注经络，结滞骨节，气血不和，而致腰胯脊疼痛。"

现代医家对此众说纷纭，但总体不外乎内因和外因两个方面，即肾虚督空，肝肾不足，脾失健运，风、寒、湿热等外邪乘虚而入，正虚邪恋，日久不愈，痰瘀内生，流注肌肉关节，终致筋挛骨损，脊背强直废用。刘健则主张以益气健脾、化湿通络法治疗 AS，且认为脾胃功能受损、气血营卫不足是包括 AS 在内的历节病的根本病因。贾秋颖指出在补肝肾的同时补气健脾，并认为为元气之本，元气为健康之本，脾胃虚则元气衰，元气衰则诸病由生。黄仰模以肾督立论，先天禀赋不足，或脾失健运，后天失养，导致肾督亏虚，筋脉失濡，风、寒、湿热之邪乘虚侵袭，深入骨骱脊髓，筋骨经络痹阻。陈湘君认为该病是由于先天肾阳虚衰，督脉失温，外感寒邪，内寒与外寒相合，寒性凝滞，凝痰成瘀，导致脊柱疼痛僵硬，强直变形。焦树德认为病因病机特点是肾、督不足为先，风、寒、湿邪深侵入肾、督，造成骨损、筋挛、腰脊僵痛。吴生元认为肝肾不足，气血亏损是本病的内因，风、寒、湿邪外袭是本病的外因，内外相合，方成历节。肝肾气血不足，无力抗邪外出，邪气久恋，进一步耗伤气血、肝肾。正气的日益耗伤，又易使风、寒、湿邪乘虚侵袭。路志正认为，本病病位多在筋骨，而筋骨有赖于气血之温煦和肝肾之濡养，若气血不足或肝肾亏虚，内生寒湿或寒湿乘虚而入，痹阻筋骨，则易发本病。

第三节　强直性脊柱炎的临床诊断

　　目前多参考 1984 年修订的强直性脊柱炎纽约诊断标准或 2009 年 3 月 ASAS 发布的中轴型 SPA 分类标准。

1. 强直性脊柱炎西医疾病诊断标准

（1）下腰背部的病程持续至少 3 个月，疼痛随活动改善，但休息不减轻。

（2）腰椎在前后和侧屈方向活动受限。

（3）胸廓扩展范围小于同年龄和性别的正常值。

（4）侧骶髂关节炎 II～IV 级，或单侧骶髂关节炎 III～IV 级。

如果患者具备（4）并分别附加（1）～（3）条中的任何一条可确诊为 AS。

其中 X 线骶髂关节分级如下：

0 级：正常。

I 级：可疑变化。

II 级：轻度异常，可见局限性侵蚀、硬化，但关节间隙无改变。

III 级：明显异常，为中度或进展性骶髂关节炎，伴有以下一项或一项以上改变：侵蚀、硬化、关节间隙增宽或狭窄，或部分强直。

IV 级：为严重异常，即完全性关节强直。

2. 2009 年 ASAS 发布的中轴型 SPA 分类标准

起病年龄<45 岁，腰背痛≥3 个月，影像学提示骶髂关节炎+≥1 条 SPA 特征或 HLA-B27 阳性+≥2 条 SPA 特征即可以诊断中轴型 SPA。

（1）影像学提示骶髂关节炎：MRI 提示骶髂关节活动性（急性）炎症，高度提示与 SPA 相关的骶髂关节炎或者根据 1984 修订的纽约标准，有明确的骶髂关节炎放射学改变。

（2）SPA 特征：①炎性腰背痛（IBP）；②关节炎；③附着点炎；④眼葡萄膜炎；⑤指（趾）炎；⑥银屑病；⑦克罗恩病/溃疡性结肠炎；⑧对非甾体抗炎药（NSAID）治疗反应良好；⑨有 SPA 家族史；⑩HLA-B27 阳性或 C 反应蛋白升高。

第四节　强直性脊柱炎的辨证论治

（一）辨证要点

（1）辨虚实：本病多为本虚标实证。一般肾虚为本，寒盛为标。

（2）辨寒热：本病多以寒证为多，以肢冷、畏寒等为常见症状。郁久化热或服温肾助阳药后，阳气骤旺，邪气从阳化热之证。

（3）辨脏腑：脊柱为督脉所过，督脉总督一身之阳，与肾相连（督脉属肾），又因"肾为肝之母"，故本病的病位主要在肾，其次在肝，应从肾肝论治。

（二）治则治法

素体肾气不足累及督脉。督脉与足太阳经在风门交会，辅助太阳经起卫外作用。督脉通，卫阳振，腠理致密，邪不能犯。当肾气不足，风、寒、湿邪乘虚而入，郁而不化，影响督脉致气血凝滞，经脉痹阻，故发为腰背痛。临床上除太阳经症状外，还有项背挛急、作冷作痛等督脉受累的特征。正如《内经》所述"督脉为病脊强反折"。以肾虚为本，寒盛为标，属本虚标实之证。寒邪入肾，内舍于督，病久则瘀痰胶结，督脉闭阻。故治以补肾强督、祛寒、化湿通络之法。

（三）分型论治

1. 肾督亏虚、寒湿痹阻

多为强直性脊柱炎的早期阶段。

【临床表现】初起时多见游走性关节疼痛，以后渐至腰骶、脊背疼痛，伴有腰背肢体酸楚重着，或晨起时腰背僵硬，活动不利，活动后痛减，阴雨天加剧。舌苔薄白或白腻，脉沉弦或濡缓。

【治则治法】补肾益督、散寒通络。

【方药】狗脊、山萸肉、川续断、巴戟天、淫羊藿、杜仲、蜈蚣、青风藤、伸筋草、穿山龙。

2. 肝肾阴虚、湿热痹阻

多见于活动期。

【临床表现】常见腰背疼痛，晨起时强直不适、活动受限，患处肌肤触之发热，夜间腰背疼痛加重，翻身困难，或伴有低热，夜间肢体喜放被外，口苦，口渴不欲饮，便秘尿赤，舌红、苔黄腻，脉滑数。

【治则治法】补益肝肾、清热解毒、化湿通络。

【方药】知母、黄柏、怀牛膝、萆薢、木瓜、秦艽、土茯苓、忍冬藤、苦参、青风藤、穿山龙、半枝莲。

3. 肝肾亏虚、痰瘀痹阻

多见于缓解期。

【临床表现】常见腰骶及脊背部疼痛，颈项脊背强直畸形、俯仰转侧不利，活动受限，胸闷如束，伴有头晕耳鸣，低热形羸或畏寒肢冷，面色晦暗，唇舌紫暗、苔白腻或黄腻，脉脉细涩或细滑。

【治则治法】滋补肝肾，化痰祛瘀通络。

【方药】狗脊、山萸肉、白芍、青风藤、白芥子、莪术、土贝母、蜈蚣、僵蚕、穿山甲。

第五节　强直性脊柱炎的中医特色疗法

1. 专方治疗研究

（1）通痹灵

1）组成：桂枝 12g，白芍 15g，知母 12g，防风 12g，炙麻黄 12g，白术 15g，水牛角 30g，玉徐 15g，制乳香 12g，制没药 15g，蜈蚣 12g，制马钱子 0.4g，制川乌 12g，生姜 6g，甘草 9 g。

2）疗效：通痹灵组改善肿胀积分、晨僵时间、指地距离、整体功能和实验指标（除 CRP 外）优于吲哚美辛组；通痹灵组未发现明显不良反应。通痹灵对活动期 AS 具有改善临床症状、体征和实验指标的作用，且对 AS 骨质损害具有保护作用，未发现不良反应。

（2）独活寄生汤

1）组成：独活、桑寄生、当归、赤白芍、红花、防风、生地、熟地、杜仲、牛膝、秦艽各 12g，葛根 20g。

2）疗效：张俊莉运用独活寄生汤加减治疗强直性脊柱炎58例，总有效率为89.7%。吴剑涛运用独活寄生汤加减治疗强直性脊柱炎65例，总有效率为92.3%。

（3）强脊清解汤。组成：黄柏 10g，苦参 15g，忍冬藤 30g，半枝莲 15g，山茱萸 15g，狗脊 20g，杜仲 15g，白芍 30g，穿山龙 15g，青风藤 15g 等。

（4）益身通督方。组成：鹿角胶、龟甲胶各 10g（烊化），淫羊藿、巴戟天、补骨脂、菟丝子、炒杜仲、枸杞子、山茱萸、女贞子、当归、白芍、白芥子各 10g，熟地 30g，蜈蚣 2 条，降香、川乌各 6g，细辛 3g。

（5）乌头桂枝汤。组成：川乌 10g，桂枝 10g，白芍 10g，生姜 10g，炙甘草 6g，大枣 6 枚。

（6）散痹汤。组成：青风藤、生麻黄、桂枝、生姜、制附子各 13g，生石膏 20g，木通、甘草各 6g。湿重可加薏苡仁、土茯苓；寒盛加重附子、桂枝用量。

2. 药物外治

（1）药袋热敷：羌活、独活、川芎、白芷、徐长卿、青木香、苏木、桂枝、当归、制乳香、制没药、细辛各等份，冰片少许。上药共研细末，与淘洗干净的细砂2份拌匀，装入布袋内，留置0.5～1小时，每日1次，10天为1个疗程。其具有温经散寒，祛瘀止痛之功效。

（2）乌桂散（经验方）：药用制川乌、制草乌各6g，桂枝9g，细辛5g，山萸肉9g，干姜9g，公丁香9g，藿香12g，白芷12g，麝香0.3g。上述各药共研粗末，用醋拌湿，敷于脐部，每次6～10g，根据情况2～3天更换1次。适用于背部僵硬，疼痛剧烈，活动困难者。该方有祛风散寒，通络止痛之功效。

（3）温经通络膏（《中医伤科学讲义》）：药用乳香、没药、麻黄、马钱子各250g。上药共为细末，饴糖调敷背部痛处，适用于寒湿伤筋，胸椎骨节酸困疼痛，筋脉不利者。

（4）中药熏蒸疗法又称"蒸汽疗法""汽浴疗法"，是根据中医辨证论治的原则，选配一定的中药组成熏蒸方剂，利用热的中药煎液在皮肤或患处进行熏蒸、淋洗，借助药力和热力通过皮肤作用于机体，而达到治疗目的的一种中医学传统外治疗法。

熏蒸方药：黄藤200g，忍冬藤100g，鸡血藤100g，当归100g，红花100g，生川乌100g，生草乌100g，杜仲100g，牛膝100g，枸杞子100g。

熏蒸方法：将上药放入熏蒸箱内的盆中，加水没过药面，煮开，保持箱内温度40℃左右，加醋250g。令患者穿裤坐入箱中，头伸出箱外，熏蒸20～30分钟，每日1次，15次为1个疗程，每剂药熏5次。

注意事项：熏蒸时如患者出现头晕、胸闷、心慌等现象，应立即停止熏蒸并卧床休息。

以下情况不宜熏蒸：年老体弱、高血压、心脏病、重度贫血、传染病患者及处于发热、月经、妊娠期的患者。

（5）针灸疗法。

1）针灸治疗：手法以平补平泻为主。留针30分钟，留针期间每隔10分钟行针1次，每日1次或隔日1次，5次为1个疗程，疗程间休息2～3天。

2）耳针：选用相应区压痛点及交感、神门、上肢、下肢、脾、胃、肾等。以王不留行籽胶布贴压，2天换1次，每日按压5～7次，每次20分钟。

3）水针：采用当归液穴注，穴位以上述为主，每穴1～2mL。每2天1次，5次为1个疗程。

4）皮肤针：取梅花针以患处局部为主轻叩以皮肤潮红色为度，隔三天叩刺1次，5次为1个疗程。

5）背部及夹脊、腰骶部走罐3天1次，以局部透红为度。

具体方法：

1）取穴天柱、风池、大椎、大杼、风门、身柱、心俞、至阳、膈俞、肝俞、脊中、命门、肾俞、关元俞、腰阳关、膀胱俞、腰俞、秩边、环跳。手法：以上穴位用补法，不留针，隔日1次，10次为1个疗程。

2）取穴人中穴。手法：以手针或电子捻针器捻针，使其自上而下，从内向外发热以驱除风寒。

3）取穴华佗夹脊穴。手法：针刺前先从华佗夹脊穴的起点（即第一胸椎棘突下旁开半寸），用拇指向下按压滑动，找出敏感点（压痛甚或有酸、麻、胀感处），然后用1.5～2寸毫针向脊椎方向斜刺，待针下出现电击样或胀麻感传导时，则停止进针，施以相应手法加强针感。按上法在脊柱对侧也刺一针，然后将两针柄分别拔罐留针20分钟。

4）取穴大椎、身柱、脊中、命门、肾俞、阳关等。合并坐骨神经疼痛者，选用环跳、委中、承山等。手法：用捻转法进针。风湿寒邪偏盛者，用泻法；肝肾亏虚者用补法。每次选4～5个穴位，每日1次。

（6）灸治疗法。

1）艾条灸：取命门、阿是穴。药物制备：取艾绒30g，乳香、没药、丁香、穿山甲、皂角、细辛、桂枝、川芎、独活、杜仲、松香、甘松各1g。将上药粉碎，与艾绒以1:2的比例拌匀做成艾条。方法：用悬灸法，直接灸。每日1～2次，10次为1个疗程。

2）麝火灸：取阿是穴。方法：取麝火药块（由麝香12g，明雄、朱砂各8g，硫黄210g加工而成）如黄豆大，用镊子夹住，点燃后迅速放在阿是穴上，使之继续燃烧，并用手轻轻按揉灸部周围，减轻疼痛。灸后敷贴用麻油、黄丹熬制的膏药，并同时进发性食物（如雄鸡、鲤鱼、黄花菜、猪蹄等）。一般每次灸10处左右，灸后第2天，可见灸部起疮，皮肤脱落。在灸处贴敷一张膏药，以后每日换药1～2次，直至伤口痊愈（约40天）。灸后忌生冷、避风寒、禁房事，伤口不宜用水浸泡，防止外伤。孕妇、哺乳期、月经期，伴有严重心脑肝肾疾病、慢性消耗性疾病及湿热型强直性脊柱炎者禁用。

3）温筒灸：①取阿是穴。②方法：将荆芥、防风、乳香、没药、白胡椒各60g，共为细末，艾绒500g与药拌匀，分20份。将一份药料制成药柱，置筒中在患部施灸。每晚睡前灸40～50分钟，20次为1个疗程。

3. 中医食疗方药

（1）桂浆粥：肉桂2～3g，粳米50～100g，红糖适量。将肉桂煎取浓汁去渣，再用粳米煮粥。待粥煮沸后，调入肉桂汁及红糖，同煮为粥，或用肉桂末1～2g调入粥内同煮服食。该品适用于强直性脊柱炎属寒湿阻络者。

（2）薏苡粥：薏苡仁150g，薄荷15g，荆芥15g，葱白15g，豆豉50g。将薄荷、荆芥、葱白、豆豉用清水1500mL。烧开后文火煎10分钟，滤取原汁盛于碗内，倒去药渣，将锅洗净，将薏苡仁洗净后倒入锅内，注入药汁，置火上煮至薏苡仁开裂酥烂即可食用。该品适用于强直性脊柱炎属肝肾阴虚兼风湿阻络者。

（3）雪凤鹿筋汤：干鹿筋200g，雪莲花3g，蘑菇片50g，鸡脚200g，火腿25g，味精5g，绍酒10g，生姜、葱白、食盐、高汤各适量。将鹿筋加入开水浸泡2天后，切成指条块下锅，加入姜、葱、绍酒和水，将鹿筋煨透取出；鸡脚用开水烫透，脱去黄衣，斩去爪尖，拆去大骨，放入罐内；将雪莲花洗净后用纱布袋松装放入罐子内，上面再放鹿筋、火腿片、蘑菇片，加入高汤、绍酒、生姜、葱白，上笼蒸至鹿筋熟软时取出（约

2 小时），滤出原汤，汤中加入味精、食盐，搅匀后倒入罐子内再蒸半小时，取出即可食用。该品适用于强直性脊柱炎肝肾亏虚、寒湿阻络型。

（4）雪花鸡汤：鸡肉 500g，雪莲花 15g，党参 75g，峨参 7g，薏苡仁 500g，姜 50g，葱 50g，食盐 3g。将党参、雪莲花切成约 4cm 长的节，峨参切成片，用纱布袋装好，扎紧口；薏苡仁用清水淘洗后另用纱布袋装好扎口；鸡宰杀后，去毛、剖腹洗净，同包好的药袋一同下锅；姜、葱洗净切段，放入锅中，先用武火将汤烧沸；改用文火烧 2～3 小时，捞出鸡肉，切成方块，放入碗中，将煮熟的薏苡仁捞出，倒入碗中，调味食用。该品适用于强直性脊柱炎脾肾虚寒，风湿阻络型。

（5）白芷羊肉汤：白芷 20g，羊肉 100g。白芷洗净备用，羊腿肉洗净，切小块，开水浸泡 2 小时，捞起再洗净，置锅中，加黄酒、姜、葱、精盐，开水煮开，去浮沫；再加白芷，急火煮开 5 分钟，改文火煮 30 分钟，分次食用。该品适用于强直性脊柱炎属风寒型，腰部疼痛，遇寒复发者。

（6）鲜虾炖黄酒：鲜河虾 500g，黄酒 500g。河虾洗净后浸于黄酒 15 分钟，捞起，隔水炖服，分次食用，黄酒与河虾可同食。该品适用于强直性脊柱炎属风寒型者。

（7）双鞭壮阳汤：牛鞭 500g，狗鞭 200g，姜、葱、黄酒、精盐等。牛鞭（最好是黄牛鞭），入开水中浸泡 5 小时，然后顺尿道对剖成两半，刮洗干净；将狗鞭洗净，同入温油中浸泡，以微火炸酥，捞起，再放入开水锅中泡洗干净。将牛鞭、狗鞭放入锅内，加入姜、葱、料酒等，并加清水 500mL，上锅蒸煮约 2 小时，分次食用。该品适用于强直性脊柱炎属风寒型，腰部疼痛，四肢不温者。

（8）蟹爪茴香酒：蟹爪 100g，小茴香 20g，白酒 50g。将蟹爪、小茴香分别洗净，置瓶中，加白酒，密封 2 个月，分次饮用，每日 2 次，每次 10～20g。该品适用于强直性脊柱炎属风寒型，腰部僵直，转身不利，膝软无力，四肢不温者。

（9）雀肉龙眼汤：麻雀 4 只，龙眼肉 20g。将麻雀活杀，去头爪、皮毛及内脏；龙眼肉去核洗净，将雀肉与龙眼肉同置锅中，加清水 1000mL，加黄酒、姜、葱、精盐，急火煮开 3 分钟，文火煲 30 分钟，分次食用。该品适用于强直性脊柱炎属风寒型，伴四肢不温者。

（10）韭菜桃仁汤：韭菜子 20g，桃仁 20g。将韭菜子、桃仁分别洗净，置锅中，加清水 200mL，急火煮开 3 分钟，文火煮 30 分钟，分次饮用。该品适用于强直性脊柱炎属风寒型者。

（11）羊肉干姜汤：羊肉 500g，干姜 30g。将羊肉洗净切成小块，开水浸泡 2 小时，去浮沫，置锅中，加清水 1000mL，并加干姜、葱、黄酒、精盐等，急火煮开 5 分钟，文火煮 30 分钟，分次食用。该品适用于强直性脊柱炎属风寒型，腰部僵直，冬天复发者。

（12）木瓜茯苓汤：木瓜 25g，茯苓 25g。将木瓜洗净切成小块，茯苓洗净切成小片，同置锅中，加清水 250mL，急火煮开 3 分钟，文火煮 20 分钟，滤渣取汁，分次饮用。该品适用于强直性脊柱炎属风湿型，伴四肢疼痛如裹者。

（13）芝麻木耳养生汤：黑芝麻 10g，木耳 35g，白糖适量。将黑芝麻炒熟，与用温水发泡好的木耳一起放在锅里，加水煎煮，煎煮好可加一点白糖，分几次食用。该品适用于强直性脊柱炎大便干燥者。

（14）雪梨银耳养生汤：雪梨 1 只，水发银耳 30g，贝母 5g，白糖适量。将水发银耳去根、去杂洗净，撕成小片，将雪梨去皮、去籽，切成多块，将银耳片、雪梨块、贝母、白糖同放在炖皿内上笼蒸 30～40 分钟，取出即可装盘食。该品适用于强直性脊柱炎阴虚火旺者。

（15）雪梨炖冰糖养生汤：鲜雪梨 100～150g，冰糖适量。将梨去皮洗净放炖盅内，加适量冰糖和清水，炖 1 小时后，饮水吃梨。该品适用于强直性脊柱炎阴虚火旺者。

（16）鲜白菜蜜枣养生汤：鲜白菜适量，蜜枣 2～3 个。同放瓦煲内，老火煲汤。该品适用于强直性脊柱炎阴虚火旺者。

（17）桑枝鸡汤：老桑枝 60g，老母鸡 1 只，盐少许。将桑枝切成小段，与鸡共煮至烂熟汤浓即成，加盐调味，饮汤吃肉。该品用于强直性脊柱炎慢性期而体虚风湿阻络者。

（18）白芍桃仁粥：白芍 20g，桃仁 15g，粳米 60g。先将白芍水煎取液，约 500mL，再把桃仁去皮尖，捣烂如泥，加水研汁，去渣；用二味汁液同粳米煮为稀粥，即可食用。该品适用于强直性脊柱炎瘀血阻络者。

（19）川乌粥：生川乌头约 5g，粳米 50g，姜汁约 10 滴，蜂蜜适量。把川乌头捣碎，研为极细粉末。先煮粳米，粥快成时加入川乌末，改用小火慢煎，待熟后加入姜汁及蜂蜜，搅匀，稍煮即可。该品适用于风湿寒侵袭所致者。

（20）蛇肉汤：乌蛇肉、胡椒、生姜、食盐各适量。炖汤，肉汤同食，日 2 次。该品适用于体虚、风湿阻络者。

（21）黄芪桂枝蛇肉汤：乌梢蛇 1 条，生黄芪 60g，桂枝 9g，当归 12g。将乌梢蛇去头、皮及肠杂（蛇胆另服），与黄芪、当归、桂枝一齐放入砂锅内，加适量清水，文火煮 2 小时，至蛇肉酥烂为度，调味即可。该品适用于体虚、风湿阻络者。

（22）附片蒸羊肉：制附片 10g，鲜羊腿肉 500g，肉清汤 250mL，料酒 15g，葱节 6g，姜片 6g，胡椒粉、味精、盐适量，熟猪油 30g。将羊肉洗净，放入锅中，加适量水煮熟，捞出，切成 2cm×5cm 见方的肉块，与制附片同放入大碗中，并放料酒、熟猪油、葱节、姜片、肉清汤，隔水蒸 3 小时。食时撒上葱花、味精、胡椒粉。该品适用于风寒侵袭所致者。

（23）白番鸭肉汤：白番鸭肉 1000g，植物油 1 匙，黄酒 3 匙。炖鸭酥烂，喝汤，吃肉及果，分 2～3 天吃完。该品适用于筋骨痛者。

（24）猪脚伸筋汤：薏苡仁、木瓜、伸筋草、千年健各 60g，猪脚 1～2 只。用纱布包好薏苡仁、木瓜、伸筋草、千年健，与猪脚共放于锅内，文火煨烂，去渣，不放盐。喝汤吃肉，分两餐食用。功效：祛风湿，补肝肾。

（25）黑豆酒：黑豆 1000g，酒 10 L。将黑豆炒熟，趁热放入酒中盖严，浸泡 2 日，即可服用。功效：利水活血，祛风益肾。

（26）生姜鸡：用刚刚叫的公鸡 1 只，生姜 100～250g。切成小块，在锅中爆炒焖熟，不放油盐。会饮酒者可放少量酒，1 天内吃完，可隔 1 周或半月吃 1 次。该品适用于关节冷痛，喜暖怕寒者。

（27）松节黄酒煮黑豆：松节 200～300g，黄酒 250g，黑大豆 1000g。取松树骨砍碎成薄片或细条状，与洗净的黑豆一起倒入大砂锅内，加冷水浸泡半小时，用中火煮半小时许，至黑豆已熟，加黄酒250g，再改用小火慢煮1小时，直至黑豆酥烂、汁水快干时离火。拣去松节片，将黑豆烘干或晒干，装瓶。每日3次，每次服黑豆50粒。随时可食，吃时要细嚼成糊，再咽下。功效：祛风散寒，除湿止痛。

（28）桑椹桑枝酒：新鲜桑椹500g，新鲜桑枝1000g，红糖500g，白酒1000g。将桑枝洗净切断，与桑椹、红糖同入酒中浸液，1个月后即可服用。每日1～2次，每次20～30mL。功效：补肝肾，利血脉，祛风湿。

（29）壮阳狗肉汤：狗肉500g，菟丝子10g，附片3g，葱、姜各10g。将狗肉整块下水焯透，捞出，切成2cm见方的小块，下锅用姜片煸炒，烹入绍酒，然后与包好的菟丝子、附片同入大砂锅内，以食盐、味精、葱调味，武火烧沸后，文火炖约2小时至肉熟烂，即可。每日1次，可佐餐食用，以上可食用3日。功效：益肾壮阳，祛寒除湿。

（30）猪肉鳝鱼羹：黄鳝250g，猪肉糜100g，杜仲15g。杜仲水煎去渣取汁备用，黄鳝洗净，用开水略烫，刮去外皮上的黏物，切段。猪肉糜放油锅内煸炒，加水及杜仲汁，放入鳝鱼段、葱、姜、料酒，烧沸后改用文火煮至黄鳝酥烂，加醋、胡椒粉等调味，起锅，撒上香菜即可。功效：补肝肾，益气血，祛风通络。

第六节　强直性脊柱炎的预防调摄

1. 注意防范风寒、潮湿

本病的成因，与风、寒、湿等外邪入侵有密切的关系，因此平时注意预防范风寒、潮湿等尤为重要，特别是在身体虚弱的时候。当季节变化，气候剧变的时候，要及时增减衣服；夏日酷暑或炎夏分娩，不可当风而卧；居处潮湿或梅雨季节，晴天宜经常暴晒，以祛潮气，天晴时更宜打开窗户，以通风祛湿等。在日常生活中注意避风、防寒、祛湿，截其来路，是预防调养之良策。

2. 坚持经常锻炼

《内经》有"动作以避寒"的论述。坚持经常锻炼可以增强体质，提高御邪能力。因"痹者，闭也"，风、寒、湿邪内留滞，痹阻气血而成。通过活动肢体，使全身气血流畅，调节体内阴阳平衡，日久可达到增强体质、减少疾病的目的。具体方法有打太极拳、做扩胸运动、唱歌（增加肺活量）、温泉游泳等。锻炼应遵循动作缓慢、持之以恒的原则。形体，包括人体的脏腑经络、皮肉筋骨等组织。它内舍精、气、神，维持人体的生命活动，外御邪气的入侵，是预防疾病的重要屏障。形体的锻炼活动不仅可以促进气血流通，使人体筋骨强健，肌肉结实，脏腑功能旺盛，增强体质，还能以动济静，调节人体的精神情志活动，促进人体的身心健康。但形体锻炼要求运动量适中，做到"形劳而不倦"，锻炼时要注意根据自己的身体状况选择适当的活动方式，切勿一次运动量过大，用力过猛，必须循序渐进，贵在坚持，必要时可请医生或有关人员指导。此外，寒冷季节晨练不宜太早，免受风寒，对疾病不利。

3. 调摄日常生活

养生是《内经》的重要内容。《素问·上古天真论》指出："上古之人，其知道者，法于阴阳，和于术数，饮食有节，起居有常，不妄作劳，故能形与神俱，而尽终其天年，度百岁乃去。"可见养生的重要原则是要做到"饮食有节，起居有常，不妄作劳"。日常生活的调摄，主要包括精神调摄、饮食调养、起居调理三个方面。

疾病的发生与人的精神状态有密切的关系，因此，七情内伤可直接致病，亦可以由七情内伤引起人体阴阳失调、气血亏损、抵抗力减弱，而易为外邪入侵。因此，避免情志过激或闷闷不乐、忧郁寡欢，保持精神愉快带来身体健康，正气内存，病安从来。精神情志活动的异常，虽不是脊柱病发病的直接原因，但长期的过激或突然剧烈的情志刺激，超过了人体的调节适应范围，往往会成为脊柱病的重要的间接病因，并常常使病情随情绪波动异常，故注重精神调摄，常使精神情志安静愉快（即静神），是预防疾病的基本原则之一。

饮食是生命活动的基本需要，调理得当，不仅可维持正常的生命活动，提高机体的抗病能力，还可以对某些疾病起到治疗作用。饮食不洁或调理不当，则可诱发某些脊柱病。因此，饮食的合理调摄，适时有节亦是预防脊柱病的重要环节。饮食以具有温阳散寒、壮筋强骨功用的食品为佳，如鹿肉、狗肉、驴肉、鳝鱼等。中医有"以脏补脏"之说，故可食动脉肾脏、骨头汤等以补肾壮骨；对兼有脾虚者，可加服山药粥、莲子粥，忌食生冷及辛辣食品。

有规律的生活和工作，有利于身心健康。根据"天人相应""形神合一"的整体观念，居处适宜，起居有常，节欲保精，自然有度，顺时摄养，慎防劳伤，是预防强直性脊柱炎的重要内容。

4. 注意姿势体位

人体的姿势和体位与脊柱的活动密切相关，长期的不良姿势和体位，容易引起肌力失衡，破坏脊柱的内在力学平衡，甚至导致脊柱的结构性改变，从而引起各种脊柱病，因此，保持正确的坐、卧、行、走姿势和体位，对预防脊柱病具有重要意义。

5. 防止病邪侵害

慎防外邪是预防养生学的一项重要原则。有报道指出，HLA-B27 阴性的强直性脊柱炎患者，生殖泌尿道感染和肠道感染是引起本病的重要因素，认为强直性脊柱炎可能通过分子模拟作用机制而发病，细菌感染是该病的触发因子。"虚邪贼风，避之有时"，做好日常劳动保护等均为预防强直性脊柱炎发生发展的措施之一。

第七节　强直性脊柱炎的名医验案

一、张镜人

张镜人（1923—2009），名存鉴，字恂筱、景纯，上海市人，为著名中医理论家、中医临床学家。1995 年被评为首届上海市名中医，2009 年 5 月荣获国家人力资源社会保障部、卫生和计划生育委员会、国家中医药管理局授予的"国医大师"称号。历任上海市第一人民医院中医科暨中医气血理论研究室主任，上海医科大学教授，上海市卫生局副局长、顾问等职。积 60 余载临床经验，临证治疗中，独具匠心，收效甚多。

【案】 张某，男，19 岁。强直性脊柱炎 5 年，颈部及腰椎僵直，活动后臀部及胸部酸痛不适，颈部转侧不利，抬腿动作可，外展髋关节受限，胃纳尚可，夜寐欠安，舌苔薄腻，脉濡细。证属肝肾不足，筋骨失养，督脉亏虚。治拟养肝益肾。予炒熟地、山萸肉、淮山药、补骨脂各 10g，炒川断、杜仲、桑寄生各 15g，怀牛膝 30g，巴戟肉、淫羊藿各 10g，炒桑枝 15g，葛根 5g，伸筋草 15g，制黄精、灵芝草各 10g，香谷芽 12g，功劳叶 10g。服用该药 1 个月后，诸证均见轻减，嘱患者可服用该方数月，再行更方以观察疗效。

二、金实

金实（1943—　　　），男，籍贯江苏省南京市。南京中医药大学中医内科学学科带头人，博士生导师，内科分会副主任，国家自然科学基金评议专家，国务院特殊津贴专家，江苏省名中医，从事风湿病临床研究及教学多年，擅长各种风湿病等多种疑难杂症的诊治。其主编出版《疑难病症的中医临床治疗研究》等著作六部，副主编或编委著作十余部，担任国家级规划教材《中医内科学》五年制及七年制教材的第一副主编，在国内外医学杂志发表论文 60 余篇，指导博士、硕士研究生 30 余名，研制生津颗粒、狼疮静颗粒等新药。其获江苏省科技进步二等奖及三等奖、江苏省级教学成果二等奖、国务院特殊津贴等荣誉。

【案】 孙某，女，24 岁，因"腰腿痛 6 年，加重 2 年"于 2003 年 3 月 24 日来诊。当时腰腿痛剧烈，转侧困难，手不能抬举，无法在黑板上写字，不能上课工作，穿衣困难，生活不能自理，弯腰活动困难，腰背部强直，呼吸时胸部隐痛，自感时有低热（测体温 37.2℃），苔黄腻，舌暗红，脉细。曾用强的松每日 10～30mg 加环磷酰胺、非甾体消炎药镇痛，病情未能缓解。初诊时仍服用强的松每日 10mg，双氯芬酸钠每日 75mg。查体：双侧"4"字试验阳性，骨盆按压试验阳性。ESR 96mm／h，RF 阴性，CRP 68.20mg／L，HLA-B27（＋）。骶髂关节 X 片示：双侧骶髂关节外侧关节面密度增高，边缘不光整，印象：双侧骶髂关节炎。CT 示：双侧骶髂关节下部关节面模糊毛糙，关节间隙狭窄，骶骨髂骨轻度骨质疏松，印象：双侧骶髂关节炎改变（双侧Ⅱ级）。

综合临床表现和实验室检查诊断为强直性脊柱炎。药用强脊定痛汤加减：全当归 10g，白芍 30g，川牛膝 10g，骨碎补 10g，橘核 8g，威灵仙 20g，蜈蚣 3 条，全蝎 5g，炮山甲 12g，延胡索 10g，雷公藤 12g，甘草 6g；维持强的松 10mg／d，停用其他西药。2003 年 4 月 14 日患者复诊诉：口服上药一周腰腿疼痛渐有缓解，两周后已能弯腰、平抬手臂，但因近几日气候骤变，周身疼痛有所加重。前方出入，去骨碎补，加麻黄 10g，桂枝 10g，防风 12g，7 剂口服。患者诉药后微微汗出，周身疼痛已去三分之二，强的松渐减至 5mg／d，直至停用。以后去麻黄、桂枝、防风，加入生地、熟地各 15g，桃仁 10g继服。2003 年 6 月 16 日来诊诉：疼痛基本消失，生活自理，已恢复工作，前方继续巩固治疗。2003 年 11 月 14 日复查 ESR 49mm／h，CRP 20.10mg／L，又过两个月各项生化指标全正常，骶髂关节 X 线片、CT 复查示病变无发展。患者一直坚持纯中药治疗，追诊至 2004 年 11 月，病情未见反复，生活工作正常。

三、阎小萍

阎小萍（1945—　　），女，主任医师、教授、北京中医药大学博士研究生导师，全国名老中医焦树德教授学术经验继承人。现任中日友好医院中医风湿病科主任。兼任中华中医药学会风湿病专业委员会副主任委员，中国中西医结合学会风湿病专业委员会副主任委员，中国中西医结合风湿病联盟副主席，北京中医药学会风湿病专业委员会副主任委员，北京中西结合学会风湿病专业委员。其长期从事中医、中西医结合治疗风湿病如强直性脊柱炎、类风湿关节炎、骨关节炎、干燥综合征等的临床与研究工作，尤其对强直性脊柱炎及类风湿关节炎的诊断治疗，具有较丰富的经验。其主编出版了《强直性脊柱炎》《焦树德学术思想临床经验综论》《焦树德临证百案按》《类风湿关节炎和强直性脊柱炎合理用药 296 问》等著作 7 部，在国家核心期刊杂志公开发表论文 90 余篇。

【案】　患者，男，31 岁，2009 年 3 月 21 日初诊。患者于 3 年前受凉后出现腰背痛，渐现臀深部钝痛反复发作，未经系统诊治。现症：腰骶、左髋关节、臀深部疼痛，活动略有受限，无晨僵，腰膝酸软，畏寒喜暖，纳眠可，二便调，舌暗，苔白，脉沉弦。入院后查人类白细胞抗原 B27（＋），ESR 31 mm/h，CRP 1.4 mg/dL，RF 正常范围，骶髂关节 CT 示双侧骶髂关节面增生硬化，可见虫蚀样改变，关节间隙尚可；髋关节 CT 未见明显异常。

西医诊断：强直性脊柱炎；中医诊断：大偻（肾虚督寒、瘀血阻络证）。方药：金狗脊 30g，骨碎补 20g，补骨脂 15g，续断 20g，桑寄生 20g，淫羊藿 12g，桂枝 10g，白芍 12g，知母 15g，防风 12g，姜黄 12g，延胡索 15g，独活 10g，郁金 15g，香附 15g，青风藤 20g，鸡血藤 15g，炙穿山甲 15g。每日 1 剂，水煎服。

2009 年 4 月 25 日二诊：服上药 15 剂后，诉腰骶部疼痛略有减轻、仍有畏寒，大便略稀，舌暗红，苔白，脉沉弦。上方改补骨脂 18g，续断 25g，桑寄生 25g，淫羊藿 15g，知母 20g，延胡索 18g，去鸡血藤，加干姜 6g，炙麻黄 3g。每日 1 剂，水煎服。2009 年 6 月 12 日三诊：服上药 15 剂后，患者腰骶、左髋关节痛及畏寒喜暖较前明显减轻，二便调。二诊方改续断 30g，桑寄生 30g，延胡索 20g，姜黄 15g，青风藤 30g，去穿山甲、炙麻黄、干姜、郁金、香附，加海风藤 20g，海桐皮 15g，益母草 15g，泽兰 25g，徐长卿 20g。患者坚持随诊服药半年后，病情好转，查 ESR13mm/h，P 0.55mg/dL。

第八节　强直性脊柱炎的药物研究与开发

一、补肾强督方

（一）组方来源与功效

本方含熟地 10g，淫羊藿 10g，狗脊 30g，附子 10g，鹿角胶 10g，杜仲 25g，骨碎补 15g，补骨脂 10g，羌活 10g，独活 10g，桂枝 10g，续断 20g，赤芍 10g，白芍 10g，知母 10g，防风 10g，牛膝 6g，穿山甲 10g。寒甚痛剧者加制川乌、草乌各 15g（先煎 2 小时）；湿重者去鹿角胶，加鹿角霜 30g；腰痛剧者加苍术 20g，泽泻 15g；久病关节强直，不能行走者加乌梢蛇 30g，透骨草 30g，自然铜 15g；30 天为 1 个疗程。

方中以补肾强督、活血祛湿通络之药为主。熟地补肾填精；淫羊藿温壮肾阳，除冷风劳气；狗脊坚肾益血，强督脉，利俯俯；附子温肾助阳，逐风寒湿，并治脊强拘挛；鹿角胶（片或霜）益肾生精，壮督强腰；杜仲补肝肾能直达下部气血，使骨健筋强；骨碎补坚骨壮骨，行血补伤；补骨脂补肾阳暖丹田；羌活散风祛湿，治督脉为病、脊强而厥；独活搜肾经伏风；桂枝温太阳经而通血脉；续断补肝肾，强筋骨；赤芍散血滞；白芍和血脉，缓筋急；知母润肾滋阴以防桂附之燥热；防风祛风胜湿，善治脊痛项强；牛膝活瘀益肾，引药入肾，治腰膝骨痛；穿山甲散瘀、通经、活络、引药直达病所，并随变化处之。既符合中医治病求本的原则，又遵循辨证施治的纲领。

（二）补肾强督方对强直性脊柱炎治疗作用的临床研究

王建明等通过对 259 例门诊和住院患者予以补肾强督方治疗，以患者健康综合评分（BAS-G）、疾病活动指数（BASDAI）、功能指数（BASFI）、全身痛 Likert 四级评分、脊柱痛 Likert 四级评分、晨僵时间、医生总体评价、枕墙距、指地距、颌柄距、胸廓活动度、Sehober 征、脊柱活动度、"4"字试验、ESR、CRP 为考察指标，并观察血常规、尿常规、肝肾功能等药物安全性指标。结果表明，259 例患者经用补肾强督方治疗 6 个月后，除枕墙距、颌柄距无明显改变外，其余指标均有显著改善，且 259 例患者均未出现血常规、尿常规改变及肝肾功能损害。说明了补肾强督方对 AS 有较好疗效，且安全可靠。

同时，其对治疗 6 个月的患者及健康志愿者外周血中白细胞介素 18（IL-18）、干扰素 γ（IFN-γ）、白细胞介素 4 mRNA（IL-4 mRNA）表达水平及经补肾强督方治疗前后 As 患者外周血中 IL-18、IFN-γ、IL-4 mRNA 表达水平的变化进行对比研究，结果 As 患者外周血单个核细胞 IL-18 mRNA、IFN-γ mRNA 表达水平及 IFN-γ mRNA/IL-4 mRNA 较正常对照组显著增高（$P<0.001$）。经用补肾强督方治疗后，IL-18 mRNA、IFN-γ mRNA 表达水平及 IFN-γ mRNA、IL-4 mRNA 明显下降（$P<0.001$）。AS 患者红细胞沉降率水平与 IL-18 mRNA、IFN-γ mRNA、IL-4 mRNA 表达水平呈极显著相关（$P<0.001$）；C 反应蛋白水平与 IL-18 mRNA 表达水平呈显著相关（$P<0.05$），与 IFN-γ mRNA 表达水平呈非常显著相关（$P<0.01$）。表明患者外周血中 IL-18 mRNA、IFN-γ mRNA 水平比正常组明显升高；用补肾强督方治疗后，患者 IL-18 mRNA、IFN-γ mRNA 水平均有明显下降。

孔维萍等应用补肾强督方治疗 30 例符合骨质疏松或骨量减少的强直性脊柱炎患者 6 个月，于治疗前后检测腰椎、股骨颈、Wards 三角区、股骨粗隆骨密度（BMD）、骨钙素（BGP）、甲状旁腺激素（iPTH）、ESR、CRP，并观察治疗前后患者 BATH 功能指数（BASFI）、病情活动指数（BASDI）、症状、体征的变化情况，结果补肾强督方治疗后患者的骨密度有显著提高（腰椎 $P<0.05$、股骨颈 $P<0.001$、三角区 $P<0.05$、股骨粗隆 $P<0.01$）；BGP 较治疗前显著升高（$P<0.001$），iPTH 较治疗前显著下降（$P<0.01$）；

ESR、CRP 较治疗前明显下降（$P<0.01$、$P<0.05$）；BASFI、BASDAI 明显减少（$P<0.001$）；症状、体征明显改善。表明补肾强督方可以调节强直性脊柱炎患者的骨代谢水平，对强直性脊柱炎患者骨质疏松、骨量减少有显著的治疗作用。

二、独活寄生汤

（一）组方来源与功效

本方含独活、当归、秦艽各 15g，桑寄生、党参、杜仲、云苓各 30g，生地、防风、田七片、甘草各 10g，怀牛膝 18g，桂枝 12g。伴湿热者加生薏苡仁 30g，黄柏 15g；背柱变形者加白僵蚕 10g，狗脊、鹿角霜各 15g；肢冷脉沉者加制附子 10g；虚羸少气，面色不华，纳减者加黄芪 30g，白术 15g，甘草 10g；肩背僵痛者加姜黄 15g。

方中用独活、桑寄生祛风除湿，养血和营，活络通痹为主药；牛膝、杜仲、熟地补益肝肾、强壮筋骨为辅药；川芎、当归、芍药补血活血；人参、茯苓、甘草益气扶脾，均为佐药，使气血旺盛，有助于祛除风湿；又佐以细辛以搜风治风痹，肉桂祛寒止痛，使以秦艽、防风祛周身风、寒、湿邪。各药合用，是为标本兼顾，扶正祛邪之剂。对风寒湿三气着于筋骨的痹证，为常用有效的方剂。痹证之属湿热实证者忌用。

水煎服，日 1 剂，连服 1 个月。配合适当活动（仰卧起坐、打球、游泳等）。

（二）独活寄生汤对强直性脊柱炎治疗作用的实验研究

独活寄生汤主要有抗炎，镇痛，提高非特异性免疫功能，调节免疫平衡，扩张血管，改善循环等作用。

（1）抗炎：①抑制组织炎症反应：给小鼠灌服独活寄生汤（10g/kg 和 20g/kg 连续 7 日）或外涂左耳（0.1mL/只），对二甲苯或巴豆油混合致炎液所致的小鼠耳郭炎症反应有明显的抑制作用；给大鼠灌服独活寄生汤（8g/kg 和 16g/kg，连续 7 日），研究其对大鼠角叉菜胶性关节炎的影响，只是 8g/kg 剂量呈明显抑制作用；对棉球肉芽增生，两种剂量均无明显作用；大鼠左后肢踝关节至足尖处趾外涂独活寄生汤（0.5mL/只），每日 1 次，连续 6 日，可明显降低 1%甲醛溶液所致足跖炎性肿胀。②降低毛细血管通透性：给小鼠灌服本方（10g/kg，15g/kg，20g/kg），每日 1 次，连续 7 日，三种剂量对 0.5%乙酸所致腹腔毛细血管通透性增加，均有明显抑制作用。

（2）镇痛：给小鼠灌服独活寄生汤 0.13g/kg，采用热板法和扭体法测定其镇痛作用。在给药后 30 分钟，小鼠热板痛阈值即有明显提高，90 分钟痛阈值提高非常显著，直至 180 分钟仍维持显著镇痛作用；小鼠扭体反应的抑制率在给药后 40 分钟和 50 分钟分别为 40.4%和 33%。表明独活寄生汤有较明显的镇痛作用。

（3）对免疫功能的影响：独活寄生汤有调节免疫作用：①增加免疫器官重量：给大鼠灌服独活寄生汤 8g/kg 剂量，连续 7 日，可明显增加胸腺和脾脏重量，对肾上腺重量无明显影响；②增强巨噬细胞吞噬功能：小鼠灌服 10g/kg 剂量，连续 7 日，可显著增加单核巨噬细胞对血中胶粒碳的廓清速率，提高单核巨噬细胞吞噬功能，其吞噬指数 k 值为 0.02±0.014，较对照组 0.013±0.008 高；③抑制迟发性皮肤过敏反应：独活寄生汤(10g/kg)

对 2，4-二硝基甲苯（DNCB）所致的小鼠迟发性皮肤过敏反应有明显抑制作用，其作用强度与氢化考的松（25mg/kg）相似。提示该方药对非特异性炎症的抑制作用可能与其明显提高机体非特异性免疫功能，调节免疫平衡有关。

（4）扩张血管、改善循环：①降低脑血管阻力，增加脑血流量：独活寄生汤能显著增加麻醉猫、犬脑血管阻力，增加脑血流量。对于猫，该方药 1.4g/kg 和 2.8g/kg，其脑血流量峰值平均达 188±86mL/（100g·min）和 175±78mL/（100g·min），比给药前增加 18.23% 和 18.29%，作用维持 30 分钟以上；相应脑血管阻力降低，两个剂量峰值比给药前分别降低 26.7% 和 25.8%。对于犬，该方药 0.7g/kg 和 1.4g/kg，其脑血流量峰值平均达 257±115mL/（100g·min）和 215±80mL/（100g·min），比给药前增加 26.8% 和 16.8%；相应脑血管阻力比给药前分别降低 35.6% 和 16.4%。②改善微循环：小鼠腹腔注射独活寄生汤 10g/kg 能明显增加集合毛细管管径，增加毛细血管开放数，延长肾上腺素（Adr）引起血管收缩的潜伏期，对抗 Adr 引起的毛细血管的闭合。

（5）其他：该方药中地黄、甘草、秦艽、杜仲均可增强肾上腺皮质功能，产生皮质激素样作用，有助于治疗自身免疫性疾病。方中药物（除川芎、牛膝）在体外对多种致病性细菌及脊髓灰质炎病毒等分别有不同程度的抑制作用。

（6）毒理试验：本品毒性低。小鼠灌服，最大耐受量为 50g/kg。

三、肾痹汤

（一）组方来源与功效

肾痹汤由熟地、何首乌、淫羊藿、桑寄生、川断、丹参各 20g，杜仲、地龙各 15g，川芎、红花各 12g，金毛狗脊 30g 组成。水煎，每日 1 剂，分 2 次服，3 周为 1 个疗程，疗程间间隔 1 周。舌红少苔、脉数者，加生地、玄参各 20g；遇冷加重、得温则减者，加制附片 5g，桂枝 15g；髋关节、膝关节、踝关节肿痛者，加川牛膝、木瓜各 15g，肩及颈项部疼痛者加威灵仙、羌活各 12g，葛根 20g。

方中熟地、何首乌、淫羊藿、川断、杜仲、桑寄生益肾养骨兼除风湿；当归、丹参、红花、川芎、地龙养血祛瘀通络；金毛狗脊除风湿、强腰脊、利关节；全方以补为主，兼顾祛邪，方与证合，故获良效。

（二）肾痹汤对强直性脊柱炎治疗作用的实验研究

肾痹汤可抑制脾脏抗体形成细胞产生和分泌抗体的功能，降低血清抗体水平，抑制亢进的体液免疫；可改善免疫亢进及抑制两种实验模型的 T 细胞亚群，说明其可针对不同的免疫状态发挥免疫调节作用，这可能是其良好疗效的主要内在基础。镇痛作用明显、持久，呈量效相关；对急、慢性炎症，渗出性、结缔组织增生性炎症均有较强的抑制作用。薏苡仁、川牛膝等还分别能够通过稳定炎症细胞的细胞膜、改善机体免疫功能、扩管、改善血液循环等发挥抗炎作用。此外有研究证明：清热解毒药与活血化瘀药合用，在抗炎、解热、兴奋肾上腺皮质功能、激活非特异性免疫功能等方面都有协同作用，更有利于方药作用的发挥。因此说明肾痹汤能够从多环节、多方面发挥作用，达到良好的治疗效果。

第六章 干燥综合征

干燥综合征（sjogrens syndrome，SS）是一种侵犯外分泌腺体尤以唾液腺和泪腺为主的慢性炎症自身免疫疾病。它可同时累及其他器官，造成多种多样的临床表现，如口干、眼干燥，唾液腺（以腮腺为主）肿胀发酸，淋巴结、肝脾大，皮肤干燥脱屑，毛发稀疏变脆。部分患者有雷诺现象。本病分为原发性和继发性两种，前者除有口、眼干燥外，多有其他系统受损，最常见的是肾小管酸中毒、肺间质纤维化，后者常与其他结缔组织病共存，如 SLE、类风湿关节炎等。SS 是全球性疾病，90%以上的患者为女性，所有种族和年龄均可发病，确诊时的平均年龄为 50 岁左右。国内从有症状到确诊时间为 5～10 年，由此推算其好发年龄为 40 岁左右。患病率无精确的统计，国外资料中，老年人群的患病率为 3%～4%，国内对万余人群的调查，其患病率为 0.29%～0.77%。种种资料显示，本病在结缔组织病中患病率可能仅次于类风湿关节炎而居第二位。

第一节 干燥综合征的中医经典内容

干燥综合征属中医"燥证"范畴，多为阴虚之体，内伤积劳，精气内耗，渐至精血虚少，诸脏失濡，气阴亏虚；亦有热邪内积，日久阴津亏耗，化为内燥。或因调养不当；或因大病久病，精血津液亏损，机体孔窍无以濡润；或因三焦气化不利，中焦脾胃转枢失司，津液运化敷布失常；或因劳累过度，真阴亏耗，燥疾随之而生。总之，内燥的成因与人体气血津液、脏腑功能、卫气营血、阴阳平衡等因素密切相关。

干燥综合征在中医文献中无相似的病名记载，因其伴发许多脏腑病变，很难将其归属于某一病证。大多数医家根据该病"燥象丛生"的临床症状和体征将其归入"燥证"范畴，陈氏等将其命名为"燥痹"，盖因该病除口眼干燥外，大多伴关节疼痛，而中医将后者归为"痹证"，两者合见即称为"燥痹"。中医学称本病为"燥痹"，因其燥与一般六淫燥邪致病迥然不同，与季节无明显关系，起病隐匿，病程冗长且缠绵难愈，其导致的口眼干燥的严重程度远非一般燥邪致病所能解释。并认为其属"内燥"范畴，由于本病系慢性病，病程长，可累及多个器官受损，后期多出现脏腑气血亏虚的表现。早在《黄帝内经》中即提出"燥胜则干"的观点。《证治准绳·七窍门》则云"神水将枯"，并描述了类似 SS 的眼干症状"视珠外神水干涩而不莹润……干涩如蜓蝣唾涎之光，凡见此症，必有危急。病来治之，缓失则神膏干涩，神膏干涩则瞳神危矣"。《证治准绳·伤燥》又指出："在外则皮肤皱揭，在上则鼻咽焦干"。均提示本病的病因为燥邪所致。

《张氏医通》云："在外则皮肤皲揭，在上则咽鼻焦干，在内则水液衰少而烦渴，在下则肠胃枯涸而便难"。六淫邪气外侵，外感六淫中，风、火、暑邪为阳邪，侵袭人体，消灼津液；寒、湿邪气为阴邪，但亦可直入体内化热而耗伤阴津；燥邪则会直伤阴液。外感六淫所致此病，病初多在经在表。日久则入里而损及五脏，如先天禀赋不足，人体体质的不同，则会导致对某种疾病具有易患性。先天五脏柔弱，身体消瘦，日久则形成阴虚燥热之体质，随着年龄的增长，体内阴液日渐不足，而偏亢之虚火日渐亢盛，无外邪情况下，亦可使机体阴液不足，内燥迭起，而致燥象丛生；思虑、劳倦过度而伤脾，如《顾松园医镜》说："劳倦伤脾，乃脾之阴分受伤者居多。"秦景明认为："意外思虑，失饱伤饥，脾土真阴受伤，中州之和有损"。思虑劳倦伤及脾脏，营阴受损，机体正常之津液不足，难以为继，则易发为燥证；饮食失调，《素问·生气通天论》曰："阴之所生，本在五味，阴之五宫，伤在五味"；饮食不节或嗜食辛香炙、膏粱厚味之品，可致脾失健运，阴液无以化生，机体失去津液之濡润，则可变生燥证。

第二节　干燥综合征的病因病机

燥痹乃因素体阴虚，或感染邪毒而致津液生化不足，清窍、关节失其濡养致口鼻干燥、眼干及涩痛、异物感等为主要表现的虚弱性疾病。中医在本病病因病机、临床表现及疾病属性方面的认识，主要有以下几个方面：

（一）阴虚津枯，清窍失养

素体肾、肝、肺之阴虚内燥，津液干枯，津不上承，清窍失于濡养，则目干涩、口咽干燥、鼻干等症经久不去。有人认为本病口眼干燥乃为表象，而阴虚津亏是其本质。究其原因一是本病的发生以中年以上女性居多，盖因女子六七肾气当衰，女子本多经孕产乳之苦，阴血多耗，复因肾气衰竭，肾水渐枯，从症状上看以干燥性角膜炎及口腔干燥为主证，实是一派液涸津亏之象；二见本病多有两目干涩，口干不能咽下干食，齿枯焦黑成块脱落，皮肤干燥，舌质红，舌面干燥，苔少舌裂，乃"阴虚水涸"之证。

（二）内外燥邪，毒邪蕴结

素体阴虚内燥，若外受燥（热）之邪侵袭，外燥合邪上攻，攻于目则目干涩、赤肿，迎风流泪；攻于鼻则鼻干燥，鼻痒鼻衄；攻于口则口咽干燥，频欲饮而不能止干，咽痒不适；犯于肺，肺失清肃，则咳嗽，气急，咳痰少。且合邪致病，内外邪气胶着，不易速去，日久致毒邪蕴结而发为舌下、颌下结肿等症。

（三）阴虚津枯，痹邪阻络

阴虚津枯，筋脉失于濡润，痹邪乘虚入侵，阻滞经络、筋骨、关节致骨节、肌肉酸痛，活动不利。

（四）阴虚日久，变证丛生

素体阴虚日久，亦可能产生诸多变证。或为阴虚阳亢，肝阳化风致头痛；甚则偏瘫；或为虚火上炎，致咽干咽痛、舌痛、龋齿、舌下及颌下肿痛；或为心火炽盛，易犯神明致心烦、心悸、易惊，夜寐不安，甚则癫、狂、痫；或阴损及阳，肾气不固，固摄无权，致尿频数清长。病情进一步加重，阴阳两虚而成虚劳。

（五）气阴两虚

津液的正常运行输布，全赖气的运行，气能生津，是化生津液的动力。故气旺能运载津行、血运流畅，气虚则津液亏损、津失敷布、血行不利，呈现"供津不足"之燥象。因此，气虚阴伤、津乏液少、脏腑不荣、机体失润，则燥病乃成。此证除一派内燥之象外，多兼神疲乏力、纳少便溏等脾气不足证，其根本当属气阴两虚之候。

（六）瘀血致燥

燥邪为病，伤津耗液，日久必由津液亏竭渐致血液枯少。由于"津血同源"，所以，燥邪非独伤津，亦伤营血。有学者对此证患者进行血液流变学研究，测定结果表明，此证患者多存在高免疫球蛋白血症，其全血黏度低切变率、ESR 与红细胞聚集指数等各项指标均高于健康组。

总之，本病性质属虚，以肾、肝、肺之阴虚为主，病程中出现因虚致实或邪气外袭之证候；病位以五官清窍，尤其是目、口为主，病情日久，五脏均可发病。少数患者阴损及阳而成虚劳。

第三节　干燥综合征的临床诊断

国际分类及确诊标准（2002 年）：

Ⅰ　口腔症状：3 项中有 1 项或 1 项以上：

（1）每日感到口干持续 3 个月以上。

（2）成人后腮腺反复或持续肿大。

（3）吞咽干性食物时需用水帮助。

Ⅱ　眼部症状：3 项中有 1 项或 1 项以上：

（1）每日感到不能忍受的眼干持续 3 个月以上。

（2）感到反复的沙子进眼或砂磨感。

（3）每日需用人工泪液 3 次或 3 次以上。

Ⅲ　眼部体征：下述检查任何 1 项或 1 项以上阳性：

（1）Schirmer 试验（+）（≤5mm／5min）。

（2）角膜染色（+）。

Ⅳ　组织学检查：小唇腺淋巴细胞灶≥1。

Ⅴ　唾液腺受损：下述检查任何 1 项或 1 项以上阳性：

（1）唾液流率（+）（≤1.5ml／15min）。

（2）腮腺造影（+）。

（3）唾液腺核素检查（+）。

Ⅵ 自身抗体：抗SSA或抗SSB（+）（双扩散法）。

诊断具体条例：

1. 原发性干燥综合征

无任何潜在疾病情况下，按下述2条诊断：

（1）符合上述标准中4条或4条以上，但条目4（组织学检查）和条目5（自身抗体）至少有1条阳性。

（2）标准中Ⅲ、Ⅳ、Ⅴ、Ⅵ的4条中任何3条阳性。

2. 继发性干燥综合征

患者有潜在的疾病（如任何一种结缔组织病），符合条目Ⅰ和Ⅱ中任何1条，同时符合条目Ⅲ、Ⅳ、Ⅴ中任何2条。

3. 诊断Ⅰ或Ⅱ者必须除外

颈、头面部放疗史，丙型肝炎病毒感染，艾滋病，淋巴瘤，结节病，移植物抗宿主病，抗乙酰胆碱药的应用（如阿托品、莨菪碱、溴丙胺太林、颠茄等）。

第四节　干燥综合征的辨证论治

（一）本病的辨证

主要在于辨别口、眼干燥及阴阳虚实的情况。

（1）口眼干燥的辨别：应从干燥的程度、性质入手辨别。目赤干涩疼痛、有异物摩擦感，分泌物干结者，为燥毒亢盛；眼干泪少、有灼热感，分泌物少，视物昏花者，为阴虚液燥之证；口干渴欲饮，唇红干裂，牙龈溃痛出血，舌红苔少者，为燥毒亢盛证；若见口干咽燥，夜间尤甚，舌干红瘦瘦而薄，苔少或光如镜面者，为阴虚液燥证；若口干不欲饮或喜热饮，饮亦不多，舌淡边有齿痕、苔薄白者，为阳虚津凝证。

（2）阴阳虚实的辨别：本病有属虚属实之分，又有阴虚阳虚之别。一般病程短者多实，燥毒亢盛；病程长者多虚（阴虚液燥或阳虚津凝）；但若兼见痰瘀阻络证候，则为虚中夹实。口眼干燥而伴有五心烦热、骨蒸潮热、脉细数等虚热表现者，为阴虚液燥之证；口眼干燥而兼见畏寒肢冷、气短神疲、脉沉细等虚寒证候者，为阳虚津凝所致。

（二）治则治法

在本病治疗中，滋阴益气之法当贯穿全程，其中又以滋阴为第一要则。根据阴虚偏重的脏腑不同，又有润肺生津、滋养心阴、濡养脾胃、滋柔肝肾之不同。若属燥毒炽盛者，当急以清热解毒，润燥护阴；若以阴虚血瘀为主者，治当活血化瘀通络；若肝气郁

风湿病中医证治

结者，当理气疏肝；若肝阴不足，肝火炽盛者，当清泻肝热。如此虚实兼顾，脏腑气血并调，使津液复，燥痹竭。

（三）分型论治

1. 燥邪犯肺证

【临床表现】症见口咽干燥，双目干涩、干痒痛，甚至轻度红肿，干咳无痰或痰少黏稠，难咯，腮部可反复肿胀，发热时作，关节红肿热痛，舌红苔薄黄，唇干、脉浮数或细数。

【治则治法】清肺润燥，养阴生津。

【方剂】清燥救肺汤加减。

【常用药】桑叶、石膏、人参、胡麻仁、阿胶、麦冬、杏仁、枇杷叶、甘草。兼有风热表证者，需疏风润肺加桑杏汤；夜间干咳，两颧娇红者去人参、甘草、石膏，加蛤蚧粉（包）、青黛（包）、旋覆花（包）；痰中带血者去人参、甘草，加沙参、紫草根、白茅根；咳而干渴者去人参、甘草、桑叶，加白芍、乌梅、玉竹、旋覆花（包）；关节肿痛甚加忍冬藤、伸筋草；阴虚内热者加地骨皮、白薇、鳖甲。

2. 肝肾阴虚证

【临床表现】症见口干，目涩，泪少或无泪，常有眼内异物感，视物模糊，时有目赤，头晕耳鸣，腰背酸痛，关节隐痛，舌红少苔，脉沉细或数。

【治则治法】滋补肝肾，润燥明目。

【方剂】杞菊地黄丸合一贯煎、二至丸加减。

【常用药】白菊花、枸杞子、生地、熟地、沙参、麦冬、何首乌、白芍、旱莲草、木瓜、山茱萸、桑枝。大便燥结加瓜蒌仁、炒枳实；口干甚加石斛、玉竹；炽热而渴加知母、石膏；失眠加炒枣仁、合欢皮；骨蒸潮热加青蒿、地骨皮、乌梅。

3. 气阴两亏证

【临床表现】症见口眼干燥，气短乏力，纳差腹胀，便溏或干结，低热，易感冒，腮部或颌下反复肿大，舌淡胖、边有齿印、尖红，少苔或白腻，脉细数无力。

【治则治法】益气健脾，滋阴补肾。

【方剂】四君子汤合六味地黄汤、生脉饮加减。

【常用药】太子参、党参、麦冬、五味子、黄芪、当归、淮山药、白术、甘草。低热不退加银柴胡、鳖甲、青蒿、胡黄连、地骨皮；腮腺肿大明显加海藻、海带、昆布、浙贝母、半夏；积块坚硬加白芥子、莪术、丹参、山慈姑；胸闷不舒加郁金、瓜蒌。

4. 气血瘀阻证

【临床表现】症见形瘦肤干肌削，眼眶黧黑，口干目涩，四肢关节疼痛或屈伸不利，皮肤瘀斑不退，舌暗少津，或青紫有瘀点，脉细涩。

【治则治法】益气活血化瘀。

【方剂】桃红四物汤加减。

【常用药】当归、生地、赤芍、鸡血藤、桃仁、红花、牛膝、鹿衔草、天冬、麦冬。关节畸形，皮肤瘀斑甚者加水蛭。

第五节　干燥综合征的中医特色疗法

一、专病专方研究

1. 除湿清热方

组成：藿香 10g，佩兰 10g，苏梗 10g，生薏苡仁 30g，白豆蔻 10g，杏仁 10g，清半夏 10g，陈皮 10g，川厚朴 10g，砂仁 6g（后下），连翘 10g，滑石 10g（包），生姜 5g。

加减：热盛加黄连 10g，黄芩 10g；湿重加苍术、炒扁豆各 15g；兼有阴虚者加沙参 20g，麦冬 10g，百合 10g；气阴两虚加太子参 15g，黄芪 15g，沙参 20g，麦冬 10g；血瘀者加桃仁 10g，红花 10g；大便干结者加炒莱菔子 10g，枳实 10g。日 1 剂，分 2 次服。

2. 养阴通络汤

组成：生地 30g，知母 15g，麦冬 15g，黄芩 15g，石斛 15g，菊花 10g，白芍 30g，秦艽 10g，威灵仙 10g，黄精 20g，枸杞子 10g，蕲蛇 10g。

加减：便秘者加火麻仁、郁李仁；伴雷诺征者加桃仁、红花；干咳少痰者加百合、芦根；皮肤紫癜者加丹参、当归。

3. 养胃增液汤

组成：北沙参、麦冬、生地、玉竹、石斛、玄参、枸杞子、茯苓、鸡内金、黄芪、太子参、五味子。

加减：将本病分为肝肾阴虚、脾胃阴虚、气虚血瘀三型。肝肾阴虚者重用生地、麦冬、玄参、沙参、枸杞子，再加用芦根、乌梅等以养阴生津润燥；脾胃阴虚者重用麦冬、玉竹、石斛、鸡内金、太子参，兼见关节肿痛者加用威灵仙、土茯苓；气虚血瘀型重用黄芪、太子参、茯苓、沙参、麦冬、生地；加鸡血藤、水蛭、蟅虫等以活血化瘀、养阴生津，临床取得良好疗效。

4. 芪参葛术汤

组成：黄芪、太子参、玄参、葛根、三棱、莪术等，治疗干燥综合征 40 例，显效 16 例，有效 20 例，无效 4 例，总有效率 90%。

5. 解毒清络生津方

组成：白花蛇舌草、菊花、连翘、忍冬藤、莪术、生地等，治疗 33 例患者，显效 8 例，有效 21 例，无效 4 例，总有效率为 87.9%。

6. 增液润燥汤

组成：生地、麦冬、玄参、升麻、葛根等，治疗本病，显效 8 例（33.3%），有效 12 例（50%），无效 4 例（16.7%），总有效率 83.3%。

二、外治法

1. 外用熏洗

中药汤剂：白花蛇舌草 15g，谷精草 15g，金银花 15g，石斛 10g，玄参 20g，水煎后，熏蒸患处。

操作方法：将中药材放入容器中，放入 100mL 水，浸泡半小时后煮沸，文火再煎 20 分钟，澄出药汁，放入小容器内，可以用药汁的蒸汽直接熏蒸患处，如口腔、双眼。同时，可以取一块约 5cm^2 方形消毒纱布，浸蘸药汁，放在患处热敷。具体用药次数：每日 15～20 分钟，每日 3～4 次，4 周为 1 个疗程。

效果评价：本方药组成有滋阴清热的功效，煎汁直接熏蒸、热敷于患处，更能直达病所，且有较好的药物吸收渗透性。

2. 中药外敷

用中药外敷法治疗口腔溃疡疗效较好。

（1）药末外敷，吴茱萸粉 12g，用醋或茶水调成糊状，睡前敷足心处（涌泉穴），次日晨取下。

（2）用珍珠粉、锡黄粉外涂在患处。用棉签蘸少许粉末，涂在患处，每日 3 次，有消肿止痛功效，可促进溃疡处的愈合。

3. 针灸疗法

（1）取穴

主穴：曲泽、血海、太冲、三阴交、太溪。

辅穴：少泽、廉泉、外金津、外玉液、四白。

（2）针刺手法

主穴：曲泽、血海，直刺 30 mm，针用捻转提插法结合泻法，每穴施手法至少 1 分钟，至四肢皮色潮红微汗出为佳；太冲直刺 20mm，针用提插泻法，至足部抽动三次；三阴交、太溪直刺 30mm，针用补法，徐刺疾出，得气后留 30 分钟。

辅穴：燥毒盛者少泽点刺放血；口干加廉泉、外金津、外玉液，针用提插泻法，至口含津液欲出；眼干加睛明、四白，针用雀啄法，至眼球湿润。

加减：腮腺肿大，加颊车、翳风，针用泻法；视力下降，加鱼腰、合谷；阴道干涩，加气海、曲骨、肾俞；关节痛，加曲池、外关、阳陵泉、膝眼、委中。随症加减穴位，采用平补平泻手法，得气后留针 30 分钟，针刺每日 1 次，10 日为 1 个疗程。

三、中医食疗方药

（1）梨子粥：取梨子 2 个，洗净后连皮带核切碎，加粳米 100g 煮粥。该粥具有生津润燥、清热化痰的功效。

（2）木耳粥：将白木耳 10g 浸泡发涨，加粳米 100g，大枣 5～7 枚同煮粥。白木耳味甘性平，有滋阴润肺、养胃生津的作用。

（3）百合粥：新鲜百合 60g，冰糖适量，加粳米 100g 煮粥。该粥有清心润肺之功效。

（4）麦冬粥：用麦冬 30g，煎汤取汁，再以粳米 100g 煮粥待半熟，加入麦冬汁和冰糖适量同煮。麦冬可养阴生津，对干咳、少痰等症效果较好。

（5）菊花粥：菊花 50g 煎汤，再与粳米 100g 同煮粥，具有清暑热、散风热、清肝火、明眼目的作用，对眼干、畏光、目赤肿痛等有一定效果。

（6）雪梨膏：雪梨汁 200mL，鲜生地汁、茅根汁、藕汁各 2000mL，萝卜汁、麦冬汁各 1000mL。上 6 味煎炼，入蜂蜜 300mL，饴糖 240g，姜汁 20mL，再熬如稀糊则成膏。每次 15～30mL，每日 2 次，含咽。

（7）玉竹粥：玉竹 15～20g，粳米 60g。玉竹洗净煎汤去渣，与粳米共煮粥，放入冰糖适量，稍煮即可。

（8）地黄粥：鲜地黄汁 50mL（或用生地 60g），粳米 60g，生姜 2 片。先用粳米煮粥，入生地汁和姜，再稍煮即可（如用干地黄，先煎取汁去渣）。

（9）葱白雄鸭粥：青头雄鸭 1 只，粳米适量，葱白 2 根。将鸭去毛及内脏，切碎煮烂，加米、葱煮粥，或用鸭汤煮粥。

（10）糯米阿胶粥：阿胶 30g，糯米 60g，红糖少许。先煮糯米粥，再投阿胶珠。每日 1 剂，分 2 次，饭后服。

（11）川贝酿梨：雪梨 8 个，川贝 12g，糯米 100g，蜜饯冬瓜条 100g，冰糖 180g，白矾适量。用法：①将川贝母打碎，白矾约 10g，溶化成水（约 200mL）待用。②糯米蒸成米饭，冬瓜条切成小颗粒。③将梨子削去皮后，从蒂把处切下一段（不宜过多，以能伸进小勺为度），用小勺挖出梨核，浸没在白矾水中，以防变色，然后在沸水中烫一下，捞入凉水内冲凉，捞出沥干水分。糯米饭、冬瓜条与冰糖的一半量（打碎）和匀，装入梨内，再把贝母分成 8 等份逐个装入梨子内，盖上梨把，盛入盘内，沸水上笼蒸约 40 分钟。④烧开清水 200mL，下入剩下的冰糖溶化收浓汁，待梨出笼后逐个浇在梨子面上即成。每次食梨子 1 个，每日 3 次。

（12）莲子锅蒸：莲子肉 20g，百合 15g，白扁豆 10g，胡桃仁 15g，鲜荸荠 15g，玫瑰蜜 3g，金丝蜜枣 10g，冬瓜片 10g，肥儿粉 50g，面粉 80g，蜜樱桃 10g，猪化油 125g，白糖 100g。用法：①鲜荸荠去皮切成指甲片，莲子去皮、心，扁豆去壳同百合上笼蒸烂，胡桃仁泡胀去皮炸酥剁碎，樱桃对剖，冬瓜片、蜜枣切成碎丁，共成配料。②炒锅内下猪油 50g，烧至五成熟，先将面粉下锅炒散，再加肥儿粉炒匀，即掺入开水，继续再将水、面、油炒到合为一体后，放入白糖炒匀，上下制的配料继续炒用，起锅前再放玫瑰蜜及化猪油，炒匀，起锅装盘即成。每次 100g，每日 3 次。

（13）银耳羹：干银耳 50g，冰糖 600g，鸡蛋 1 个。用法：①干银耳放盆内用温水（50～60℃）浸泡约 20 分钟，待发透后摘去蒂头，择尽杂质泥沙，用手将银耳叶片反复揉碎，捞出后倒入洁净的锅中加水约 7500mL，置武火上烧沸后移文火上继续炖熬 3～4 小时，至银耳熟烂汁稠。②冰糖放入大勺内加水适量（约 1500mL），置火上溶化成汁，鸡蛋打破去黄留清，加入清水少许搅匀后，冲入锅中搅拌，待泡沫浮面后用勺打净，再将糖汁用纱布过滤后冲入银耳锅中即成。每次 100g，每日 3 次。

（14）益寿鸽蛋汤：枸杞子 10g，龙眼肉 10g，制黄精 10g，鸽蛋 4 个，冰糖 50g。用法：①枸杞子、龙眼肉、制黄精均洗净切碎，待用。冰糖敲碎装在碗内。②锅置中火上注入清水约 750mL，加入以上三味药物同煮至沸后约 15 分钟，再把鸽蛋打破后逐个下锅内，同时将冰糖屑下入锅中同煮至熟即成。顿服，每日 1 次。

（15）白鸭冬瓜瘦肉汤：白鸭 1 只，冬瓜 2000g，瘦肉 150g，海参 50g，调料适量，荷叶 1 张。白鸭去毛杂，洗净、切块；冬瓜去皮、洗净、切块；瘦肉洗净、切片；海参洗净、切片。以上诸料与荷叶同放锅中，加清水适量炖至鸭肉烂熟后，食盐、味精调服。

（16）石斛粥：石斛 15g，大米 100g，白糖适量。石斛洗净，放入锅中，加清水适量，水煎取汁，加大米煮粥，待熟时调入白糖，再煮一二沸即成，每日 1 剂。

（17）鹅肉沙竹汤：肥鹅 1 只，北沙参、玉竹各 12g，山药 15g，瘦猪肉 200g，调料适量。将鹅去毛杂，洗净、切块，猪肉洗净、切块；余药布包，加清水适量同煮沸后，食盐、姜末调味，待熟后，去药包调入味精、葱花适量服食。

（18）乌鸡汁粥：乌鸡 1 只，大米适量，大枣 5 枚。乌鸡去毛杂，洗净、切块，加水适量煮沸后，再煮 1 小时左右，去渣取汁，加大枣、大米适量煮为稀粥服食，早晚各 1 剂。

（19）百合粥：百合 30g，大米 50g，冰糖适量。百合、大米淘净，同放锅中，加清水适量，煮至粥熟时，调入捣碎的冰糖，再煮一二沸服食，每日 1 剂。

（20）无花果杏仁雪梨糊：无花果 5 个，北杏仁 15g，雪梨 1 个，山药粉、白糖适量。北杏仁用开水浸泡后去皮，雪梨去皮洗净、切细，同无花果等共捣烂如泥，而后加入山药粉、白糖及清水适量调成糊状，倒入沸水锅内煮熟即成。

（21）冬贝百合肺：麦冬、川贝母各 10g，百合 20g，猪肺 500g，生姜 3 片，调料适量。将猪肺洗净、切块，上药布包，加水同炖至猪肺烂熟后，去药包，加食盐、味精、葱花等调味服食。

（22）芹菜大枣汤：鲜芹菜（下部茎段）30g，大枣 10 枚。将芹菜洗净，切段，大枣去核，加水煮沸后，分 2 次饮服，每日 1 剂。

（23）二桃滋阴汤：核桃仁 50g，樱桃 10g，荸荠 30g，蜜瓜、蜜枣各 15g，调料适量。核桃仁炸酥，与去皮的荸荠、蜜瓜、蜜枣同剁为泥，纳入 4 个鸡蛋及面粉适量拌匀，锅中放素油烧热后，倒入蛋泥浆，翻炒，再纳入白糖及清水适量，加樱桃，煮沸后食盐调味服食。

（24）杞子鱼胶汤：枸杞子 10g，鱼胶 15g，红糖适量。将枸杞子加清水适量煮沸后，纳入捣碎之鱼胶，烊化，煮沸后，纳入红糖调味服食，每日 1 剂，连续 3~5 天。

（25）龙杞鸽蛋汤：鸽蛋 2 个，龙眼肉、枸杞子、五味子、莲米、大枣各 15g，白糖适量。将鸽蛋煮熟去壳，同诸药共放碗中，加清水适量，蒸熟，白糖调味服食，每日 1 剂。

（26）红花山楂糕：红花 15g，山楂 500g，冰糖 500g。红花煮汤取汁，加入去核山楂与冰糖，煮烂，冷却后凝结成块即可食用。

（27）丹参鳗鱼汤：丹参 30g，鳗鱼 500g。鳗鱼洗净切段，加少许啤酒，放入丹参，共煮成浓汤饮用。

（28）桃仁百合燕麦粥：桃仁 15g，百合 30g，燕麦片 50g。桃仁炒熟研粉，与百合、麦片共煮粥。

（29）炖猪肘：猪肘 1 个，枸杞子、当归、桂皮、黄精各 10g。把猪肘与枸杞子、当归、桂皮、黄精及佐料同时下锅，加水用旺火煮 1 个小时取出，肘子用凉水冲洗，同时把汤内浮物撇出，再将肘子放回原汤内，用武火煮 1 个小时，再用微火焖 1 个小时，捞出即可。

（30）参芪鸽蛋汤：北沙参 30g，黄芪 15g，鸽蛋 10 个。鸽蛋煮熟去壳备用。北沙参、黄芪加水煮半小时，以此汤煮鸽蛋，加调料后食用。

（31）首乌参豆汤：何首乌 10g，黑豆 50g，北沙参 30g。黑豆浸泡一夜后，先煮 1 个小时，再加入北沙参、何首乌，共煮半小时取汁饮用。

（32）菊花肝膏：猪肝 500g，清汤 1000g，鸡蛋 3 个，鲜菊花 10g。将猪肝用刀背砸成泥状，加入适量鲜汤及鸡蛋清、料酒等调味品，搅匀上笼蒸。在蒸的过程中掀盖撒上鲜菊花。等肝膏熟后，将其余清汤和调料烧沸调好，浇入盛肝碗中即成。

（33）木耳面片汤：面粉 50g，黑木耳 6g，鸡蛋 1 个，菠菜 20g。面粉用水和匀做面片，黑木耳水发洗净，菠菜洗净，鸡蛋搅匀。水沸放入黑木耳煮 5 分钟，再入面片煮沸，加入菠菜、鸡蛋稍煮，调味即可。

（34）炒双瓜：鲜嫩苦瓜 150g，黄瓜 150g。将瓜切丝，武火油炒至熟，加调料，出锅即可。

（35）薏苡仁绿豆麦片粥：薏苡仁 30g，麦片 25g，绿豆 25g。先将薏苡仁、绿豆文火煮烂，放入麦片再煮，不断搅拌，防止粘锅，粥成加糖调味。每日 1 剂，乘热服食。

（36）沙参心肺汤：沙参 15g，玉竹 15g，猪心肺 1 付，葱 25g。将沙参、玉竹用纱布包好，与洗净的猪心肺及葱段同置砂锅内加水，先用武火煮沸后，改用文火炖约 2 小时，视心肺熟透，调味即可。

（37）玉露糕：天花粉 10g，葛根 10g，桔梗 10g，绿豆粉 500g，白糖 250g。将天花粉、葛根、桔梗切片烘干，打成细末。将绿豆粉、白糖与药末合匀，加水调湿，然后抖散放在打了油的饭盒内，上笼蒸约 30 分钟即可。

（38）花生粥：连衣花生 45g，粳米 60g，冰糖适量。将花生连衣捣碎，与粳米、冰糖一同入砂锅，加水适量煮粥。每日晨起空腹食用。

（39）凉拌荸荠萝卜丝：荸荠 100g，白萝卜 100g。白萝卜去皮切丝，用盐渍 1 分钟，冷开水冲洗。荸荠去皮切丝，与白萝卜丝、调料生拌食用。

（40）菠菜鸭蛋汤：菠菜 50g，鸭蛋 2 只。锅中加水煮沸放入搅匀的鸭蛋，等蛋白凝固时，放入洗净的菠菜，稍煮，淋上麻油调味即可。

第六节　干燥综合征的预防调摄

祖国医学博大精深，中医理论的核心观点是"不治已病治未病""上工治未病"。强调预防为主。如何治未病，其实就是重视养生，而养生之道就是治未病的主要途径，故不通养生之道者，就不能称"上工""良医"。养生又称摄生，是通过各种方法来颐养天命，增强体质预防疾病，从而达到延年益寿的一种医事活动。对其学术思想进行研究探讨，有助于进一步通晓养生理论，指导人民养生祛病，更好地保护人民身体健康，特别是对慢性非传染性疾病的防治是大有裨益的。尊生贵命需修性炼形，尊生以修性为先，贵命以怡神为重，并且动静结合修身炼形。《养生方》以尧舜对话阐明人之贵重："尧问于舜曰：天下孰最贵?舜曰：生最贵"。总之，尊生贵命即是从爱护、保养自己的身体和生命着手，通过各种手段实现对自身的锻炼和养护，以期达到长生久视之目的。

中医学以天地人三才为立论基点，提出了"天人合一，万物一体"的天人合一观。天人合一强调人体内环境与其赖以生存的自然环境和社会外环境的开放与协调，通过不断变化的物质、能量、信息交换以维系调节生命活动的动态稳定平衡。人类生活在自然环境中，自然界的变化可以直接或间接地影响人体，人体则产生相应的调节反应，以适应自然界的变化。秋后雨水减少，气候干燥，燥邪最易犯肺伤津，使人出现咽喉干燥、唇干开裂、鼻燥衄血和大便秘结等"秋燥综合征"。中医认为，"秋气通于肺"，即肺与秋气相应，秋季肺气旺，故秋季既是"伤肺"之际，又是"养肺"之时，关键在于如何调理。肺为"娇脏"，喜清肃濡润，通过鼻与外界相通，故秋燥容易伤肺，由此导致全身疾病。

第七节　干燥综合征的名医验案

一、陈湘君

陈湘君（1939—　　），女，浙江省杭州市人，教授、主任医师、上海市名中医。1962 年毕业于上海中医学院六年制医疗系，曾任上海中医药大学中医内科教研室主任、博士生导师，上海中医药大学附属龙华医院内科主任，全国中医药学会风湿病分会委员，上海中医药学会风湿病分会副主任委员。行医近 40 年，擅长于运用中医和西医两套理论对内科常见病、疑难病作出双重诊断，并运用中医辨证和西医辨病的方法治疗内伤杂病，尤其对风湿病有较深的造诣。她认为风湿病是一组由于正气亏虚以致外邪入侵而致组织与关节、内脏受损的疾病，因此主张扶助正气与祛除病邪相结合来治疗风湿病。其在国内外杂志发表论文 40 余篇，主编和参加编写著作 12 本。

【案】　郭某，女，42 岁。因口眼干燥 10 个月求治，患者有反复白细胞减少史 3 年，近 10 个月来口眼干燥明显，伴有龋齿，经外院唇腺活检及眼科检查确诊为口眼干燥综合征。外院高清晰度 CT 检查示轻度肺间质病变，予强的松每日 20mg 及甲氨喋呤（MTX）每周 10mg 口服治疗，自觉口干、眼干症状未见明显好转，且出现月经量少，脾气急躁，舌红苔薄白，脉弦。

辨证属肝肾阴亏，水亏火旺，治拟养阴柔肝。处方：生地 20g，生甘草 6g，南沙参、北沙参各 30g，天冬、麦冬各 15g，五味子 9g，白芍 15g，生山楂 15g，乌梅 9g，山栀 6g，丹皮 15g，丹参 15g，土茯苓 30g。上方服 14 剂后，自述服药当天上午即觉目涩好转，因身在外地，不能及时复诊，停药后即觉口舌疼痛，苔薄，舌尖红，脉细。考虑为兼有心火上扰，当佐以清心泻火之法。处方：南沙参、北沙参各 30g，天冬、麦冬各 15g，五味子 9g，生地 20g，生甘草 9g，白芍 15g，佛手片 9g，竹叶 15g，莲心 12g，石斛 20g，土茯苓 30g，生山楂 15g，大乌梅 9g，草决明 15g。上方守方服药 2 月余，口干目涩症状较前明显好转，强的松减量至每日 5mg。

二、张鸣鹤

张鸣鹤（1928—　　　），浙江省嘉善县人，1955 年毕业于山东医学院，1961 年毕业于山东中医学院西医学习中医班。1964 年起创建风湿病专科，创立了以清热解毒为主治疗风湿免疫性疾病的理论体系。张老任山东中医药大学附属医院内科风湿免疫科主任医师、教授、山东省名老中医药专家，并荣立三等功，为全国名老中医药专家学术经验继承人导师，享受国务院特殊津贴。其现兼任中国中医学会风湿病学会副主任委员兼山东省分会主任委员、中国中西医结合风湿病专业委员会委员等。1986 年受中国卫生部指派代表我国出席在日本京都召开的国际东洋医学会，发表了题为"中医学与免疫"的特别演讲，受到日本汉医界的高度评价并给予荣誉证书。从医救人，树德为怀，勤奋耕耘，一直从事中医内科的临床、教学和科研工作，长期的临床实践，扎实的专业基础理论，取得了良好的疗效，为中医事业的发展做出了重大贡献。其擅长中西医结合诊治风湿病，从事风湿病研究 50 余载，对辨治风湿病积累了丰富经验。对风湿病诊治独具特色，经验丰富，疗效颇佳。主编了《中医内科学》，参编了《实用中医风湿病学》等大型著作。曾发表题为"论痿痹""成人粘多糖病""清热解毒法治疗类风湿关节炎"等论文 40 余篇。

【案】患者，女，49 岁，教师。因口干舌燥 3 年、加重伴味觉减退 3 个月，于 1997 年 1 月就诊于某省级医院。化验：抗核抗体 1：10，抗 SS-A（+），抗 SS-B 性（+），ESR 57 mm/h，RF 1：160，CRP 强阳性，诊断为原发性干燥综合征。给予 MTX、复合维生素 B 等药物治疗 3 月余，化验 ESR 降至 23mm/h，但肝功能 ALT、ALP、GGT 均中度升高，故停用 MTX。2 个月后因病情加重，于 1997 年 7 月 29 日来安徽中医药大学第一附属医院就诊。患者自觉口干舌燥，讲话 3～5 分钟即喝水方能伸动舌头再讲话，进食需汤水冲饮下咽。口腔溃疡反复发作，咽喉不爽、痒咳，有时眼干，牙齿渐黑，龋齿此起彼出（猖獗龋），四肢有散在疼痛性红斑，肌肤甲错，手指发胀，阴道滞涩，大便燥结，心烦失眠，舌质红、有数条深裂纹、少苔，脉沉细涩。腮腺造影两侧主导管增粗，粗细不均匀，多数末稍导管点状扩张，以右侧明显。化验：ESR 55 mm/h，RF 1：160（+），CRP（+），诊断为原发性干燥综合征，证属燥邪化热，阴虚血燥，心肾不交。处方：金银花 20g，红藤 20g，连翘 20g，生地 20g，天花粉 20g，石斛 15g，麦冬 12g，沙参 20g，羌活 12g，川芎 12g，生龙骨 30g，炒酸枣仁 20g，水煎服，每日 1 剂。另嘱金银花、枸杞子、麦冬、生地、西洋参水煎代茶饮。5 个月后症状明显改善，体力增强，讲话、饮食不须频频饮水，大便每日 1～2 次。化验：ESR 10 mm/h、抗核抗体（-）、抗 SS-A（-）、抗 SS-B（-）、RF 1：80（+）。中药减至每 2 日 1 剂，后改为每周 2 剂。服药过程中先后用熟大黄、雷公藤、升麻、牛蒡子、玄参、重楼、生山楂等加减出入。工作 1 年余，患者除有时有咽部干痒外，无其他不适。

第八节　干燥综合征的中药研究与开发

一、六味地黄丸

（一）组方来源及功效

六味地黄丸由熟地、酒萸肉、牡丹皮、山药、茯苓、泽泻 6 味中药材组成。其中熟地为君药，故名为六味地黄丸。口服。水蜜丸 1 次 6g，小蜜丸 1 次 9g，大蜜丸 1 次 1 丸，一日 2 次。六味地黄丸源于宋代医学家钱乙的《小儿药证直诀》，是滋补肾阴的基础方剂，配伍组方上具有"三补三泻"的特点：熟地滋补肾水，泽泻泻肾浊又济之；山茱萸温涩肝经，牡丹皮清泻肝火以佐之；山药收摄脾经，茯苓渗脾湿以和之。中药杞菊地黄丸、知柏地黄丸等都是在此基础上加味而成。现代医学研究，六味地黄丸还具有增强免疫、抗衰老、抗疲劳、抗低温、耐缺氧、降血脂、降血压、降血糖、改善肾功能、促进新陈代谢及较强的强壮作用。但畏寒怕冷、痰多湿重之人不宜服用。

（二）六味地黄丸的制备工艺和质量控制方法

1. 制备工艺

将熟地、酒萸肉、牡丹皮、山药、泽泻、茯苓 6 味药，粉碎成细粉，过筛，混匀。每 100g 粉末加炼蜜 35～50g 与适量的水，制丸，干燥，制成水蜜丸；或加 80～110g 制成小蜜丸或大蜜丸，即得。

2. 质量标准

参照《中国药典》（2010 版），检查项下要求：应符合丸剂项下有关的各项规定。薄层鉴别项下要求：①丹皮酚的鉴别：以环己烷-乙酸乙酯（3∶1）为展开剂，以盐酸酸性 5%三氯化铁乙醇溶液为显色剂，加热至供试品色谱和丹皮酚对照品色谱相应位置上显相同的蓝褐色条斑；②泽泻的鉴别：以三氯甲烷-乙酸乙酯-甲酸（12∶7∶1）为展开剂，以 10%硫酸乙醇试液为显色剂，105℃加热至供试品色谱和泽泻对照药材色谱相应位置上显相同颜色的斑点。含量测定项下要求：①酒萸肉的含量测定：照高效液相色谱法测定，以四氢呋喃-甲醇-乙腈-0.05%磷酸溶液（1∶4∶8∶87）为流动相；检测波长为 236nm，柱温为 40℃，理论板数按马钱苷峰计算应不低于 4000。其中含酒萸肉以马钱苷（$C_{17}H_{26}O_{10}$）计，每 1g 水蜜丸所含药物不得少于 0.70mg；每 1g 小蜜丸所含药物不得小于 0.50mg；每 1g 大蜜丸所含药物不得少于 4.5mg。②牡丹皮含量测定：以甲醇-水（70∶30）为流动相；照高效液相色谱法测定，检测波长为 274nm，理论板数按丹皮酚峰计算应不低于 3500。其中含牡丹皮以丹皮酚（$C_9H_{10}O_3$）计，每 1g 水蜜丸所含药物不得少于 0.90mg；每 1g 小蜜丸所含药物不得小于 0.70mg；每 1g 大蜜丸所含药物不得少于 6.3mg。

（三）六味地黄丸对干燥综合征治疗作用的实验研究

现代药理实验证明，六味地黄丸有降血糖、降血压、降血脂、增强免疫、延缓衰老及防癌抗癌作用，并对泌尿生殖系统、内分泌系统及心血管系统有明显影响。大量研究表明，六味地黄丸能从多方面调节机体的免疫功能。六味地黄丸能拮抗醋酸氢化可的松肾阳虚模型引起的脾脏重量减轻，能提高造型动物的 IL-2 活性。赖益忠等给小鼠灌胃六味地黄丸 5g/kg，每日 1 次，连续 1 周，能对抗环磷酰胺所致胸腺、脾脏重量减轻，使淋巴细胞转化功能恢复至正常水平。傅万山等发现六味地黄丸呈剂量依赖性延长肾阴虚小鼠游泳和耐缺氧时间，提高耐寒能力，增加碳粒廓清指数及抗体生成能力。石氏报道，六味地黄丸对新城鸡瘟病毒（DNA）诱生人扁桃体细胞具有协同增强作用，同时也能直接促进扁桃体细胞产生干扰素，并认为抗肿瘤的作用可能与其干扰素诱生或协同增强诱生有关。白氏临床研究也显示六味地黄汤能显著提高肝肾阴虚证患者红细胞 C3b 受体的免疫黏附活性，有效地促进红细胞免疫复合物的清除，并改善临床症状。李氏报道，淋巴细胞转化实验显示本方 100%煎剂和水煎醇提液能提高淋巴细胞转化率，对淋巴细胞转化具有激发作用，且水煎醇提液作用优于 100%煎剂。给小鼠灌胃六味地黄丸 5g/kg，每日 1 次，连续 1 周，能对抗环磷酰胺所致胸腺、脾脏重量减轻，使淋巴细胞转化功能恢复正常水平；活性花斑实验表明本方 100%煎剂和水煎醇提液能提高活性花斑形成率，促进活性花斑的形成。对青老年小鼠 ANAE 阳性淋巴细胞百分率及 PEC 均有增强作用，提示本方免疫调节作用可能是通过增强巨噬细胞吞噬活性而实现的。

六味地黄丸不是单纯的免疫促进剂，而是通过调节免疫平衡而发挥作用的。为了阐明该方调节免疫功能的物质基础，有研究对该方中的免疫活性成分进行追踪分离，得到了主要活性成分，从中分离出 7 种酸性多糖。已知山茱萸对非特异性免疫功能有增强作用，能促进巨噬细胞的吞噬功能；丹皮主要活性成分丹皮酚具有显著抗变态反应的作用，同时不抑制特异性抗体的生成，可能是通过非特异性抗炎机制发挥作用，也可能与血清补体活性有关；茯苓中的茯苓多糖对免疫功能有增强作用，能增强巨噬细胞的吞噬功能，使脾脏抗体分泌细胞数明显增多。李顺成等研究表明本方汤剂及水煎醇体液对细胞免疫反映均有不同程度的促进作用。邓家驹等证明，六味地黄汤能明显促进小鼠淋巴细胞转化及活性花环形成，抑制白细胞游走和促进溶血空斑的产生及促进脾细胞抗体生成反应，提示其对细胞和体液免疫均有促进作用。杜标炎报道六味地黄汤能拮抗醋酸氢化可的松肾阳虚模型引起的脾脏重量减轻，似与中医"阳化气，阴成形"理论相关。脾脏为中枢免疫器官之一，脾重反映了淋巴细胞数量，间接反映了体内淋巴细胞总体水平。六味地黄汤能提高造模动物的 IL-2 活性，IL-2 是由脾细胞分泌的一种淋巴因子，可促进并维持 T 淋巴细胞在体内外的生长，参与 B 淋巴细胞抗体产生，诱导自然杀伤（NK）细胞增殖分化及产生干扰素等。

（四）六味地黄丸对干燥综合征治疗作用的临床研究

钟琴等运用中医辨证施治原则，选用养阴名方六味地黄丸为基础方，随证加以清热、润燥、除湿、活血化瘀之品灵活治疗 45 例 SS，痊愈标准：症状消失、ANA 滴度下降（低于 1∶320）；显效标准：症状基本消失、ANA 滴度较治疗前明显下降；好转标准：症状缓解、ANA 滴度较治疗前有所下降；无效标准：症状及 ANA 滴度无变化。经治疗 3 个疗程，痊愈 34 例；显效 6 例，好转 3 例；无效 2 例，疗效显著。笔者认为：干燥综合征在自身免疫性疾病中发病率较高，多见于中年女性，临床所见多以阴虚为本，燥热为标，初病所结在经、久病血伤入络、气机郁滞、血脉瘀阻。正如《医门法律》所言："燥胜则干、夫干之为害、非遽赤地千里也。有干于外而皮肤皱揭者，有干于内而精血枯涸者、有干于津液而荣卫气衰、内烁而皮着于骨者。随其大经小络所属上下中外前后、各为病所。"其临床表现多样，治疗更需把握病机、辨证施治。根据治病必求于本的原则，因此选用养阴名方六味地黄丸为基础方，随证加以清热、润燥、除湿、活血化瘀之品，标本同治，疗效满意。

（五）开发前景

六味地黄丸广泛药理活性已被大量药理学研究证实，它可以从多方面调节机体的免疫系统，通过提高正常机体的非特异性和特异性免疫功能，发挥防治肿瘤作用；对血管系统具有降压、降血糖、降血脂的作用；具有肾脏保护作用；能恢复和改善肝脏的正常解毒排泄，具有保护肝脏的功能；能清除自由基，具有抗衰老作用。此外，六味地黄丸对中毒性耳聋具有预防作用，还有类似人参的抗疲劳、耐低温、耐缺氧的能力，增强动物交配能力。因此，六味地黄丸临床应用极为广泛，且疗效肯定，在临床运用中具有广阔的前景。这种作用的广泛性为我们提出了全新的课题。因而，深入研究六味地黄丸主治病症和作用机理，进一步揭示中医异病同治的理论基础和提高临床运用水平将具有重要的意义。

二、桂附地黄丸

（一）组方来源与功效

桂附地黄丸因为在药方中比六味地黄丸多了肉桂、附子（制）两味药材，故称桂附。口服。水蜜丸每次 6g，小蜜丸每次 9g，大蜜丸每次 1 丸，每日 2 次。它以六味地黄丸为基础滋补肝肾之阴，又配以肉桂、附子温补肾中阳气，以达到"益火之源，以消阴翳"的目的。方中附子、肉桂补下焦火；熟地、山萸肉补阴秘气；山药补脾填精；牡丹皮泻阴火；泽泻养五脏，益气力，起阴气而补虚损五劳；炙甘草温中强肾。诸药配合，既补肾阴，又补肾阳，阴阳互生，阴中求阳，正如张景岳所言"善补阳者，必于阴中求阳，则阳得阴助而生化无穷"，主要用于壮阳，改善性功能，治疗早泄，还能治肾阳不足肢体浮肿、小便不利、夜尿增多等症，是中国传统中的良方。

（二）制备工艺和质量控制方法

1. 制备工艺

将肉桂、附子（制）、熟地、酒萸肉、牡丹皮、山药、茯苓、泽泻 8 味药，粉碎成细粉，过筛，混匀。每 100g 粉末用炼蜜 35～50g 适量的水泛丸，干燥，制成水蜜丸：或加炼蜜 80～110g 制成小蜜丸或大蜜丸，即得。

2. 质量标准

参照《中国药典》（2010 版），检查项下要求：应符合丸剂项下有关的各项规定。薄层鉴别项下要求：①丹皮酚的鉴别：以环己烷-乙酸乙酯（3∶1）为展开剂，以盐酸酸性 5%三氯化铁乙醇溶液为显色剂，加热至供试品色谱和丹皮酚对照品色谱相应位置上显相同的蓝褐色条斑；②桂皮醛的鉴别：以石油醚（30～60℃）-乙酸乙酯（13∶7）为展开剂，以二硝基苯肼乙醇试液为显色剂，结果供试品色谱和桂皮醛对照品色谱相应位置上显相同的橙红色斑点。含量测定项下要求：①酒萸肉的含量测定：按照高效液相色谱法测定，以乙腈为流动相 A，以 0.05%磷酸溶液为流动相 B，按规定时间进行梯度洗脱[0～20 分钟，流动相 A-流动相 B（11∶89）；20～30 分钟流动相 A-流动相 B（90∶10）；30～40 分钟，流动相 A-流动相 B（11∶89）]，检测波长为 236nm，理论板数按马钱苷峰计算应不低于 4000。其中含酒萸肉以马钱苷（$C_{17}H_{26}O_{10}$）计，每 1g 水蜜丸所含药物不得少于 0.53mg；每 1g 小蜜丸所含药物不得小于 0.38mg；每 1g 大蜜丸所含药物不得少于 3.40mg。②牡丹皮含量测定：照高效液相色谱法测定，以甲醇-水（70∶30）为流动相，检测波长为 274nm，理论板数按丹皮酚峰计算应不低于 3500。其中含牡丹皮以丹皮酚（$C_9H_{10}O_3$）计。

（三）桂附地黄丸对干燥综合征治疗作用的临床研究

桂附地黄丸治疗 15 例 SS 取得较好疗效。临床治愈标准：口干、眼干、生殖器干燥、畏光、鼻衄、吞咽困难及关节疼痛等症消失，血抗 SSA 阴性，尿 pH 正常，泪腺功能检测、唾液腺检测阴性；无效标准：临床症状及实验室检查无改变。结果 15 例中，1 个疗程，临床治愈 2 例；2 个疗程，临床治愈 3 例；3 个疗程，临床治愈 5 例；4 个疗程，临床治愈 3 例；总临床治愈率 86.6%；无效 2 例，占 13.4%。干燥综合征属于中医"内燥"范畴，内燥是津液耗伤的一种表现。临床多由热盛津伤及汗、吐、下后，失血过多，久病精血内夺引起的阴气不足，阳气有余，阴阳失调所致。《金匮要略·血痹虚劳病篇》谓："虚劳里急……手足烦热，咽干口燥，小建中汤主之。"以小建中汤治疗手足烦热，是后世甘温除热法的先声。《景岳全书·火证》说："虚火病源有二，一曰阴虚则发热，二曰阳虚亦能发热，此以元阳贩竭，火不归源也""若认阳虚发热，则宜益火，益火之法，只宜温热，大忌清凉"。固取甘温除热之法，直达病所，效果明显。

三、麻黄细辛附子汤

（一）组方来源与功效

麻黄附子细辛汤，处方由麻黄、细辛和附子三味中药组成。该方出于汉代张仲景的《伤寒杂病论》，具有温经散寒、助阳解表的功效。此方特为阳虚外感而设，是治疗"少阴病，始得之。反发热，脉沉者"的主方。方中崇少阴证用附子，太阳证用麻黄之意，运用麻黄外解太阳表寒之郁，附子温少阴之虚，防亡阳之变，细辛辛散少阴经寒，外可助麻黄开通表卫，内可助附子温暖命门，三味共合一处，可谓温经散寒之圣剂。

（二）麻黄细辛附子汤对干燥综合征治疗作用的实验研究

现代医学研究表明，麻黄附子细辛汤具有抗炎作用、镇痛作用和免疫调节作用等。神山幸惠在二硝基苯基-BSA（DNP-BSA）被动皮肤过敏试验中，发现麻黄附子细辛汤及其组成生药麻黄对 IgE 介导性血管渗透性增强有抑制作用，细辛的作用较弱，未见附子有该作用。又以肥大细胞株（RBL-2H3 细胞）探讨了麻黄附子细辛汤及其组成生药对 IgE 介导组胺释放的抑制作用。结果，附子和细辛无作用，麻黄附子细辛汤及麻黄有抑制作用。说明麻黄附子细辛汤抑制 IgE 介导变态反应主要是麻黄的作用。其作用机制是对细胞内 cAMP 含量增加引起肥大细胞释放组胺有抑制作用，从而抑制变态反应。

（三）麻黄细辛附子汤对干燥综合征治疗作用的临床研究

中医临床治疗 SS 多采用"燥者濡之"的方法，但李海波等采用辛温助阳的麻黄附子细辛汤治疗 SS，虽有悖于常理，却取得了满意疗效。笔者注意到患者除有津亏失润的干燥诸证，尚有神疲乏力、舌淡、脉沉弱无力、周身畏寒、手足厥冷、腰膝酸软、喜热饮食等表现，这些表现正如《伤寒论》所谓"少阴之为病，脉微细，但欲寐也"少阴肾阳不足之征。因此，本病究其原因系少阴阳气不足，阴寒凝结，不能化生津液，阳气虚衰，鼓动无力，无从布散转输津液，致使津亏失润，诸燥遂成。故当机立断，治以辛温宣散、发越阳气之麻黄细辛附子汤 3 剂，用药后患者双目、口鼻干燥稍有缓解，神疲乏力明显缓解，脉象较前略有力。继用麻黄细辛附子汤 5 剂后，患者诸燥之证大减，神疲乏力消失，脉亦有力。笔者认为针对燥证，滋阴润燥固然重要，然须知"阳不化气，则阴难成形"之理。正如明代张景岳《景岳全书》所谓："补阴者，必于阳中求阴，则阴得阳升而泉源不竭。"可见，阴津的充足有赖于阳气之化生，阴津的正常输布要靠阳气的推动。《素问·阴阳应象大论》曰："阴静阳躁"，即"阳主动，阴主静"。中医学认为，阴津水液其性属阴，沉潜静润，主静而不动，即阴津不能自己化生而成，更不能自己布达周身，其动力来自于阳气。阳气其性主动："气为津之帅"，故阳气化则阴津生，阳气行则阴津行。本病之治疗正如《素问·至真要大论》所云："燥淫于内，治以苦温，佐以甘辛，以苦下之。"麻黄细辛附子汤正是苦辛甘温之品，麻黄味辛、微苦而性温，细辛味辛而性温，附子味辛甘而性热。辛甘相合，阳气乃生，阳气存则阴津化生有源；苦甘合化，以助阴津之生；"气得温则行，得寒则凝"，故诸药温热之性，可鼓动阳气之运行；辛开苦降之配伍，使气机升降有序，出入如常，气行则津布，气畅则津疏。方中附子壮火，麻黄透表，细辛内能助附子以温阳化气，使气能化津，气能行津；外能助麻黄以启闭开窍，使津液输布畅通无阻。因此，麻黄细辛附子汤诸药相合，发越阳气，可使阳气充沛，化生阴津的同时，更可推动阴津之布达周身，则"诸涩枯涸，干劲皴揭"之证可除。

四、补阳还五汤

（一）组方来源与功效

补阳还五汤出自《医林改错》一书，是清代名医王清任所创，为补气活血的代表方剂之一，主要用于治疗气虚血瘀之证。本方中重用生黄芪取其大补脾胃之元气，使脾胃运化功能得以恢复，水谷精微化生为气血，使得气旺则血行，祛瘀而不伤正，并助诸药之力，为本方君药；当归活血，有祛瘀而不伤好血之妙，为臣药；气血亏虚导致血行不畅而出现瘀血症，内外邪入侵经络形成本虚标实之症，若单气则血瘀祛之不畅，经络瘀阻难通，故以桃仁、红花、赤芍以养血活血、化瘀通络，川芎能活血祛瘀，祛风止痛，善于走散，兼有行气作用，古人云"川芎能上行头目，下行血海，为血中气药"，在本方中川芎能增强活血散瘀的作用，此三药亦能增强当归活血化瘀之效，使得活血化瘀通络等诸药力直达病所，地龙咸寒降泄，又善走窜，能祛风通络行滞，有利于恢复肢体的气血运行，所以桃仁、红花、赤芍、川芎、地龙均为佐使药。另方中生黄芪和当归用量之比为 10：2，乃暗合古方"当归补血汤"，取其甘温除热之功，以消除患者因血虚发热所致之左侧肢体发热感；当归、川芎、赤芍相伍能养血行血，也是本方取其"血行风自灭之意"，生黄芪、当归益气养血，气血流畅，大肠传送功能得以恢复，肠道津液增加，所以便秘得以顺利解决；知母既能清实热，又可退虚热，配以黄柏可以充分发挥清热之效，知母同时还具有润燥滑肠之能，对便秘也能起到一定的治疗效果；桑寄生、续断、狗脊能补肝肾强腰脊，配以制乳香、制没药活血通络止痛，使得腰痛得以缓解。以上诸药合用，使得日渐气血旺盛，气血运行通畅，达到补气养血、活血通络、熄风之目的。

（二）补阳还五汤对干燥综合征治疗作用的实验研究

最近几年国内学者对补阳还五汤进行了大量的药理研究，如其有改善微循环、改善血流变学、改善血流动力学、抗氧化、抗炎和调节免疫等药理作用。据段泾云报道本方对增殖性炎症的渗出性炎症均有对抗作用，并对机体特异性免疫功能和非特异性免疫功能均有明显增强作用。朱晓晨等将小鼠随机分为正常组、模型组和治疗组，治疗组给予补阳还五汤，Elisa 法测 CIC 循环免疫复合物的含量，镜下观察 E 花环形成率、吞噬细胞的吞噬率。观察补阳还五汤对细胞免疫影响及清除免疫复合物的作用，验证补阳还五汤可提高免疫、修复血管内皮损伤的功能。结果补阳还五汤治疗组的循环免疫复合物的含量、E 花环形成率、吞噬细胞的吞噬率与模型组相比，$P<0.05$，有统计学意义，与正常组比较，$P>0.05$，无统计学意义。表明补阳还五汤可以提高红细胞受体活性，减少循环免疫复合物含量，增强小鼠腹腔的巨噬细胞的吞噬功能。

（三）补阳还五汤对干燥综合征治疗作用的临床研究

补阳还五汤治疗 SS：患者患干燥综合征 7 年，口咽干燥，眼目干涩，口唇干裂，吞咽困难，皮肤干燥瘙痒，消瘦，大便干结，舌红绛干裂无苔，脉细沉。运用加味补阳还五汤治疗 1 个月，口咽干燥，双目干涩，口唇干裂疼痛及皮肤瘙痒等症状已有明显好转，且喉中黏痰可以咳出，舌略红，苔薄白，脉细涩。笔者认为该病津亏已甚，由于津血同源，津血亏竭，气无以生，气损不能化津，津亏血少，脉道不畅，津血无以化生，故补阴生津之法无效。因此应遵"阳中求阴"之法，以益气活血为治，方能奏效。马伟明等在补阳还五汤的临床应用中报道，运用补阳还五汤治疗 SS：患者绝经后 1 年，渐感双目干涩，有时灼痛，视物模糊，唾液枯少，咽干而痛，但欲漱而不欲饮，两膝关节疼痛，阴部瘙痒，倦怠乏力，少气懒言，曾经唇活检及类风湿因子、抗核抗体、抗 SS-A 抗体等检查，确诊为干燥综合征。用补阳还五汤 15 剂后症状基本消失，3 个月后经实验室检查风湿因子转阴。笔者认为本病是气阴不足与瘀血交互为患，气阴不足则干而枯涸，运而无力，必至脉内瘀滞。又瘀血内停，阴血难生，而使真阴愈，故两者相互影响，至本病缠绵难愈。其治必培元益气、滋阴化瘀方能奏效。

（四）开发前景

补阳还五汤临床应用非常广泛，除用于中风外，亦可用于治疗内、外、儿、妇等科多种疾病，如用于脑血栓形成、脑血管意外后遗症、冠心病、小儿麻痹后遗症、风湿性心脏病、高血压病合并肢麻症、慢性肾炎、糖尿病、高原性红细胞增多症、风湿性关节炎、坐骨神经痛、雷诺病等。因此补阳还五汤越来越为人们所重视。

第七章　骨关节炎

　　骨关节炎是一种常见的慢性关节疾病，其主要病变是关节软骨的退行性变和继发性骨质增生，多见于中老年人，女性多于男性，好发在负重较大的膝关节、髋关节、脊柱及手指关节等部位，该病亦称为骨关节病、退行性关节炎、增生性关节炎、老年性关节炎和肥大性关节炎等。骨关节炎以手的远端和近端指间关节，膝关节、肘关节和肩关节及脊柱关节容易受累，而腕关节、踝关节则较少发病。骨关节炎可分为原发性和继发两类。

　　本病的患病率随着年龄增长而增加。世界卫生组织统计，50 岁以上人群中，骨关节炎的发病率为 50%，55 岁以上的人群中，发病率为 80%。我国骨关节炎的发病情况约占总人口的 10%，为 1 亿人左右。1990 年，我国只有 4000 多万骨关节炎患者，而 2000 年已达到 8000 万，患者人数达到了 1 亿多人，根据 WHO 预测，到 2015 年中国骨病患者将达到 1.5 亿，中国将成为世界骨关节炎患者数最多的国家之一。

第一节　骨关节炎的中医经典内容

　　本病属中医"痹证"范畴，与"痹症"中"鹤膝风""骨痹""筋痹"相类似。《内经》曰："病在阳曰风，病在阴曰痹。故痹也，风寒湿杂至，犯其经络之阴，合而为痹。痹者闭也，三气杂至，壅闭经络，血气不行，故名为痹。"痹之形成，多由正虚于内，阳虚于外，营卫虚于经络，风借寒之肃杀之力，寒借风之疏泄之能，湿得风寒之助，参揉其中，得以侵犯机体。初犯经络，继入筋骨，波及血脉，流注关节。经气不畅，络血不行，阳气不达，则邪气肆虐，而生疼痛。

　　本病病位在筋骨关节，筋骨有赖于肝肾中精血的充养，又赖于督肾中阳气之温煦，肾虚则先天之本不固，百病滋生。肾中元阳乃人身诸阳之本，风寒湿痹多表现为疼痛、酸楚、重着，得阳气之振奋时能化解。肾中元阴为人身诸阴之本，风湿热痹多化热伤阴，得阴精滋润、濡养始能缓解。故本病与肝肾亏虚，筋骨失养，风、寒、湿邪侵袭，痰瘀凝滞等因素有关，属本虚标实之证。

第二节　骨关节炎的病因病机

　　痹证初期多为风寒湿之邪乘虚入侵人体，气血为病邪闭阻，以邪实为主；如反复发作，或渐进发展，脉络瘀阻，痰瘀互结，则多为正虚邪实；病邪入深，气血亏耗，肝肾虚损，筋骨失养，遂为正虚邪恋之证，以正虚为主。若患者先天不足，素体亏虚，阴精暗耗，则不仅发病为正虚，且缠绵日久，不易治愈，且容易感染。痹证之病变部位在筋骨关节，筋骨有赖于肝肾中精血的充养，又赖于督肾中阳气之温煦，肾虚则先天之本不固，百病滋生。肾中元阳乃人身诸阳之本，风寒湿痹多表现为疼痛、酸楚、重着，得阳气之振奋时能化解。肾中元阴为人身诸阴之本，风湿热痹多化热伤阴，得阴精滋润、濡养始能缓解。故本病与肝肾亏虚，筋骨失养，风、寒、湿邪侵袭，痰瘀凝滞等因素有关，属本虚标实之证。

（一）正虚是发病的内在因素

（1）肝肾亏虚：痹痛虽为筋骨间病，但与肝肾关系密切。华佗在《中藏经》中说："骨痹者，乃嗜欲不节，伤于肾也。"阐明了骨痹与肾脏受损有关。《内经》有云："肝主筋、肾主骨"，又云："膝者筋之府，屈伸不能，行则偻附，筋将惫矣"。因此，人到中年以后，肾阴虚较为明显。肾虚不能主骨充髓，而腰为肾之府，故肾虚则腰痛。肝肾同居下焦，乙癸同源，肾气虚则肝气亦虚，肝虚则无以养筋以束骨利机关。肝主筋，膝者筋之府，肝气虚则膝痛，且以夜间为着。又肾为寒水之经，寒湿之邪与之同气相感，深袭入骨，痹阻经络使气血不行，关节闭塞，筋骨失养，渐至筋挛，关节变形，不得屈伸；甚至出现筋缩肉卷，肘膝不得伸，尻以代踵，脊以代头的症状。肝肾精亏，肾督阳虚，不能充养温煦筋骨，使筋挛骨弱而留邪不去，痰浊瘀血逐渐形成，必然造成痹证迁延不愈，最后关节变形，活动受限。

（2）营卫失调，气血亏虚：《素问·痹论》曰："荣者，水谷之精气也。和调于五脏，洒陈于六府，乃能入于脉也，故循脉上下，贯五脏，络六府也。卫者，水谷之悍气也，其气慓疾滑利，不能入于脉也，故循皮肤之中，分肉之间，熏于肓膜，散于胸腹，逆其气则病，从其气则愈，不与风寒湿气合，故不为痹。"可见人体气血不足，筋脉骨骼失于濡养，容易导致痹证的发生。因营卫亏虚，腠理不密，风、寒、湿热之邪乘虚而入，致使气血凝涩，筋脉痹闭而成。痹证日久，内舍脏腑，往往伤及真阴，阴伤亦可致血脉涩滞不利，筋脉日益痹闭，邪气日益痼结。另外，素体阴血不足，经络蓄热，则是风湿热邪入侵发病及病邪从化的内在原因。

（3）脾虚：脾居中焦，主运化、升清和统血，主四肢肌肉。脾为后天之本，为气血生化之源，故"五脏六腑皆禀气于胃"。脾虚运化作用减弱后，不仅会影响肾精肝血之补充，使筋骨血脉失于调养，还会造成水湿不化，湿浊内聚，痰饮内生，流于四肢关节，引起关节疼痛、重着、晨僵、关节肿胀等病症。而脾虚亦导致肌肉痿软无力，直接影响肢体关节活动。

（二）外邪侵袭是发病的诱因

（1）风、寒、湿邪侵袭：《素问·痹论》云："风寒湿三气杂至，合而为痹。"湿性重浊而黏腻，所谓"湿胜则肿"，其发为痹，沉着麻木，痹而不仁。蕴而化热，则发为湿热，其病处红肿热痛。更与风寒结党，游走周身，涩滞经脉，疼痛难忍。《素问·痹论》说："所谓痹者，各以其时，重感于风寒湿之气也"。"时"指五脏气旺的季节。肾气旺于冬季，寒为冬季主气，冬季感受三邪，肾先应之，故寒气伤肾入骨，使骨重不举，酸削疼痛，久而关节变形，活动受限，形成骨痹。

（2）瘀血痰浊痹阻经络：痰瘀均为有形之阴邪。瘀血是血液运行障碍，血行不畅而产生的病理产物。《类证治裁·痹证》说："痹久必有瘀血"。清代王清任《医林改错》中也有"瘀血致痹"说。故瘀血既是病理产物，也是致病病因。

痰浊是由水液输布障碍，水湿停滞，聚湿而成，其既是病理产物，又是致病因素。痰浊的形成有多种因素，脾喜燥而恶湿，脾为湿困，则气血生化无源，肾精肝血无以补充，致使肝肾亏虚严重。痰湿阻滞经脉，气血运行受抑，会加重瘀血。

（三）劳损及外伤致病

《素问·宣明五气论》曰："久视伤血、久卧伤气、久坐伤肉、久立伤骨、久行伤筋，是谓五劳所伤"，说明长期劳损及外伤可形成本病。《素问·阴阳应象大论》说："气伤痛，形伤肿"，说明损伤气血可导致作肿作痛。由于膝关节的扭、闪、挫伤致膝关节内外组织损伤，脉络受损，血溢于外，阻塞经络，致气滞血瘀，经络受阻，膝关节及周围组织失养，致使伤部发生疼痛，故往往因病致虚，多由闪挫跌仆，气滞血瘀，久则肝肾亏损，脉络失和，渐成痹证。

第三节　骨关节炎的临床诊断

1. 膝关节骨性关节炎的分类标准（ACR 1986 年修订）

临床症状：①1 个月来大多数日子膝痛；②关节活动时有骨响声；③晨僵≤30 分钟；④年龄≥38 岁；⑤膝关节骨性肿胀伴弹响；⑥膝关节骨性肿胀不伴弹响。

具备①、②、③、④或①、②、③、⑤或①、⑥者可诊断骨性关节炎。

临床加 X 线标准：①1 个月大多数天膝痛；②X 线示关节边缘骨赘；③滑液检查符合骨关节炎（至少符合：透明、黏性、WBC<2×10^6/L 之两项）；④年龄≥40 岁；⑤晨僵≤30 分钟；⑥关节活动时弹响。

符合①、②或①、③、⑤、⑥或①、④、⑤、⑥者可诊断骨性关节炎。

2. 手骨关节炎的分类标准（ACR 1990 年修订）

①1 个月大多数天手疼痛或僵硬；②10 个指定手关节中 2 个以上硬性组织肿大；③掌指关节肿胀≤2 个；④1 个以上远端指间关节肿胀；⑤10 个指定关节中有 1 个或 1 个以上畸形。

符合①、②、③、④或①、②、③、⑤者可诊断为骨关节炎。

注：10 个指定关节包括双侧第 2、3 指远端和近端指间关节及第 1 腕掌关节。

3. 髋骨关节炎的分类标准（ACR 1991 年修订）

临床标准：①1 个月大多数天髋关节痛；②髋关节内旋≤15°；③髋关节内旋>15°；

④ESR≤45mm/h；⑤ESR 未查，髋屈曲≤115°；⑥晨僵≤60 分钟；⑦年龄＞50 岁。

符合①、②、④或①、②、⑤或①、③、⑥、⑦者可诊断为骨关节炎。

临床和 X 线标准：①1 个月大多数天髋关节痛；②ESR≤20mm/h；③X 线股骨头和（或）髋臼骨赘；④X 线髋关节间隙狭窄。

符合①、②、③或①、②、④或①、③、④者可诊断为骨关节炎。

4. 美国风湿病学会 2001 年制订膝骨关节炎诊断标准

（1）膝关节疼痛患者有下列 7 项中的 3 项：①年龄≥50 岁；②晨僵＜30 分钟；③关节活动时有骨响声；④膝部检查示骨性肥大；⑤有骨压痛；⑥无明显滑膜升温；⑦放射学检查有骨质增生。

（2）膝关节疼痛患者有下列 9 项中的 5 项：①年龄≥50 岁；②晨僵＜30 分钟；③关节活动时有骨响声；④膝检查示骨性肥大；⑤有骨压痛；⑥无明显滑膜升温；⑦ESR＜40mm/h；⑧RF＜1：40；⑨滑膜液有骨关节炎征象。

第四节　骨关节炎的辨证论治

（一）辨证要点

辨气血瘀阻：不通则痛，肾虚髓空，不能滋养骨骼。久病必虚，久痛入络，因为痹痛日久，气血运行不畅、气滞血瘀、瘀血内停、络脉不通，瘀血为有形之邪，阻碍气机的运行，故出现疼痛剧烈，如刀割、部位固定不稳。

（二）治则治法

中医认为本病是以肝肾亏虚为本，痰瘀阻络为之标。肝藏血、主筋，肾藏精、主骨，肝肾同源，精血互生，肝血充盈，肾精旺盛，则筋骨得养而关节滑利，肾虚则精髓不足，无以养骨；肝虚则肝血不充，无以养筋，从而加重筋骨损伤。脏腑功能失调，引起气血失和、津液运行失调，导致痰瘀同病，阻滞经络，发生骨关节炎。治疗应以补肾作为根本法则，佐以五要：①补肾要养肝，肝肾同源，肝肾同健痹自歼；②补肾要活血，血行痹自解；③补肾要祛邪，邪去痹自灭；④补肾要健脾，脾健痹自去；⑤补肾要止痛，痛解痹自停。中药治疗本病着重整体调节，调动机体的潜在机能，最终达到多位点、多环节的综合治疗。

（三）分型论治

1. 瘀血阻络证

【临床表现】疼痛剧烈，针刺、刀割样疼痛，痛处固定，常在夜间加剧，关节活动不利，舌质紫暗或见瘀斑瘀点，脉细涩。

【治则治法】活血化瘀，理气止痛。

【方剂】身痛逐瘀汤加减。

【常用药】独活、羌活各 12g，桂枝 5～9g，秦艽、威灵仙、当归、赤芍、乳香、没药、香附、郁金、五灵脂、泽泻各 10g，甘草 6g。

2. 肝肾亏虚证

【临床表现】疼痛缓解，仍绵绵不断，腰膝疼痛、酸软，肢节屈伸不利，偏阳虚者，则有畏寒肢冷，遇寒痛剧，得温痛减，舌淡、苔薄，脉沉细；偏阴虚者，则有五心烦热，失眠多梦，咽干口燥，舌红少苔，脉细数。

【治则治法】补益肝肾，通络，除湿，止痛。

【方剂】独活寄生汤加减。

【常用药】独活、桑寄生、秦艽、防风各 15g，细辛 4g，川芎、当归各 10g，熟地 20g，白芍 18g，肉桂 6g，茯苓 25g，杜仲、牛膝各 12g，党参 30g，续断、骨碎补、枸杞子各 16g，甘草 8g。

3. 气阴两虚

【临床表现】疼痛已大减，仅觉绵绵隐痛，以肝肾亏虚之象为主，腰膝酸软疼痛，肢体乏力，关节不利。舌质淡嫩，脉细弱。

【治则治法】益气养阴，通络，佐以培补肝肾。

【方剂】十全大补汤加减。

【常用药】党参、黄芪各 30g，炒白术、白芍各 30g，当归、川芎各 12g，生地、熟地各 20g，桑寄生、续断、牛膝、山药、枸杞子各 18g，秦艽、威灵仙各 10g。

第五节　骨关节炎的中医特色疗法

1. 专方治疗研究

（1）桃红四物汤合四虫散。

组成：桃仁、红花、当归、川芎、赤芍、熟地、全蝎、䗪虫各 15g，穿山甲 20g，蜈蚣 3 条。每日 1 剂，水煎服，10 天为 1 个疗程，1～3 个疗程后统计疗效。

疗效：临床治愈（膝关节活动时疼痛及摩擦音消失）25 例，显效（膝关节活动时疼痛及摩擦音消失，但上下楼梯或上下坡路时仍感有轻度疼痛）8 例，好转（症状均存在，但稍有减轻）3 例，总有效率 100%。

（2）黄芪桂枝五物汤加味。

组成：黄芪 30g，山茱萸 15g，桂枝 10g，白芍 15g，当归 10g，穿山甲 10g，生姜 10g，大枣 10g。加减：瘀血痹阻加三七 2g（冲服），红花 10g；肾虚加杜仲 10g，川续断 15g，巴戟天 10g；湿热肿胀加薏苡仁 30g，防己 10g，黄柏 10g；窜痛加防风 10g，独活 15g；寒痛加附子 10g，细辛 10g；痛甚加全蝎 6g，蜈蚣 3 条。各部位引经药腰加牛膝 30g，膝加狗脊 30g，脚踝加木瓜 20g，髋部加续断 20g。

疗效：治疗 253 例，显效 86 例，占 34%；良好 85 例，占 35.6 %；有效 61 例，占 24%；无效 21 例，占 8.3%；总有效率为 91%。

（3）当归四逆汤加减。

组成：当归 20g，桂枝 10g，芍药 20g，细辛 3g，牛膝 10g，杜仲 15g，桑寄生 10g，秦艽 10g，独活 10g，威灵仙 10g，骨碎补 20g，续断 20g，透骨草 20g，伸筋草 10g。若膝部红肿热痛，加黄柏 10g，丹参 10g，川芎 10g，乳香 10g，栀子仁 10g。文火久煎，每日 1 剂，水煎，早晚各服 1 次。

疗效：临床控制率为 87.3%，总有效率为 98.1%。

（4）独活寄生汤加减。

组成：桑寄生 30g，牛膝 25g，杜仲 20g，川芎 20g，白芍 20g，当归 15g，熟地 15g，地龙 15g，独活 15g，石斛 15g，细辛 5g，每日 1 剂，水煎取汁 150mL，早晚口服。2 周为 1 个疗程。连用 3～6 个疗程。

疗效：临床治愈（症状消失，关节活动自如）15 例；显效（关节疼痛消失，停药后又复发）5 例；好转（关节疼痛及僵硬减轻）10 例；无效（经治疗症状无变化或改用其他疗法）2 例，总有效率 93%。

2. 外治法

（1）外敷法：用食用粗盐，加生姜片、小茴香，炒热（不要太烫），用棉布包好，每晚睡前敷患处至盐凉，3 日后调换用料，连用 9 日。忌冷、湿。

（2）针灸。

治则：疏经通络、行气止痛，针灸并用，泻法。

处方：以足太阳、足少阳经腧穴为主。

足太阳经型：环跳、阳陵泉、秩边、承扶、殷门、委中、承山、昆仑。

足少阳经型：环跳、阳陵泉、风市、膝阳关、阳辅、悬钟、足临泣。

方义：故循经取足太阳经穴和足少阳经穴以疏导两经闭阻不通之气血，达到"通则不痛"的治疗目的。环跳为两经交会穴，一穴通两经；阳陵泉乃筋之会穴，可疏筋通络止痛，故可通用。

加减：有腰骶部疼痛者，加肾俞、大肠俞、腰阳关、腰夹脊、阿是穴疏调腰部经络之气；与天气变化有关者，加灸大椎、阿是穴温经止痛；气滞血瘀者，加膈俞、合谷、太冲化瘀止痛。

操作：诸穴均常规针刺，用提插捻转泻法，以出现沿腰腿部足太阳经、足少阳经向下放射感为佳。

（3）推拿治疗：推拿治疗应用得当，对膝关节炎疗效也很好。此法多在患病局部采用揉法、摩法、拿法、研磨法、穴位指压法等方法治疗，在急性炎症期最好不用推拿法，或谨慎使用轻手法推拿，以免炎症加剧。

（4）小针刀疗法：膝关节骨质增生的部位在膝关节软骨面，膝关节滑膜。用针刀在骨刺形成处进行松解，配合手法解除拉应力和压应力的不平衡，使膝关节内部力平衡得到恢复。具体操作：在膝关节边缘骨质增生处、骨刺处（此处多为应力集中点）进针，针刀与下肢纵轴平行刺入皮肤后，刀口线和骨刺的竖轴垂直，在增生点、骨刺的尖部做切开松解和铲磨削平法，将锐边肌肉附着处逐一松解剥离，进行铲磨削平等手法。根据膝关节内外翻畸形程度可松解内外侧韧带粘连点等部位。术后可配合关节手法推拿提髌骨 2～3 次。一次针刀治疗点选择 6～8 点，每周 1 次，一般 1～3 次为 1 个疗程。

（5）艾灸疗法：取穴内膝眼、犊鼻、阴陵泉、阳陵泉、血海、梁丘、鹤顶，根据中医辨证对肝肾不足者，配肝俞、肾俞；痰湿蕴热流注关节者配丰隆、足三里。用点燃的艾条雀啄灸，每穴灸 3～5 分钟，以患者感到穴位皮肤温热舒适为度。

（6）中药离子导入疗法：运用自制的活血止痛药酒（由川乌、川芎、乳香、没药、赤芍、红花、威灵仙、天南星等十余味药材置于高度高粱酒浸泡约半年）倒出适量再调剂数滴食醋，采用药物导入机，将药酒与食醋调好后，倒入已备好带有纱布极板，对准部位后缠紧，调节好药物导入机电流治疗剂量，定时 20～30 分钟。以上治疗 20 天为 1 个疗程，疗程间隔休息 2～3 天后再行下 1 个疗程治疗。

3. 中医食疗方药

（1）三七丹参粥：三七 10～15g，丹参 15～20g，鸡血藤 30g 洗净，加入适量清水煎煮取浓汁，再把粳米 300g 加水煮粥，待粥将成时加入药汁，共煮片刻即成。每次随意食用，每日 1 剂。功效：活血化瘀，通络止痛。该品主治瘀血内阻，经脉不利的关节疼痛。

（2）三七炖鸡：雄乌鸡 1 只，三七 6g，黄芪 10g，共纳入鸡腹内，加入黄酒 10mL 隔水小火炖至鸡肉熟。用酱油随意蘸食，隔日 1 次。功效：温阳，益气，定痛。该品主治膝关节炎，证属阳气不足者。

（3）猪肾粥：取猪肾 1 对洗净切片，人参 6g，核桃肉 10g 与粳米 200g 加适量水共煮成粥，随意服用，每日 1 剂。功效：祛风除湿，补益肾气。该品主治膝关节炎，证属肾气不足者。

（4）防风粥：取防风 12g，葱白两根洗净，加适量清水，小火煎药汁备用；再取粳米 60g 煮粥，待粥将熟时加入药汁熬成稀粥即成。每日 1 剂，作早餐用。功效：祛风湿。该品主治膝关节炎，证属风湿痹阻者。

（5）桃仁粥：取桃仁 10g 洗净，捣烂如泥，加水研去渣，与薏苡仁 30g，粳米 100g 同煮为粥，随意服用，每日 1 剂。功效：益气活血，通利关节。该品主治膝关节骨关节炎，证属气虚血瘀，阻滞关节者。

（6）冬瓜薏仁汤：冬瓜 500g 连皮切片，与薏苡仁 50g 加适量水共煮，小火煮至冬瓜烂熟为度，食时酌加食盐调味。每日 1 剂，随意食之。功效：健脾，清热利湿。该品主治膝关节骨关节炎，证属湿热内蕴而湿邪偏盛者。

（7）葛根赤小豆粥：葛根 15g，水煎去渣取汁，赤小豆 20g，粳米 30g 共煮粥服食。该品适用于颈椎病颈项僵硬者。

（8）伸筋草鲴鱼汤：当归 6g，伸筋草 15g，板栗适量，与鲴鱼 1 条共煮汤，食鱼饮汤。该品适用于颈椎病引起四肢麻木、足软无力者。

（9）丝瓜竹叶粥：将丝瓜 100g 洗净，连皮切片与淡竹叶 20g 加适量水共煎煮取汁备用；再将薏苡仁 60g 加水煮粥，待粥成时加入药汁。随意服用，每日 1 剂。功效：健脾祛湿，清热通络。该品主治膝骨关节炎，证属风湿痹阻而热邪偏胜者。

（10）薏苡仁粥：薏苡仁 60g，糖 60g，木瓜 15g，干姜 9g。做法：先将薏苡仁、木瓜、干姜加水适量煮烂成粥，再调白糖服食，每日 1 次。功用：本方可祛风湿、健脾胃、通经络。该品适宜退行性骨性关节炎或风湿病患者,糖尿病患者(糖尿病患者不要加糖)。

（11）姜蒜辣面条：生姜 10g，大蒜 10g，辣椒 10g，面条 100～150g。方法：将生姜、大蒜、辣椒与面条煮熟，趁热食用，以汗出为度。日服 1～2 次。功用：祛风散寒、除湿通络。该品适宜骨关节炎之风、寒、湿偏胜型关节痛。

（12）参芪当归粥：人参 3g，黄芪 10g，当归 10g，五加皮 10g，粗米 200g，冰糖 20g。方法：将药材洗净，加清水适量，放入沙锅内煎煮，取汤与淘净的粗米煮粥，待粥将成加入冰糖即可。功用：本方可益气血、健脾胃、祛风湿、通经络。该品适宜退行性骨性关节炎气血不足证。

（13）牛藤桂心散：原料：山茱萸 100g，怀牛膝 100g，桂心 60g。烹制方法：将以上原料洗净，晒干或晾干，共研成细末，备用。食用方法：每日 1 次，每次 3g，以黄酒送服。功用：本方可滋肝肾、祛风湿、通经络。该品适宜退行性骨性关节炎肝肾不足夹寒证。

第六节　骨关节炎的预防调摄

骨关节炎主要病因是关节的软骨组织随着年龄的增长而发生老化，这与人的衰老一样属于自然规律。骨关节炎的症状个人感觉差异颇大，有些人只是暂时地感觉轻微的不适和麻烦，有些人却会感到非常不舒服。针对疾病的病因，我们可以采取积极的预防措施，来延缓软骨老化的进程并减轻相关的症状。

1. 体重超重减肥

肥胖不仅诱发其他全身性疾病，同时使身体关节受累，加速关节间软组织的磨损引发骨关节炎。研究证明，人在走路时每走一步对关节的压力，相当于 4 倍于本身的重量，所以体重越大，对关节的压力也越大，肥胖是损害关节的一大杀手，易造成膝关节软骨过早磨损退化，加速膝关节退行性病变的进程。肥胖者要将"减肥"列入计划之中，减轻膝关节负重。

2. 合理的饮食结构

避免过量饮酒，少吃辛辣刺激性食物及生冷、油腻之物；避免高脂、过多的海产品；多喝水，多吃蔬菜、水果。蛋白质的摄入要有限度，食物中过高的蛋白质会促进钙从体内排出。要增加多种维生素摄入，如青菜、韭菜、菠菜、柿子椒、柑橘、柚子、猕猴桃、酸枣等含维生素 C 较多，奶类、蛋黄、动物肝脏、海鱼等含维生素 D 较多。多见阳光及补充维生素 D，以促进钙吸收，老年人应多进食高钙食品，以确保骨质代谢的正常需要。老年人钙的摄取量应较一般成年人增加 50% 左右，即每日不少于 1200mg，但应注意一定要在医生指导下补钙。

3. 养成良好的生活习惯

注意防止关节受潮受凉，特别是春寒和深秋季节，如不及时添加衣服，也容易造成关节损伤。再如，喜欢穿裙子的女性，应注意膝部保暖；夏季不要贪凉，让关节对着风扇或空调吹，以免为日后留下隐患。温低和下雨时也要注意保暖防寒，少穿短衣短裤。

穿高跟鞋会使身体重心前移,对膝关节压力较大,女性在上了年纪以后应避免穿高跟鞋。喜欢穿高跟鞋的女性一天至少要换三次鞋,可以再准备一双平底鞋,在上下班途中穿着,或者在办公室里足部感到很疲劳的时候换上穿。老年人提东西不宜超过 3kg,也不宜爬高、搬重物,以免造成关节损伤。

4. 改变不良习惯或姿势

尽量早期纠正不良姿势,如扁平足、膝内外翻、驼背和脊柱侧弯等,登山、骑车、下蹲、起立等运动都不太适合老人,特别是已有膝关节疾患的,更要避免,对膝关节压力较大。关节不适别硬撑。少穿高跟鞋,穿高跟鞋会使身体重心前移。许多人骨关节不适时并不重视,保证休息最重要。例如,人到中年,如果由于家务繁重或工作劳累使得腰椎酸痛、腰肌劳损而感到很不舒服,不妨躺上半天,不要硬撑着劳动或工作,这样可以延缓关节的磨损进程,避免以后因关节过度受损而导致的长期卧床。总之,避免长时间行、站、跑、跳、跪、蹲,减少或避免爬楼梯,中老年人要经常改换坐姿,不要让膝关节长期固定在一个位置。不要长时间低头和弯腰,防止过度疲劳,避免让关节经受长期压力。

5. 纠正不正确的锻炼方法

为了保护老化的膝关节少受损伤,不是所有运动都适合老人。老年人要少参加对关节冲击力大的健身运动,如跳绳、打排球等跳跃性较大的运动。喜欢太极拳的中老年人在打太极拳时,应尽可能提高身体重心。爬山、爬楼梯或下蹲起立等用力蹬爬的活动会加重髌骨磨损骨性关节炎,还有那些增加关节扭力或关节面负荷过大的训练,如打高尔夫等运动尽量避免。压腿、揉膝运动,会加重软骨磨损;打乒乓球、羽毛球这种比较激烈的左右横向运动及膝关节前后左右摇晃动作,也容易出现磨损性损伤。因此,这些运动都不太适合老人,特别是已有膝关节疾患的,更要避免。关节不适别硬撑,保证休息最重要。例如,人到中年,如果由于家务繁重或工作劳累使得腰椎酸痛、腰肌劳损而感到很不舒服,不妨躺上半天,不要硬撑着劳动或工作,这样可以延缓关节的磨损进程,避免以后因关节过度受损而导致的长期卧床。当中老年人做下蹲动作准备起立时,最好借助周围物体扶着再站起来,以减少膝关节的压力。爱护关节的意义就是合理使用它。

6. 日常生活姿势注意事项

正确提物姿势:先屈膝下蹲,降低身体重心,然后再弯曲腰背部提起重物。错误提物姿势:由于身体重心未下降,向前弯腰时腰部负担加重,易扭伤。正确搬运姿势:当屈膝下蹲搬起重物后,将重物尽量靠近身体,重物不超过腰围的高度,缩短力臂,使身体重心保持平衡状态,不会增加腰部负担。错误搬运姿势:身体重心前倾,易失去平衡导致跌跤。在未跌倒之前,腰背部肌肉负重很大,易致损伤。正确背物姿势:膝关节、髋关节轻度屈曲,腰背部保持弯曲,不易引起腰痛。错误背物姿势:重物距身体重心较远,且超过腰围的高度,因增加腰部负担而易致腰部损伤。正确的晨起洗脸刷牙时的姿势:微屈膝关节,轻弯腰,可避免损伤。错误的往高处放、取东西姿势:髋、膝关节都处在完全伸直状态,腰部极易后伸,增加了腰部的负担。一旦用力不当,或失去平衡,均容易扭伤腰部。正确姿势应该是先踩物垫高身体，再取、放物。

第七节　骨关节炎的名医验案

郭剑华，男，1945 年生，四川荣县人，1963 年毕业于泸州医学专科学校（现泸州医学院）中医专业，重庆市中医骨科医院软伤病区主任中医师。从事医疗工作 49 年，先后获得全国卫生系统职业道德建设标兵、全国"五一"劳动奖、全国卫生系统先进工作者、全国百名中医药优秀科普专家、郭春园式好医生、四川省有突出贡献的优秀专家等荣誉称号，是全国第三、四批老中医药专家学术经验继承工作指导老师，享受国务院政府特殊津贴。发表论文 60 余篇，出版中医专著 5 本，完成科研 12 项，获国家专利 4 项。擅长治疗颈肩腰腿痛等疑难病症。

【案】　李某，女，39 岁，市场管理员，重庆南岸人氏。

2011 年 3 月 16 日初诊。患者形体肥胖。1 年前无明显诱因出现行走平路、上下楼时右膝关节刺痛、肿胀，经西医诊断为"右膝关节半月板损伤、右膝关节滑膜炎"，通过关节腔抽液、注射玻璃酸钠、抗炎等治疗后，行走平路疼痛减轻，但下蹲、上下楼时疼痛依旧。1 个月前患者自觉左膝关节出现间断性疼痛，动则加重，休息后缓解，故到我院住院治疗。症见上下楼、下蹲及行走平路时右膝关节均刺痛，痛而拒按，无红肿发热；左膝关节间断性胀痛，久行后加重，休息后减轻，伴腰酸膝软。饮食好，睡眠好，二便调。舌淡，舌下脉络瘀滞，苔白，脉沉涩。查体见神疲，面色少华，形体较肥胖，微跛步入病区；腰背部肌肉放松，脊柱无侧弯、未引出压痛、放射痛，直腿抬高试验（-）；双膝关节外观轻微肿胀，髌周明显压痛，屈膝位可引出双侧胫股关节间隙压痛（+），研磨试验（+），麦氏征试验（+），屈膝屈髋试验（+）。MRI 检查提示：①左右膝部髌骨软化；②左右膝部关节囊、髌上及髌后滑囊多量积液（滑膜炎）。诊断：双膝关节退行性骨关节炎（双膝骨关节炎）。

虑其形体肥胖，加之长期爬坡上坎，导致右膝不堪重负而疼痛，损伤日久，局部瘀血内积，故见关节刺痛，动则加重，痛有定点；日久则加重左膝代偿负担，日久则见左膝疼痛。"久病不已穷及肾"，肾虚则腰膝酸软；膝者筋之府，肝主筋，罴极之本，肾虚则肝弱，肝弱则不耐疲劳，故而膝痛，动则加重。此乃瘀血内阻兼肝肾不足之证。法当活血化瘀，补肾强筋，予温针灸双侧足三里、肾俞各 1 壮；电针密波刺激血海、阴陵泉、双膝眼；委中、委阳、风市、阳陵泉，留针 20 分钟；两组穴位交替使用，隔日 1 次。双膝关节轻手法推拿，疏筋手法为主，辅以髌骨提捏法、下肢牵引法及运动法。内服膝舒胶囊，每次 2g，每日 3 次。

嘱勿负重行走，忌跳跃、登山，减少下蹲运动；勿久行久站，避风寒，可适当进行股四头肌、二头肌无负重功能锻炼。

二诊（3 月 22 日）：诉双膝关节疼痛程度及活动度较入院前有所改善，尤其左膝疼痛改善明显。查：双膝关节肿胀已消，压痛减轻。续前巩固治疗。

三诊（3 月 25 日）：病情同前。在前治疗方案上，加以膝洗方外洗治疗。处方：川牛膝 20g，乳香 15g，没药 15g，海风藤 30g，威灵仙 20g，海桐皮 30g，红花 20g，当归尾 20g，伸筋草 30g，透骨草 30g，5 剂，水煎外洗，每日 2 次，2 日 1 剂。

四诊（3 月 31 日）：诉双膝关节疼痛明显消除，左膝关节基本无疼痛感，右膝关节仅在用力下蹲时出现轻度胀痛，行走正常，双膝关节无肿胀，右膝胫股关节外侧间隙在屈膝位轻度压痛，左膝关节无压痛，麦氏试验、研磨试验（－）。继续前法治疗。嘱适当加强股四头肌、二头肌肌力训练及膝关节功能活动锻炼。

五诊（4 月 8 日）：诉双膝关节疼痛消除，运动后未见反复发作。查：精神饱满，面色润泽，双膝关节外观正常，活动功能正常，未引出明确压痛、放射痛。痊愈出院。出院带药：膝舒胶囊口服，外洗方。

按：膝关节退行性骨关节炎是临床常见骨伤科疾病。重庆地形崎岖，生活中长期面临爬坡上坎之劳，膝部过度负重，易诱发该病；形体肥胖之人，膝关节负担更重，亦易诱发该病；病后失治，瘀血内阻、肝肾不足，难以濡养筋骨，则膝痛必作。《张氏医通》云："膝为筋之府，膝痛无有不因肝肾虚者。"由此可以看出，该病并非老年人特有之病，但凡膝关节过劳、肾虚之人皆可患之。其治疗应补益肝肾、活血通络同时进行。

肾俞、足三里可补肾养血、治其本虚；血海、阴陵泉、双膝眼可活血通络，治其瘀阻；前后配穴法是郭剑华教授常用之法，一则可疏通膝关节所有经过之经脉，二则可防止长期刺激单一穴位而见穴位疲劳出现的"不应"现象。舒筋推拿可放松肌肉、改善血循环；提捏髌骨可改善髌骨活动度，减轻炎症后髌骨粘连的发生；通过牵引下肢可略增加膝关节关节间隙，使得半月板、关节滑膜的嵌顿得以解除；被动运动下肢可滑利关节，使病变关节运动度逐渐得以恢复。

第八节 骨关节炎的药物研究与开发

一、复方杜仲健骨颗粒

（一）组方来源与功效

复方杜仲健骨颗粒（伯司庄）是由田小明教授和陈尚青教授研制、开发，北京双鹤现代医药技术有限公司生产的一种三类中药颗粒剂（国药准字 Z20030125），由杜仲、续断、牛膝、当归、黄芪、白芍等十多种中药材组成。其具有滋补肝肾、养血荣筋、通络止痛的功效，用于膝关节骨性关节炎所致的肿胀、疼痛、功能障碍等。本方中杜仲补肾强腰，白芍柔筋止痛，续断强骨续断，黄芪益气强身，枸杞子补血补肝肾。诸药配合，共奏滋补肝肾、养血荣筋、通络止痛之效。每次 12g，每日 3 次。1 个月为 1 个疗程。

（二）复方杜仲健骨颗粒对膝关节骨性关节炎治疗作用的临床研究

1. 复方杜仲健骨颗粒治疗膝关节骨性关节炎Ⅱ期临床试验总结

采用多中心、双盲双模拟随机对照方法，将膝关节骨性关节炎患者 200 例，分为复方杜仲健骨颗粒组（试验组）100 例，壮骨关节丸组（对照组）100 例，对比分析两组的临床疗效。Ⅱ期临床试验结果表明：

（1）试验组临床总有效率为 92%，显效以上率为 46%，与对照组总有效率为 82%，显效以上率为 23%，相比差异显著（$P<0.01$），说明试验组疗效明显优于对照组。

（2）两组治疗单项症状均有效。试验组疗效明显优于对照组，其他症状相比疗效相当。

（3）两组中医证候前后比较均有非常显著性差异，试验组与对照组积分下降比较有显著性差异，说明试验组在改善中医证候方面优于对照组。

（4）试验表明：复方杜仲健骨颗粒对病情轻、临床分期早的患者的疗效要优于病情重、分期晚的患者。

（5）试验过程中未见明显不良反应。

2. 复方杜仲健骨颗粒治疗膝关节骨性关节炎临床试验总结

采用随机对照方法，对比研究复方杜仲健骨颗粒试验组 300 例与壮骨关节丸对照组 100 例，结果表明：

（1）试验组治疗单项症状前后比较有非常显著性差异，治疗单项症状均有效。

（2）试验组中医证候积分治疗前后比较均有非常显著性差异。试验组与对照组间积分下降值比较有非常显著性差异，试验组疗效明显优于对照组。

（3）两组患者起效时间比较有非常显著性差异。试验组起效明显优于对照组。

（4）试验组临床总有效率为 92%，显效以上率为 47%，与对照组相比，具有非常显著性差异，试验组总疗效明显优于对照组。

（5）在治疗过程中，无明显不良反应。对心、肝、肾、血常规等均无不良影响，说明复方杜仲健骨颗粒确有滋补肝肾、养血荣筋、通络止痛的功效。

结论：复方杜仲健骨颗粒在目前的口服剂量、疗程范围内，用药安全，无毒副作用，是一种治疗膝关节骨性关节炎安全有效的药物。

3. 复方杜仲健骨颗粒治疗膝关节骨性关节炎 400 例临床观察

复方杜仲健骨颗粒在临床研究中，共纳入患者 400 例，采用双盲双模拟随机对照方法，分为两组，两组进行性别、年龄、病情程度和临床分期比较，给药：伯司庄组：伯司庄加壮骨关节丸模拟剂组；壮骨关节丸组：伯司庄模拟剂加壮骨关节丸。伯司庄：每次 1 包，每日 3 次，餐后温开水冲服；壮骨关节丸：每次 1 包，每日 2 次，餐后温开水冲服。两组疗程均为 1 个月。

结果：伯司庄组 400 例患者中临床控制 48 例，显效 139 例，有效 181 例，无效 32 例，控显率 47%，总有效率 92%；对照组 200 例患者中临床控制 8 例，显效 40 例，有效 116 例，无效 36 例，总有效率 82%；两组比较，差异有显著性（$P<0.01$），说明伯司庄组疗效优于对照组。实验表明，补肾中药与活血中药均能抑制滑膜炎症，对防止骨关节炎的形成与发展起着非常重要的作用，骨性关节炎患者在服用伯司庄后关节液及滑膜细胞中 IL-1、IL-6、TNF-α 仅较服药前有明显降低。从结果看，伯司庄对滑膜炎症有一定抑制作用，可抑制滑膜细胞炎性因子的释放，从而调整软骨细胞的代谢环境，对软骨的退变有一定缓解作用。提示伯司庄对膝骨性关节炎的防治作用，可能是通过抑制骨性关节炎细胞因子 IL-1、IL-6、TNF-α 的分泌而实现的。

复方杜仲健骨颗粒治疗 400 例结果表明：

（1）复方杜仲健骨颗粒疗效明显优于壮骨关节丸。

（2）复方杜仲健骨颗粒在改善中医证候方面优于壮骨关节丸。

（3）复方杜仲健骨颗粒起效时间明显快于壮骨关节丸。

（4）复方杜仲健骨颗粒对轻度患者疗效优于重度患者。

（5）复方杜仲健骨颗粒在治疗过程中，未见明显不良反应。

二、杜熟药衣

（一）组方来源与功效

杜熟药衣是唐山卫生学校附属医院自制的一种对膝骨性关节炎有较好疗效的一种外贴膏剂。该方主要由杜仲、熟地、透骨草、伸筋草、生川乌、生草乌、威灵仙、乳香、没药、苏木、紫花地丁、血竭、红花、肉桂等药材炼制而成。

本方中药物杜仲、熟地具有补肾添精壮骨之作用，现代药理研究提示它们对性腺轴有调节作用，能延缓骨的丢失。透骨草、伸筋草，现代药理研究表明，透骨草的主要成分为水杨酸甲酯，具有消肿止痛等功能；伸筋草有舒筋通络、活血化瘀等作用。川乌、草乌可通经络利关节、寻蹊达经直达病所之功效，现代药学研究表明，其有效成分双酯型二萜类生物碱，不但有直接的抗炎作用，亦有间接发挥的糖皮质样作用。威灵仙祛风湿、通经络止痛，乳香、没药行血散瘀、消肿止痛，苏木、紫花地丁清热除湿，血竭、红花活血化瘀温经通络，肉桂气味芳香主含桂皮油外用可促进皮下血循环有镇痛解痉之效。外用护膝固定不但使药衣长期维持药力，而且还有局部保温功能，可有效改善血循环和保护关节功能。本方作用机理为患者肌肤与药衣长时间接触，药物经皮毛、腠理缓慢而持久渗透吸收，达到温经散寒祛湿、理气止痛、活血通络、益肝补肾之功效。

（二）杜熟药衣的制备工艺

杜熟药衣的处方组成：杜仲 30g，熟地 30g，透骨草 20g，伸筋草 20g，生川乌 20g，生草乌 20g，威灵仙 20g，乳香 20g，没药 20g，苏木 20g，紫花地丁 20g，血竭 20g，红花 10g，肉桂 10g。

杜熟药衣的制备工艺及用法用量：将上药混合打成细粉装瓶备用，应用时取药粉 50g 醋调微湿后放入薄棉布药衣中，用微波炉微火加工 5 分钟待温度适宜时，由前向后放于膝关节用护膝固定，24 小时佩带，每日可用微波炉微火加工 5 分钟后佩带，3 天重新更换药粉 1 次，5 次为 1 个疗程。

（三）杜熟药衣对膝骨性关节炎治疗作用的临床研究

选取门诊病例共计 280 例，男性 94 例、女性 186 例；年龄 45～78 岁，平均年龄 52 岁；病程 3～20 个月，平均 6 个月；全部为双膝关节发病；采用双盲随机抽样原则分为两组，治疗组（杜熟药衣组）144 例，对照组（常规治疗组）136 例。年龄、性别、病程均无显著差异（$P>0.05$）。治疗组：将方中各种药物称取适量，再将称取的药物混合后打成细粉备用，应用时取药物 50g 用醋调微湿后放入薄棉布药衣中，用微波炉微火加热，待温度适宜后，由前向后放于膝关节用护膝固定，24 小时佩戴，每日可用微波炉微火加热 5 分钟佩戴，3 天重新更换药粉 1 次，5 次为 1 个疗程。对照组（常规治疗组）：应用口服止痛药和外贴麝香壮骨止痛膏治疗。治疗组 144 例患者中显效 92 例，有效 46 例，无效 6 例，控显率 63.88%，总有效率 95.82%；对照组 136 患者中显效 69 例，有效 32 例，无效 35 例，控显率 50.73%，总有效率 81.61%。两组患者均有治疗效果。治疗组总有效率明显高于对照组，差别有显著意义（$P<0.01$）。

临床上膝骨性关节炎多以疼痛为主要症状就诊，此症为邪气郁闭，经气不通，不通则痛。现代医学认为膝部骨性关节炎疼痛的原因是软组织劳损，无菌性炎症，软骨损伤，骨内压增高。因长期劳损引起滑膜水肿、关节腔积液，淋巴循环障碍所致滑膜无菌性炎症，因此，尽快消除滑膜炎症和尽快修复骨质疏松，是减轻膝关节疼痛的治疗关键，故多以祛风散寒除湿、温经通络、活血化瘀治之。临床研究表明患者肌肤与药衣长时间接触，药物经皮毛、腠理缓慢而持久渗透吸收，达到温经散寒祛湿、理气止痛、活血通络、益肝补肾之功效。药物在微波的作用下，短时间即可充分发挥药效，符合中药加工原理且具备绿色环保。此法简单方便、经济实用、效果明显，且对皮肤无过敏反应，深受广大患者欢迎。特别是不能到医院定时治疗的患者尤为适用，佩戴药衣后其随时都可发挥治疗作用。

三、复方活血膏

（一）组方来源与功效

复方活血膏是有山东省医学科学院附属医院自制的一种治疗膝骨性关节炎的外用贴膏。该方主要由皂角刺、麻黄、桂枝、川草乌、细辛、黄芪、当归、狗脊、川续断、血竭、川芎、乌鞘蛇、白芥子、生半夏、生南星、麝香、冰片等药材炼制而成。每贴 15g，单侧患者贴患侧，双侧患者贴双侧（统计时以症状体征较重侧为标准，不计膝别），于关节间隙周围寻找最主要的痛点，以之为中心贴敷（多位于关节内侧间隙上下），随着病情的改善，原痛点可能消失，再取其周围的新发现痛点，每周更换 1 次，疗程 2 个月，评定近期疗效。

根据中医对痹证的辨证论治，辨证多是风、寒、湿邪侵淫，痰瘀交结、经脉闭塞不通，不通则痛。方取通行十二经，善化风痰结聚的皂角刺为君药（该药以其辛温之性，善解百邪之结聚，引气血之周流，用于痰瘀夹杂、寒湿痹阻之症，最为合拍）。以川草乌、细辛、桂枝、麻黄等祛风胜湿、温经络之剂为臣药，君臣相伍，善入经络，助皂角刺温经通络，祛风散寒；再佐以黄芪、当归、狗脊、川续断等补气活血、温养经筋而缓其拘急；佐以全竭、川芎、乌梢蛇、白芥子、生半夏、生南星，将痰瘀之邪化为无形。尤使以通关窍之麝香、辟邪恶之冰片。通诸毛窍，透肌达骨，引药力深入，逐客邪而尽出。

（二）复方活血膏的制备工艺

以上诸药中部分原料药材进行有效部位提取浓缩，部分药效不明确的原材料进行超微粉化处理。而后，将超微粉化的药材间所提取的有效部位流浸膏，均匀混合，并加入适量透皮剂和保湿剂，最终制成疗效可靠、质量稳定的外用煎膏剂。诸药成分各取所用，制成膏药贴于患部，药力直达病所，共奏温经散寒、祛风通络、活血化瘀之功效，所以能够取得较好疗效。

（三）复方活血膏对膝骨性关节炎治疗作用的实验研究

1. 复方活血膏对二甲苯所致小鼠耳郭肿胀的影响

取体重 27～30g 雄性小鼠 50 只，随机分为复方活血膏大（3.0g/kg）、中（1.5g/kg）、小（0.75g/kg）剂量组，阳性对照正清风痛宁片（100g/kg）组及空白对照组。将复方活血膏加温后使其变软，按各组剂量做成约 9mm、4.5mm、2.25mm 大小不等的小薄片贴于小鼠右耳前后两面，阳性对照组灌胃 0.5mL/20g 给药，空白对照组给予等体积蒸馏水涂抹小鼠右耳前后两面。给药后 2 小时去除复方活血膏，将 30μL 二甲苯涂抹于小鼠右耳郭前后两面致炎，左耳郭作为对照。致炎后 30 分钟将小鼠处死，用直径 9mm 打孔器在相同的部位取下左、右耳片，称重，计算左、右耳片重量差为其肿胀度。

结果表明，复方活血膏大剂量组小鼠耳郭肿胀程度明显减轻（$P<0.05$），中剂量组小鼠耳郭肿胀程度有所减轻，但无统计学意义：表明该药有一定的抗炎作用。

2. 复方活血膏对卡拉胶所致大鼠足跖肿胀的影响

取 200～220g 健康雄性大鼠 50 只，随机分为 5 组，分别为复方活血膏大（10.0g/kg）、中（5.0g/kg）、小（2.5g/kg）剂量组，阳性对照正清风痛宁片（50 mg/kg）组及空白对照组。将复方活血膏加温后使其变软，按各组剂量做成约 15mm、7.5mm、3.75mm 大小不等的小薄片贴于大鼠右足跖上下两面，阳性对照组灌胃 1mL/100g 给药，空白对照组给予等体积蒸馏水涂抹大鼠右足跖上下两面。给药后 2 小时去除复方活血膏，将各组大鼠右后足跖腱膜下注射 1%卡拉胶 0.1mL 致炎，分别用 YLS-7A 足跖容积测量仪测定致炎前及致炎后的足容积，计算致炎前后足容积差值作为肿胀度。

结果表明，复方活血膏大、中剂量组大鼠在致炎后 1 小时内对卡拉胶引起的足跖肿胀有明显抑制作用（$P<0.05$）。

3. 家兔皮肤刺激试验

复方活血膏单次涂抹给药对家兔完整皮肤及破损皮肤均无刺激作用，多次涂抹给药（每次 1.0g，连续 1 周）对家兔完整皮肤及破损皮肤均无刺激作用。

4. 豚鼠皮肤过敏试验

观察复方活血膏重复接触豚鼠皮肤是否发生过敏反应，结果表明复方活血膏对豚鼠皮肤无致敏作用。

（四）复方活血膏对膝骨性关节炎治疗作用的临床研究

选取 80 例膝关节（0～Ⅱ期）患者（均为门诊病例），按年龄及性别进行分层随机分组，50 例纳入治疗组，其中男 22 例，女 28 例；平均年龄 43.3±10.9 岁。30 例纳入对照组，其中男 11 例，女 19 例；平均年龄 42.4±8.3 岁。两组经统计学处理无明显差异（$P>0.05$），具有可比性。采用复方活血膏膏剂，每贴 15g，单侧患者贴患侧，双侧患者贴双侧（统计时以症状、体征较重侧为标准，不计膝别），于关节间隙周围寻找最主要的痛点，以之为中心贴敷（多位于关节内侧间隙上下）。随着病情的改善，原痛点可能消失，再取其周围的新痛点，每周更换 1 次，疗程 2 个月，评定近期疗效。治疗组 50 例患者中显效 10 例，有效 32 例，无效 8 例，控显率 20%，总有效率 64%；对照组 30 例患者中显效 4 例，有效 15 例，无效 11 例，控显率 13.33%，总有效率 50%；两组比较，差异有显著性（$P<0.05$），说明治疗组疗效优于对照组。

现代科学证实，麝香、冰片有透皮剂样作用，能使药理有效成分充分渗透于病灶局部。诸扶正之剂可激活细胞活力，促进组织修复反应，有利于病损组织的修复复原；而祛邪之剂则通过对炎性介质和病理代谢产物的中和或裂解，促进其排出；其中活血化瘀之剂，通过局部微循环的改善，可对扶正、祛邪之剂均有增效作用。该方在临床应用中常获得各主要症状、体征同步改善的效果，痛点的局限、转移和消失与患者主观感觉的改善及关节功能的恢复之间有着同步的联系，由于资料有限，对此尚未进行全面的数据处理。该方对关节间隙的维持、软骨代谢的具体影响机制等，均有待进一步深入研究。

四、复方南星止痛膏

（一）组方来源与功效

复方南星止痛膏是江苏南星药业有限责任公司研制的中药外用药（国药准字Z10970019），具有祛风除湿、消肿止痛的功效。该方由生天南星、生川乌、丁香、肉桂、白芷、细辛、川芎、徐长卿、乳香（制）、没药（制）、樟脑、冰片组成。

本方中天南星燥湿化痰、祛风止痉、散结消肿；川乌祛风除湿、温经止痛，两者为君药。肉桂、丁香为臣药，实为"丁桂散"方；肉桂辛甘大热，散寒止痛、活血通经；丁香辛温，外用可温经散寒止痛。白芷辛香性温，祛风止痛；细辛辛温，散寒止痛，走窜之性强，两者均为止痛膏药方中的常用药。川芎辛温，活血化瘀、祛风止痛；乳香与没药是活血散瘀、消肿止痛之良药；徐长卿辛温，行气祛风止痛，并可祛风止痒，加入外敷药中可减少皮肤痒疹的发生。这些行气药与活血药共为本膏药之佐药。樟脑辛温，有穿透性特异香气，外用可除湿消肿止痛；冰片辛苦微寒，有消肿止痛、防腐止痒之效。此两者对皮肤有温和刺激作用，可帮助其他药物透皮吸收，故为使药。

（二）复方南星止痛膏的制备工艺和质量控制方法

复方南星止痛膏中含有细辛药材，细辛中所含的马兜铃酸在口服制剂中所体现出的肾毒性已广为国内外文献所报道。复方南星止痛膏为外用制剂，为保证其临床用药的安全性，采用 UPLC 法测定复方南星止痛膏中马兜铃酸 A 的含量，建立其含量控制标准。采用 Waters ACQUITY UPLC HSS T3 色谱柱(1.8μm , 2.1mm×100mm); 检测波长 250nm; 流动相：乙腈- 0.1%甲酸（35：65）；流速 0.4 mL/min，柱温：45℃。复方南星止痛膏中马兜铃酸 A 含量不得高于 0.5μg/g。

（三）复方南星止痛膏对膝骨性关节炎治疗方法的实验研究

1. 复方南星止痛膏抗炎作用研究

采用大鼠慢性肉芽肿模型、甲醛致大鼠急性炎症模型评价复方南星止痛膏的抗炎作用。通过观察炎症组织中细胞因子 IL-1、IL-6、肿瘤坏死因子 α（TNF-α）、前列腺素 E（PGE）等的变化，探讨其作用机制。复方南星止痛膏可以抑制大鼠慢性肉芽肿的形成，降低急性炎症大鼠足肿胀，降低炎症组织中 IL-1、IL-6、TNF-α、PGE 水平，具有明显的抗炎作用。

2. 复方南星止痛膏的镇痛作用

采用甲醛致大鼠急性疼痛模型和小鼠醋酸致痛模型，评价复方南星止痛膏的镇痛作用。

（1）大鼠甲醛法：大鼠 50 只，随机分为 5 组：模型组（外贴基质），泼尼松对照组（0.0054g/kg，灌胃，同时外贴基质），复方南星止痛膏高剂量、中剂量、低剂量 3 个剂量组。以 5% 甲醛 0.1mL 皮下注入大鼠右后足跖，用电子压痛仪测定该肢踝关节处 0 小时、1 小时、2 小时、3 小时、4 小时、6 小时的痛阈值（以大鼠足趾受压初始嘶叫或挣扎作为判断）。

（2）小鼠扭体法：小鼠 55 只，随机分为 5 组。空白对照组（0.5%CMC-Na，灌胃，加外贴基质），阳性药吲哚美辛组，复方南星止痛膏高剂量、中剂量、低剂量 3 个剂量组。

各组按上述给药，给药 1 小时后腹腔注射 0.7% 的醋酸溶液，每只小鼠 0.2mL。记录 10 分钟内小鼠出现扭体反应（腹部内凹、伸展后肢、臀部抬高）的次数。

（3）指标检测：血浆中 β-EP、PGE_2 含量的测定：水合氯醛麻醉大鼠后固定，颈总动脉取血，2%EDTA 抗凝，离心取血浆，按放射免疫试剂盒说明测定。

（4）实验结果：①复方南星止痛膏对甲醛致大鼠足跖肿胀压痛影响：结果表明造模后大鼠痛阈值明显下降，复方南星止痛膏高、中剂量在各时间点及低剂量在 1 小时、6 小时均可提高甲醛致痛大鼠的痛阈值，与模型组相比差异显著。②复方南星止痛膏对乙酸所致小鼠疼痛影响：结果表明复方南星止痛膏高、中剂量能减少乙酸所致小鼠的扭体次数，与模型组相比差异有显著性。③复方南星止痛膏对大鼠血浆中 PGE_2、β-EP 的影响：结果表明复方南星止痛膏高、中剂量可降低血浆中 PGE_2 的含量，与模型组相比差异有显著性（$P < 0.05$），各给药组均可升高血浆中 β-EP 的含量，与模型组相比差异亦有显著性。

（四）复方南星止痛膏对骨关节炎治疗作用的临床研究

1. 复方南星止痛膏治疗骨关节炎的临床研究

观察复方南星止痛膏治疗骨关节炎的临床疗效。将 60 例患者随机分为两组各 30 例，治疗组采用复方南星止痛膏外敷治疗，对照组采用双氯芬酸二乙胺乳膏治疗，观察治疗前后关节疼痛、僵硬、功能受损等情况的变化。结果：治疗组和对照组在改善关节疼痛、僵硬及功能受损情况等方面均有较好的效果，与治疗前比较，差异均有显著性意义

（*P*<0.05）；两组治疗后比较，差异无显著性意义（*P*>0.05），两者疗效相当。复方南星止痛膏治疗骨性关节炎疗效确切，且使用安全方便。

2. 复方南星止痛膏对膝骨性关节炎（寒湿痹阻证）抗炎止痛作用的研究

观察复方南星止痛膏治疗膝骨性关节炎（寒湿痹阻证）的临床疗效。将 418 例患者随机分为两组。治疗组 316 例采用复方南星止痛膏治疗，对照组 102 例采用骨痛贴膏治疗。均治疗 14 天为 1 个疗程。结果两组在治疗后 6 天、12 天症状分级量化积分、膝关节疼痛指数均显著下降，与治疗前比较，差异均有显著性意义（*P*<0.05，*P*<0.01），两组治疗后症状分级量化积分比较，差异有显著性意义（*P*<0.05）。复方南星止痛膏治疗膝骨性关节炎（寒湿痹阻证）抗炎止痛疗效确切，安全，无毒副作用，不良反应少，值得临床推广使用。

3. 复方南星止痛膏对膝关节骨性关节炎患者疼痛的影响

观察复方南星止痛膏对膝关节骨性关节炎患者疼痛的影响。85 例（88 膝）膝关节骨性关节炎患者，予以复方南星止痛膏外敷。以复方南星止痛膏 1 帖，外敷于最痛的部位，24 小时后去除，隔天 1 次，3 次为 1 个疗程。共观察两个疗程。疗程结束后，评价患者治疗前后疼痛指标的变化。85 例患者均得到随访，其中 2 例患者因用药后出现皮肤过敏而停药，改用其他疗法，3 天后过敏症状消失。治疗前 VAS 分值为 7.96±1.24 分，治疗后为 3.05±1.01 分，两者比较 *P*<0.05。提示复方南星止痛膏外敷可有效减轻膝关节骨性关节炎患者的疼痛。

4. 复方南星止痛膏治疗膝关节炎 60 例

对门诊病例 60 例进行研究，采用狗皮膏药作为对照，选最痛部位，贴药 24 小时，间隔 1 天再贴，连续 3 次，6 天为 1 个疗程。结果表明复方南星止痛膏对治疗中老年人常见的膝关节炎的寒湿瘀阻证，具有较强的消肿止痛、改善患处生理功能的作用，总有效率为 95%，显效率为 51.7%，疗效均高于狗皮膏对照组（*P*<0.05），治疗前后症状与体征总积分比较差异显著（*P*<0.01）。在起效时间上，该药平均为 16.75 小时，较狗皮膏的平均起效时间（21.7 小时）要短；在单项疗效比较中，除功能障碍改善外，其余疼痛、肿胀和压痛等症状和体征的改善均优于狗皮膏（*P*<0.05）；因此，止痛起效快、作用明显、疗效确切、使用方便是复方南星止痛膏的特长，可推广应用。

五、蠲痹合剂

（一）组方来源与功效

蠲痹合剂由淫羊藿、鹿角胶、黄芪、当归、独活、骨碎补、牛膝、全蝎、蜈蚣、地龙、威灵仙、丹参十二味中药组成。蠲痹合剂以淫羊藿、鹿角胶为君药，统领全方共奏补肾壮阳振奋督脉之功。骨碎补补肾活血、止血、续伤，善止疼痛，辅助淫羊藿、鹿角胶补肾壮骨活血止痛。当归、黄芪二药合用为臣，补气生血，以裕生血之源；养血和营，以使阳生阴长，气旺血生，筋骨得濡。牛膝性善下行，直达肝肾二经，补益肝肾活血通经，与丹参配伍，增强活血通络、祛瘀止痛之功。威灵仙辛咸走散，既可祛散在表之风，又能化在里之湿，祛风湿通经络善治四肢麻木疼痛，与独活合用，在方中为将，直捣病所，共奏祛风湿止痹痛之功，痹证日久，邪气久羁，循经入骨。久之则气血凝滞不行，变生痰湿瘀浊；经络闭塞不通，非草木之品所能宣达，必借虫蚁之类搜剔窜透，方能浊去凝开，气通血和，经行络畅。故方用虫类药物地龙、全蝎、蜈蚣为佐，祛经络之瘀血痰湿。综观全方，配伍严谨，组方精当，扶正祛邪，标本兼顾，诸药合用，可使肝肾强、筋骨壮，风湿除而痹痛愈。临床观察验证了本方可迅速有效地改善患者关节疼痛、活动受限的临床症状，是治疗 OA 的有效方药。

现代药理研究表明，淫羊藿具有增强机体免疫功能、加强性腺功能、延缓衰老等作用，其有效成分 ESPS 能明显提高老龄动物组织中超氧化物歧化酶（SOD）、谷胱苷肽过氧化物（GSH-Px）的活性，具有增强 T 淋巴细胞和 B 淋巴细胞免疫及肾上腺皮质的功能，使机体的肾上腺皮质功能和免疫功能保持在正常的范围之内，从而推迟老化进程和防止疾病的发生。鹿角胶、黄芪均有滋补强壮作用，可增强机体免疫功能。实验证明牛膝煎液、蜈蚣水提物能显著增强实验动物血清中 SOD 的活性，降低过氧化脂质的含量，从而延缓衰老。现代研究还发现黄芪配伍当归能显著增强心肌细胞收缩力、抗衰老、抗自由基、抗血小板聚集、提高免疫功能等。上述研究均证明本方有明显的延缓机体衰老的作用，可保护软骨细胞，防止并延缓其损伤。骨碎补中所含双氢黄酮有明显的镇静镇痛作用，可刺激软骨细胞代偿性增生，改善软骨细胞功能，推迟其退行性病变。当归有效成分主要为阿魏酸、氨基酸、维生素 B_{12}、微量元素及多糖等，其提取液可抑制 5-羟色胺释放，促进积聚于局部致痛物质的排出，营养神经，促进受损发炎神经的修复。临床应用发现其对神经、肌肉、关节和平滑肌等组织慢性疼痛，具有类似皮质激素的抗炎镇痛效果，且无不良反应。丹参可扩张外周血管，增加血流量，改善微循环及心脑血液循环，抑制血栓形成，改善血液流变性，并通过中枢神经系统的抑制作用来镇静镇痛。丹参制剂对实验性骨折有促进愈合作用，提示通过改善局部微循环，有利于损伤组织的修复和再生。小鼠扭体实验和热板法测试实验表明牛膝、威灵仙、独活煎剂有明显的镇静镇痛作用。而从蝎毒中提纯的 TT-Ⅲ是一种镇痛活性多肽，对多种疼痛模型均有很强的镇痛作用，地龙则能增强免疫作用，促进伤口愈合。上述研究证明了本方可改善局部微循环，抗炎消肿，并有显著的镇痛作用，故而能有效改善患者的临床症状。

（二）蠲痹合剂的制备工艺

将黄芪、当归、淫羊藿、独活、骨碎补、牛膝、全蝎、蜈蚣、地龙、威灵仙、丹参11 味药加 20 倍量水提取 3 次，浓缩后加鹿角胶烊化，分装灭菌即得，每毫升合剂相当于原药材 0.5g。

（三）蠲痹合剂对骨性关节炎治疗作用的实验研究

采用 Hulth 法将新西兰兔造成骨性关节炎模型，并随机分为正常组、模型组、中药（蠲痹合剂）组和西药（维骨力）组，每组 10 只，6 周后通过检测血清及心肝肾组织匀浆中 SOD、NO 含量，X 线摄片，大体标本观察，以及关节软骨、滑膜光镜和/或电镜观察其病理变化进行研究。结果显示：

1. X 线观察

正常组膝关节内外侧间隙均匀一致，股骨髁、胫骨平台关节面轮廓清晰、光整；模型组膝关节内侧间隙明显变窄，外侧间隙增大，膝关节失稳，股骨内髁、胫骨平台关节面不光整；中、西药组膝关节内侧间隙变窄，外侧间隙稍宽但与模型组比较，股骨内髁、胫骨平台关节面尚光整。肉眼观察：正常组兔膝关节软骨外观呈蓝白色，色泽明亮，无裂纹及软化，触之较硬；模型组兔关节软骨明显失去原有光泽、发黄、色泽变暗淡、软骨触之较软，尤以股骨内髁为著，滑膜存在不同程度增生、粘连，关节液量增多，且呈泡沫状、浑浊，未见明显骨赘形成；中药组可见关节软骨外观呈白色，欠光滑，股骨内髁软骨触之变软，有的可见裂纹，滑膜轻度增生，关节液较正常组稍多；西药组肉眼观与中药组相似，滑膜炎性表现也较模型组轻，中、西药组之间差异不显著。

2. 病理形态学

蠲痹合剂组在病理程度上的改变明显较模型组为轻，软骨表面裂纹少，胶原纤维结构基本完整，固缩的软骨细胞较少，虽可见部分退变的软骨细胞，但部分软骨细胞具有较多的细胞器，某些区域形成软骨细胞簇，这些都表明软骨细胞通过增强合成和分泌功能来修复软骨。现代药理研究结果也证明蠲痹合剂在一定程度上保护了软骨细胞的功能，维持软骨结构的相对完整，并促进软骨细胞代谢及软骨修复，抑制滑膜炎症及增生，从而有效地抑制了骨关节炎的形成和发展。

3. 蠲痹合剂对 SOD、NO 的影响

模型组的血清中 SOD 含量明显下降，中、西药组均能提高血清中 SOD 的活性，但以中药组效果为佳。蠲痹合剂正是通过提高自由基清除剂超氧化物歧化酶的活性而起到清除机体多余自由基，抑制氧自由基对软骨细胞及机制的损害作用，防止继发性损害，从而起到保护软骨及其基质免受氧自由基侵害的作用，进而延缓关节软骨的退变。NO 检测无差异。该研究表明蠲痹合剂能提高 SOD 含量，抑制氧自由基对软骨细胞及基质的损害，从而起到防止并延缓关节软骨的退行性改变、抑制滑膜炎症的作用。

（四）蠲痹合剂对骨关节炎治疗作用的临床研究

观察蠲痹合剂治疗膝关节骨性关节炎的效果。临床观察病例数为 51 例，随机分为蠲痹合剂治疗组 30 例与维骨力对照组 21 例。治疗组与对照组在性别、年龄、病程、性别等方面均无明显差异。治疗组给予蠲痹合剂每次 20 mL，每日 3 次；对照组口服维骨力 2 粒，每日 3 次，6 周为 1 疗程。6 周后观察疗效。等级资料采用 Ridit 分析，计量资料两组间比较或治疗前后比较分别用组间比较的 t 检验和配对的 t 检验。临床疗效：6 周后治疗组明显优于对照组，表明蠲痹合剂治疗 OA 疗效优于维骨力。临床症状：治疗前两组积分比较 $P>0.05$，无显著差异，具有可比性。治疗前后组内比较时，治疗组的积分疗后比疗前明显减少，有显著性差异（$P<0.01$），而维骨力组治疗前后积分有差异（$P<0.05$），但不如治疗组，说明蠲痹合剂能有效改善 OA 患者的临床症状。

第八章 成人斯蒂尔病

成人斯蒂尔病（adult onset Still's disease，AOSD）是一组病因和发病机制不明，以弛张热、一过性和多形性皮疹、关节炎或关节痛为主要临床表现，伴有肝、脾及淋巴结肿大，周围血白细胞增高的一种临床综合征。该病起病于成年人，男女均可罹患。于1896年由 Still 最初描述，真正使用"成人斯蒂尔病"一名始自1971年 Bywater 的报告，此后一直沿用。国内曾长时间用"变应性亚败血症（subsepsisallergica）"，为便于国际交流，国家自然科学名词审定委员会公布的医学名词认定斯蒂尔病一词，成人患者为成人斯蒂尔病。发病年龄从16～18岁不等，平均29～33岁，男性发病略低于女性。本病病程多样，少数呈自限性，发作一次缓解后，经不同时间（多不超过1年）后又反复间歇发作，下次发作时间很难预料。病情慢性持续活动者最终可出现慢性关节炎，甚至有骨破坏。

第一节 成人斯蒂尔病的中医经典内容

本病在中医文献中无相似的病名，但根据其临床表现特征可参考"热痹""暑痹""湿痹"等疾病进行诊治。

《圣济总录》曰：《内经》云，其热者，阳气多，阴气少，阳遭阴，故为痹热。盖腑脏壅热，复遇风寒湿三气至，客搏经络，留而不行，阳遭其阴，故痹然而热闷也。

《证治准绳·杂病》云：热痹者，脏腑移热，复遇外邪客搏经络，留而不行，阳遭其阴，故痹，然而闷，肌肉热极，体上如鼠走之状，唇口反裂，皮肤色变，宜升麻汤。

第二节 成人斯蒂尔病的病因病机

成人斯蒂尔病患者中以反复高热、一过性多形性皮疹、咽痛为主要临床表现，无关节肌肉疼痛者属于中医"温病"范畴；如患者在反复高热、一过性多形性皮疹、咽痛的同时，伴有肌肉关节疼痛者则属于中医"痹证"范畴。该病是由正气不足，风、寒、湿邪乘虚侵袭潜伏于体内，伏藏日久化热、生痰、成瘀、耗气伤阴，当劳累、七情刺激、饮食失调或感受外邪后，引动伏邪，合而为患，走窜于卫气营血、肌肤关节之间而发病。

（一）本在正虚

患者正气亏虚，风、寒、湿邪乘虚侵袭入里，伏藏于体内，导致阳气郁滞，气郁则生热化火,加之劳累、七情刺激、饮食失调,患者正气更加亏虚,正不胜邪,伏邪泛滥而致发病,发病初期即见高热。患者反复高热,高热耗气伤阴,导致疾病后期出现气阴两虚。故可见五心烦热,两颧潮红,盗汗,身疲乏力,皮疹隐隐未净等。阴虚发热多出现于午后或夜间,次日清晨体温降至正常。虚火上炎则咽痛,口干,舌红、少苔,脉细数。因此,正气亏虚为本病发病之根本。病变初期,气虚为主,病至后期气阴两虚。

(二)标在湿热伏邪、痰瘀痹阻

患者正气不足,风、寒、湿邪乘虚侵袭入里,内伏营阴或膜原,伏藏日久化热,湿热互结,当劳累、受到七情刺激、饮食失调或感受外邪后,引动伏邪而致发病。当外邪与湿热内邪相合时,表现为卫气同病,症见发热恶风,汗出,全身酸痛,咽痛,舌边尖红、苔薄白或薄黄,脉浮洪数等。当内伏于营分的湿热之邪因正气不足以与之抗衡而外发时,表现为气营两燔,症见高热持续不退,汗出,烦躁不安,关节疼痛,身体多处红色皮疹,尿黄,便干,舌质红或绛、苔黄燥少津,脉洪数等。湿邪偏胜时,患者表现为湿热内蕴,症见发热,日晡热甚,纳呆,关节肿痛以下肢为重,全身困乏无力,下肢沉重酸胀,身体散布红色皮疹,舌苔黄腻,脉滑数等。热入营血,煎灼津液,炼液为痰,痰入经络而成瘰疬,流注关节而见关节肿胀。气虚无力推动血行致血行瘀滞;痰浊阻滞脉道,使血行受阻而加重瘀阻;外邪侵犯经络,寒性凝滞,气机不通,亦可导致血瘀,症见关节肌肉疼痛,痛有定处,舌暗有瘀斑等。

(三)气阴两虚、湿热痰瘀互结为病情反复发作根源

因患者素体虚弱,无力激发正气,鼓邪外出,故病邪深伏,正虚邪困。气虚卫外不固,外邪极易入侵,正虚邪盛,引起病情加重及反复难愈。湿性黏滞,阻滞气机,并可影响经脉气血运行,使得痰瘀交结,可使病证迁延、反复不解。热灼津液,痰阻气机,气血津液凝滞,痰瘀内阻,湿热痰瘀互结,终致病情反复发作,缠绵难愈。

本病的基本病机是外感时疫、暑湿及风湿热邪,致表卫不和,气营两伤,经络关节痹阻,并内侵脏腑。病位或在表、在气、在营,也可在经络、关节、血脉,与心、肺、胃、肝、肾等脏腑息息相关。

本病的性质初期以邪实为主,而邪实多是风、湿、热、痛。后期伤及正气,也可见气阴两伤,特别是阴血亏虚的证候。

第三节 成人斯蒂尔病的临床诊断

(一)1992年日本成人斯蒂尔病研究委员会推荐的诊断标准

1. 主要指标

(1)发热≥39℃,并持续1周以上。
(2)关节痛持续2周以上。

（3）典型皮疹。

（4）WBC 增高≥$10×10^9$/L，包括中性粒细胞≥80%。

2. 次要指标

（1）咽痛。

（2）淋巴结和（或）脾大。

（3）肝功能异常。

（4）RF（－）和 ANA（－）。

3. 排除

（1）感染性疾病（尤其是败血症和传染性单核细胞增多症）。

（2）恶性肿瘤（尤其是恶性淋巴瘤、白血病）。

（3）其他风湿病。

以上指标中符合 5 项或更多，且其中有 2 项以上为主要指标就可以诊断为成人斯蒂尔病，但需排除所列其他疾病。

（二）美国推荐的 Cush 成人斯蒂尔病诊断标准

1. 必备条件

（1）发热≥39℃。

（2）关节痛或关节炎。

（3）RF＜1∶80。

（4）抗核抗体＜1∶100。

2. 另备下列任何 2 项

（1）WBC≥$15×10^9$/L。

（2）皮疹。

（3）胸膜炎或心包炎。

（4）肝大或脾大或淋巴结肿大。

第四节　成人斯蒂尔病的辨证论治

（一）辨证要点

1. 发热的辨别

对高热患者要辨明是邪毒发热还是本病发热。初起外感，发热在表；表证已净，而热更甚，可有两种情况：有感染病灶、血常规检查指标增高、舌苔黄腻燥者，为邪毒内陷；无明显感染病灶、血常规检查指标偏高、苔薄黄，一般为内伤阴液。故本病之发热，多为邪热或外感诱发。

2. 关节痛的辨别

关节红肿热痛，属邪热炽盛；关节疼痛游走不定，属风盛；关节疼痛重浊，属湿盛；疼痛剧烈、固定不移，属血瘀；关节疼痛、活动受限、恶寒怕冷，属脾肾阳虚，阴寒内盛。

3. 皮疹的辨别

皮疹出没较速，淡红明润，上部较多，为风热初起；若热邪深重，则色泽紫黑、干枯失润。湿热互结者，疹色红紫、高尖晶莹、缠绵难退。如皮疹浮红干焦、时轻时重，多为阴虚内热证。

（二）治则治法

大多认为本病的初期性质以邪实为主，而邪实多是风、湿、热、瘀；后期可致本虚标实。基本病机是感受风湿热邪，或感受时疫毒邪暑湿，或湿热蕴结，致营卫不和，气营两伤，经络关节痹阻；病位或在表、在气、在营，也可在经络、关节、血脉，临床症候复杂。急性期，发热为主者多从温病、六经辨证论治；以关节痛为主者，则宜从痹证论治。缓解期发热，正气未虚，邪实为主，从伏邪、湿温论治；若正气亏虚，可从内伤发热论治。临床治疗切忌盲目地对号入座，而应辨证论治，随证立法选药，方可取得满意疗效。

（三）分型论治

1. 热犯肺卫证

【临床表现】恶寒，间歇弛张热，咽痛，发热时出疹，为丘疹，或荨麻疹色红或鲜红，但无斑块状，可有胸闷、咳嗽、头痛，可伴关节痛，口干微渴，舌边尖红苔少，脉浮数。

【治则治法】清肺泄热，宣卫透邪。

【方剂】银翘散加减。

【常用药】金银花 24g，连翘 24g，板蓝根 15g，荆芥穗 10g，竹叶 10g，薄荷 6g，大青叶 15g，桔梗 6g，牛蒡子 10g，芦根 15g，淡豆豉 10g，甘草 6g。水煎服，每日 1 剂。

2. 气营两燔证

【临床表现】壮热，口渴，烦躁不安，发热时伴胸腹、面部、颈及四肢红斑，或夹有疹点，色鲜红或深红，或兼关节肿痛，或兼衄血。舌苔黄，脉洪数。

【治则治法】清气凉血，泻火解毒。

【方剂】白虎汤合清营汤加减。

【常用药】生石膏 30g（先煎），知母 15g，生地 15g，玄参 15g，牡丹皮 10g，赤芍 10g，丹参 15g，竹叶 15g，金银花 20g，连翘 15g，防己 6g。水煎服，每日 1 剂。

3. 热入血分证

【临床表现】高热、体若燔炭，躁扰，甚至神志迷蒙、谵语，发疹时见斑疹复，分布密集，色如胭脂或紫黑，可有衄血、吐血、便血，色鲜红或暗红，舌深绛，脉沉数实或细数。

【治则治法】凉血解毒。

【方剂】犀角地黄汤加减。

【常用药】水牛角粉 30g，牡丹皮 30g，石斛 15g，生地 30g，金银花 20g，连翘 15g，生石膏 30g（先煎），玄参 20g，知母 15g，侧柏叶 15g，茜草 15g，丹参 15g。水煎服，每日 1 剂。

4. 风湿热痹证

【临床表现】关节疼痛，灼热红肿，伴发热、口渴、烦闷不安，皮疹隐隐，肌肉酸痛，舌质红苔黄燥，脉滑数，多见于以关节炎为突出表现者。

【治则治法】祛风除湿，清热通络。

【方剂】白虎加桂枝汤加减。

【常用药】生石膏 30g（先煎），知母 15g，桂枝 10g，银花藤 20g，海桐皮 15g，威灵仙 15g，防己 10g。水煎服，每日 1 剂。

5. 阴虚血瘀证

【临床表现】低热持续不退，五心烦热，两颧潮红，盗汗，身疲乏力，皮疹隐隐未净，腹中隐痛夜间尤甚，关节酸痛而胀，口干尿赤，舌质嫩红或兼瘀斑，苔薄白或薄黄而干，脉细微数。多见于病程恢复期。

【治则治法】养阴退热、活血化瘀。

【方剂】青蒿鳖甲汤合增液汤加减。

【常用药】青蒿 10g，炙鳖甲 15g（先煎），知母 10g，生地 15g，牡丹皮 10g，玄参 15g，麦冬 10g，地骨皮 10g，红花 10g，赤芍 10g，生甘草 6g。水煎服，每日 1 剂。

第五节　成人斯蒂尔病的中医特色疗法

1. 专病专方研究

清热解毒、化湿通络法治疗 AOSD 11 例。予清开灵注射液和脉络宁注射液静脉滴注。此外予中药汤剂口服，基本方：石膏 30～180g，知母 10～30g，土茯苓 10～30g，黄柏 6～15g，萆薢 10～30g，防己 10～30g，威灵仙 10～30g，生地 10～60g，丹参 10～30g，薏苡仁 30～60g，滑石 10～60g，檀香 6～10g，桂枝 3～6g，甘草 3～6g。加减：热入营分者加牡丹皮 10～30g，大青叶 10～30g；热入血分者加连翘 10～20g，金银花 10～30g。每日 1 剂，水煎服。治疗 2 个月后评定疗效。结果：痊愈 7 例，好转 4 例，总有效率 100%。

中药治疗 AOSD 30 例。基本方：柴胡 15g，乌梅 15g，五味子 15g，防风 15g，黄芪 30g，当归 10～15g，桑寄生 10g，羌活、独活各 10g，制川乌头 10g，生石膏 40～60g。并随症加减。结果：总有效率 100%。

粉背雷公藤治疗 AOSD 8 例。每日用粉背雷公藤茎枝干 30g（有 2 例加鸡血藤 10g），水煎取汁 200mL，早晚 2 次，饭后口服。同时内服复方氢氧化铝及复合维生素 B 片，每次各 2 片，每日 3 次。个别患者发热过高，加以支持疗法及对症处理。结果：好转 2 例，痊愈 6 例，总有效率为 100%。

2. 外治法

（1）口腔溃疡：金莲花、金银花、麦冬煎水含漱；外用西瓜霜、珠黄散、锡类散。

（2）外阴溃疡：苦参、蛇床子水煎外洗；外用锡类散或白珍珠散。

（3）刮痧疗法。

背部：因五脏之俞皆在背，故刮痧部位主要在脊背，即后背正中线及中线两侧。

胸膛：在鸠尾附近。

颈项：内颈至肩。还可刮肘窝。

方法：用牛角片或光滑铜币，蘸食油或麻油，自上至下，自内向外，轻刮之，至局部皮肤潮红隆起，或显后紫黑色痧点为止。

（4）刺络放血疗法。

方法：用三棱针在穴位直刺，使之出血，出血较多，多用于体穴。用毫针在穴拉上挑刺放血，刺入较浅，手法要轻，出血要少，适用于头面部穴位。

适应证：十宣刺络法，适用于高热引起烦躁不安，神志不清者。委中刺络法，适用于下肢酸胀，屈伸不利者。曲泽刺络法，适用于两臂疼痛者。百会挑刺法，适用于头痛、头晕、失眠者。印堂挑刺法，适用于头痛剧烈者。太阳挑刺法，适用于头痛剧烈者。

3. 中医食疗方药

（1）木瓜汤：木瓜 4 个，蒸熟去皮，研烂如泥，白蜜 1kg，炼净。将药物调和匀，放入净瓷器内盛之。每日晨起，用开水调 1～2 匙饮用。凡属湿热阻滞经脉而引起的筋骨疼痛，可服用此汤。

（2）赤小豆粥：赤小豆 30g，白米 15g，白糖适量。先煮赤小豆至熟，再加入白米做粥加糖。

（3）防风薏苡仁粥：清热除痹。防风 10g，薏苡仁 10g，水煮，每日 1 次，连服 1 周。

（4）果汁饮：湿热痹痛，肝肾阴虚，热蒸汗出者，常服梨、苹果、橘等之果汁。

（5）石榴皮 150g，母鸡 1 只。治湿热痹。将鸡去毛及内脏，切块，加石榴皮同煮调味服食。可连服数日。

（6）茄子根：治热邪偏胜，红肿热痛的热痹。茄子根 15g，水煎服。每日 1 次，连服数天。也可用茄子根（或白茄根）90g，浸入 500mL 白酒中，3 日后服用。每次饮 15mL，每日 2 次，连服 7～8 日。

（7）黄花菜根：治热痹。黄花菜根 50g。将黄花菜根水煎去渣，冲黄花菜根 50g。将黄花菜根水煎去渣，冲黄酒内服，每日 2 次，连服数日。

第六节　成人斯蒂尔病的预防调摄

（1）消除和减少或避免发病因素，改善生活环境空间，养成良好的生活习惯，防止感染，注意饮食卫生，合理膳食调配。

（2）注意锻炼身体，增加机体抗病能力，不要过度疲劳过度消耗，戒烟戒酒。

（3）早发现早诊断早治疗，树立战胜疾病的信心，坚持治疗。

第七节　成人斯蒂尔病的名医验案

刘健，男，主任医师，教授，博士、硕士生导师。

【案】　患者，男，29岁，2013年6月30日初诊。以反复发热、皮疹、关节痛18年，再发加重2周为主诉。患者约1995年无明确诱因出现反复发热，体温最高达40℃，发热时伴有咽痛、全身多发淡红色风疹、右腕及双膝关节疼痛，至安徽省某医院就诊，诊断考虑为变异性败血症，予以布洛芬缓释胶囊口服，反复发热近2个月体温逐渐正常。2010年6月上症再次发作，仍以发热、全身多发淡红色风疹、关节痛为主要表现，累及双膝关节红肿疼痛，至安徽省某医院诊断为成人斯蒂尔病，予甲泼尼龙每日40mg口服，联合环磷酰胺0.4g静脉滴注，每月2次冲击治疗，甲氨蝶呤每周10mg、硫唑嘌呤每日50mg口服。治疗3个月余，症状逐渐缓解，患者自行停药。2012年上述症状再次发作，患者口服泼尼松20mg/d，症状缓解后停药。近2周来，患者再次出现发热、散在红色皮疹、关节疼痛，自服泼尼松10mg/d，服用1周，效果不佳，遂来安徽中医药大学第一附属医院风湿病科就诊，舌质红，苔黄腻，脉细数。实验室检查示WBC 27.57×10⁹/L，红细胞（RBC）3.93×10¹²/L，ESR 98mm/h，RF 19.5U/mL，hs-CRP 269.04mg/L，血清铁蛋白3506.46ng/mL。西医诊断：成人斯蒂尔病。中医诊断：痹证（湿热痹阻证）。治法：滋阴清热解毒，健脾化湿通络。处方：蒲公英10g，白花蛇舌草15g，紫花地丁10g，薏苡仁15g，茯苓10g，陈皮6g，丹参10g，泽泻10g，知母10g，黄柏6g，生地10g，青蒿10g，地骨皮10g，垂盆草15g，豨莶草10g，炒麦芽15g，甘草3g。7剂，水煎服，每日1剂，早、晚分服。同时口服泼尼松每日10mg。

2013年7月7日二诊，患者诉诸症皆减，腕关节时有不适，活动不利，偶感心慌，乏力，拟上方去知母、黄柏，加黄芪15g，桂枝10g，鸡血藤15g，同时口服泼尼松，剂量不减。

2013年7月21日三诊，患者诉皮疹明显减退，关节疼痛减轻，精神明显改善，诉夜寐差，烦躁不安，拟上方加酸枣仁30g，远志30g，夜交藤15g，泼尼松剂量同前。随症辨治5周后，患者发热、皮疹及关节痛症状明显消退。近2年来，患者坚持服用中药治疗，泼尼松已减至每日6mg，现已无特殊不适，病情稳定。

按语：本例患者为中年男性，发病急骤，初诊时见反复高热、皮疹不退及关节疼痛，舌质红，苔黄腻，脉细数，口服大量激素病情控制不佳。刘健教授详细询问病史，结合脉象，四诊合参，考虑为湿热痹阻证。患者多因感受湿热毒之邪，蕴结筋骨肌肉关节所致。热为阳邪，热盛则见发热、红肿热痛、溲黄、舌红之象，湿为阴邪，重着黏腻，湿盛则周身困重，湿邪留滞经络关节则感重着；湿热毒邪交阻于经络、关节、肌肉等处，故关节肌肉局部红肿灼热，或变生结节，或见身肿；湿邪重浊下行则易见足肿；气血阻滞不通，故关节疼痛，皮下硬痛，气血瘀滞则斑疹显现；湿热中阻，故口苦口黏，口渴不欲饮，身热不扬，大便黏滞，小便黄赤。舌红、苔黄腻、脉细数均为湿热之象。刘健教授认为，治疗应当抓住本病基本病机，以滋阴清热解毒为主，又佐以健脾利湿、活血化瘀之品宣痹通络。治疗常用苦寒之蒲公英、白花蛇舌草、紫花地丁行清热解毒凉血之功。知母性辛苦寒，下则润肾燥而滋阴，上则清肺金泻火，乃二经气分药也，为养阴清热之良药。青蒿解湿热，退虚热，其味苦而不伤阳，寒而不碍湿，气芳香而化浊，质轻清而透邪，具有清热除湿之功。薏苡仁、茯苓、泽泻清利湿热。豨莶草通络除痹止痛。丹参活血化瘀。垂盆草保肝降酶，缓解肝功能损伤，以防长期服用非甾体类抗炎药或慢作用抗风湿药引起肝功能损伤。因长期服用糖皮质激素或苦寒之剂，胃肠道多有不适，酌加陈皮、炒麦芽、甘草健脾和胃。若热毒炽盛者，可加生大黄、生石膏清热解毒泻火。以关节肿痛为主者可加全蝎、路路通。

第九章 皮肌炎与多发性肌炎

皮肌炎（dermatomyositis，DM）与多发性肌炎（polymysitis，PM）均为特发性炎症性肌病，主要累及横纹肌，表现为肌无力、肌痛和肌萎缩，有皮肤损害者称皮肌炎，无皮肤损害者称多发性肌炎。病理特征为不规则的肌肉坏死、再生和炎性细胞浸润，实验检查特点为血清肌酸激酶、乳酸脱氢酶及多种氨基转移酶增高，肌电图显示或多或少的特征性表现。DM与PM的确切发病机制不明，是自身免疫性结缔组织病中最少见的一种，年发病率约为5/1 000 000，发病年龄多为5～15岁和45～60岁，男女之比为1：2。部分病例与其他自身免疫性结缔组织病或恶性肿瘤并发。

第一节 皮肌炎与多发性肌炎的中医经典内容

根据系统性硬化病的临床主要证候、病程的转归及并发症，目前比较一致认为，应属祖国医学的"痹症"之"皮痹""风痹""肌痹""顽皮""皮痹疽"的范畴。本病发于皮肤，以皮肤增厚、硬化、萎缩为临床特征，病久累及内脏，脏腑功能失调，加重皮肤病变，致皮肤肿胀变硬最终萎缩。

祖国医学博大精深，文献中有着许多类似系统性硬化病的记载，如《素问·五藏生成篇》记载："风寒湿三气杂合而为痹也""以秋过此者为皮痹"。认为本病病因与感受风寒湿外邪有关，并指出易病季节。《诸病源候论》记载："痹者，其状肌肉顽厚，或疼痛，由血气虚则受风湿而成此病"，又指出"秋遇痹者为皮痹，则皮肤无所知，皮痹不已，又遇邪，则移入肺"。可见系统性硬化病的形成是因正气不足，复感风、寒、湿邪，凝于肌腠，滞于经络，寒凝血涩，络脉痹阻，皮失所养而发病。《类证治裁》记载："肌痹，即湿痹着痹也。浑身上下左右麻木，属卫气不行；皮肤麻木，属肺气不行；肌肉麻木，属营气不行。丹溪曰：麻为气虚，木为湿痰败血。"《张氏医通》记载："肌痹者。即著痹湿痹也。留而不移。汗出四肢痿弱。皮肤麻木不仁。精神昏塞。皮痹者。即寒痹也。邪在皮毛。隐疹风疮。搔之不痛。初起皮中如虫行状。以上诸证。又以所遇之时而命名。非行痹痛痹著痹外。又有皮脉筋肌骨之痹也。"病程迁延日久，久病入络，累及诸脏之阴络，脏腑功能失调，更加重皮肤病变。

第二节 皮肌炎与多发性肌炎的病因病机

肌痹的发生是由于外因感受六淫邪气，痹阻肌肉腠理，内因正气不足，气血亏虚，不能濡润荣养，最终导致病邪侵袭脉络，肌肉腠理不通不荣，发为肌痹。其主要病因病机如下。

（一）外邪闭阻肌腠

正气不足，卫外不固，六淫之邪侵袭人体，尤其是风寒湿三气杂至，闭阻气血，侵犯肌腠，脉络不通，风盛则善行，湿盛则漫肿，寒盛则痛着，一身肌肤尽痛。血虚生风则可见皮疹。

（二）热毒内侵

病因感受热毒之邪，或外邪从阳化热，或治之初误投辛热峻烈之品，导致热邪壅盛于内，更有热盛化毒，热毒相搏，病在气营则身热口渴，热盛动血则皮疹紫癜泛溢肌表，伤阴耗血，肌肤肉腠失于荣养则肢体不仁不用。

（三）脾胃虚弱

脾主肌肉，脾胃为气血生化之源，脾胃虚弱是肌痹发病内在的主要因素。饮食不节，忧思过度，劳倦内伤，导致脾胃虚弱，不能正常化生水谷精微，充养四肢百骸，出现腠理疏松，复感外邪侵袭则发生肌肉疼痛，麻木不仁，脉络闭阻，发为肌痹。病久正虚，脾胃益弱，运化失司，水饮、痰浊、瘀血互结，停于体内，则四肢肿胀无力，甚则肌肉萎缩。脾胃不和，则病及脏腑，诸症蜂起，变症丛生。总之，肌痹虽病在肌肉腠理，但外引皮肤，内伤脏腑，不可孤立对待，起病多为邪实或虚实夹杂，久病则虚实交错，病情复杂，邪实与正虚互为因果，互相胶着，后期则营卫气血，脏腑经络均可受病。

第三节　皮肌炎与多发性肌炎的临床诊断

诊断DM/PM应具备：①对称性近端肌无力，伴或不伴吞咽困难或呼吸肌无力；②血清酶谱升高，特别是CPK；③肌电图示肌源性改变；④肌活检异常；⑤皮肤特征性表现。

判定：以上5条全具备者可确诊典型皮肌炎。仅具备前4条者为多发性肌炎。前4条具备2条加皮疹诊断为"很可能皮肌炎"。具备前4条中3条为"很可能多发性肌炎"。前4条中1条加皮疹为"可能皮肌炎"。仅具备前4条中2条者为"可能多发性肌炎"。

在诊断前应排除肌营养不良、肉芽肿性肌炎、感染、最近使用过各种药物和毒物、横纹肌溶解、代谢性疾病、内分泌疾病、重症肌无力等。

第四节　皮肌炎与多发性肌炎的辨证论治

（一）辨证要点

1. 辨标本

本病以正气虚弱、气阴不足、五脏虚损为本，寒湿、湿热、痰瘀为标，标实郁久化热生毒。

2. 辨虚实

本病发作期及复发期，以标实为主，邪毒入侵，潜伏经络，阻滞气血，蕴久化热，炼热为痰，痰瘀互结；中间恢复期，标实本虚并重，病变继续发展可以伤及脏腑、累及气血，造成肺热、脾虚、肝肾之不足，甚则气虚血瘀，虚实夹杂之候；临床缓解期，本虚为主。

3. 辨寒热

临床主要有寒湿和湿热两大证候，寒湿胜者以肌肉酸楚、冷痛、触及不热，喜热畏寒，天阴加重，舌淡苔白腻为特点；湿热胜者以肌肉红肿、热痛、触及发热，舌红苔黄腻为特点。

（二）治则治法

中医治疗硬皮病首辨标本虚实，以寒凝痰阻、血瘀、脉络受阻为标，以肺、脾、肾之阳虚、气虚为本；以肺、脾、肾之气虚、阳虚为虚，以寒邪、血瘀、痰阻为邪实。以正虚为主者，外邪伤正，气血亏虚，络虚不荣，肌肤失养，治以益气血、通经络、养荣生肌，若治疗得当，皮肤尚能逐渐变软，皮肤代谢改善，以至恢复正常功能。另外应根据累及脏腑不同而五脏分治，总以理气和血通络、维护脏腑功能为治疗思路。

（三）分型论治

1. 热毒炽盛证

【临床表现】肌肉疼痛不可触，或肌肉肿痛，肌肉无力，可伴紫红色皮疹。或有发热恶寒、关节酸痛，或高热口渴、心烦，或口苦咽干，大便干，小便黄赤。舌红苔黄，脉洪大或滑数。

【治则治法】清热解毒，凉血通络。

【方剂】犀角地黄汤、黄连解毒汤加减（《备急千金要方》《外台秘要》）。

【常用药】生地25g，水牛角15g，玄参15g，黄连15g，黄柏15g，丹皮15g，赤芍25g，白花蛇舌草15g，土茯苓15g，连翘15g。

2. 脾虚湿热证

【临床表现】肌肉疼痛肿胀，四肢困重无力，身热不扬，头重如裹，或身有红斑，食少纳呆，胸脘痞闷，或腹胀便溏。舌红苔腻，脉滑数。

【治则治法】祛湿清热，健脾益气。

【方剂】升阳益胃汤、当归拈痛汤加减（《脾胃论》《医宗金鉴》）。

【常用药】生黄芪30g，生白术15g，生薏苡仁15g，柴胡15g，升麻15g，当归15g，羌活15g，苦参15g，黄芩10g，泽泻15g，茯苓15g。

3. 寒湿痹阻证

【临床表现】肌肉酸胀疼痛，麻木不仁，四肢无力，遇寒则肢端发凉变色疼痛，伴有畏寒身重，关节疼痛。舌淡苔白腻，或舌有齿痕，脉沉细或濡缓。

【治则治法】散寒除湿，解肌通络。

【方剂】防己黄芪汤合乌头汤加减（《金匮要略》）。

【常用药】黄芪 25g，防己 10g，防风 10g，羌活 15g，独活 15g，制川乌 5g，当归 15g，川芎 15g，薏苡仁 15g，桂枝 10g。

4. 脾肾两虚证

【临床表现】肌肉萎缩麻木，松弛无力，四肢怠惰，手足不遂，面色萎黄或㿠白，畏寒肢冷，吞咽不利，脘腹胀闷。舌淡苔白，脉沉或弱。

【治则治法】温补脾肾，益气养血通络。

【方剂】补中益气汤合真武汤加减（《脾胃论》《伤寒论》）。

【常用药】制附子 10g，肉桂 5g，炒白术 15g，茯苓 15g，黄芪 15g，菟丝子 15g，当归 15g，白芍 15g，熟地 15g，淫羊藿 10g。

5. 肝肾阴虚证

【临床表现】病久不愈，身倦神疲，肢软无力，头晕：腰酸，肌肉萎缩，皮肤不荣，手足麻木，午后发热。舌红少苔，脉细数或虚数。证候分析：久病不愈，日久损及肝肾，肝肾亏虚。肾阴不足，则头晕腰酸；肝阴不足，宗筋失养，见身倦神疲，肢软无力，皮肤不荣，手足麻木；阴虚阳亢，午后发热。舌红少苔，脉细数或虚数，为肝肾阴虚之象。

【治则治法】滋补肝阴，舒筋通络。

【方剂】一贯煎合知柏地黄丸加减（《柳州医话》《医宗金鉴》）。

【常用药】北沙参 15g，麦冬 15g，熟地 15g，川楝子 15g，川芎 15g，枸杞子 15g，当归 15g，黄柏 15g，丹皮 10g，龟板 10g（先煎）。

第五节　皮肌炎与多发性肌炎的中医特色疗法

1. 专方治疗研究

（1）张氏中药胶囊。

组成：西洋参、三七、杜仲、全虫、川续断、防风、当归、生地、白芍、黄鳝血等。加工制成胶囊，每次 3～5 粒，每日 3 次，口服。服药期间多喝水。

疗效：根据观察，自治中药，祛风除湿，舒筋活络，补气活血，对改善微循环，提高机体免疫力，减轻炎症溢出，促使炎症吸收，促进神经细胞恢复有着卓越的功效。所选 5 例患者，从症状、体征及实验室检查等都支持皮肌炎之诊断，均用该中药胶囊治疗一个半月至两个半月痊愈。随访半年至一年未见复发。

（2）清热解毒饮。

组成：金银花 30g，土茯苓 30g，黄芪 20g，虎杖 15g，白花蛇舌草 20g，生地 20g，赤芍 24g，牡丹皮 15g，紫草 15g，升麻 12g，生甘草 6g。水煎服，每日 1 剂。设对照组：按泼尼松 0.5～1.0mg/（kg·d）口服治疗，两组患者均按 1 个月为 1 个疗程，连续治疗 3 个月。

疗效：

1）对主要症状、体征的疗效比较及分析：治疗组、对照组在治疗前后中医临床表现积分有显著性差异，且治疗组改善作用优于对照组（$P<0.01$）；治疗组与对照组均能有效地改善患者肌力、肌压痛的症状，治疗组第 1～2 个月时对肌压痛的改善优于对照组，余两组之间比较无显著性差异（$P>0.05$），提示两组临床治疗作用基本相当。

2）实验室检查指标的疗效分析：治疗组与对照组在 CPK、LDH、AST、ESR 疗效方面比较，治疗前后均有显著差异，组间比较无显著性差异（$P>0.05$）。

3）激素用量及撤减情况分析：治疗组与对照组激素用量治疗前后比较均有显著性差异，治疗组从第 2 个月时激素用量与治疗前相比即有显著性差异。第 3 个月时，治疗组激素用量明显较对照组少（$P<0.01$），说明中药能减少激素用量，发挥协同治疗作用。

4）病情复发情况分析：治疗组有 1 例患者用药 70 日后因感染而病情复发，经加用抗生素同时恢复原激素用量使病情得到缓解，对照组至第 3 个疗程时有 2 例因感染而复发，恢复激素用量，并同时加用抗生素后，病情得以控制。两组复发率对比 $P>0.05$，无统计学意义。

2. 中医食疗方药

（1）薏苡仁粥：薏苡仁 40g，粳米 30g，将两者洗净，放入锅内，加清水适量，武火煮沸后，文火煮成粥，加白糖调成甜粥，随量食用。

（2）山药薏苡仁粥：小米 100g，薏苡仁 30g，莲子 15g，枣（干）10g，山药 30g，共煮粥，粥熟后，加白糖少许，空腹食用，每日 2 次。

（3）茯苓饼：糯米粉 200g，茯苓 200g，白砂糖 100g，将茯苓磨成细粉，加米粉、白糖加水适量，调成糊，以微火在平锅里摊烙成薄饼即可。

（4）茯苓黄芪粥：茯苓 50g，黄芪 30g，大米 100g，将茯苓烘干后研成细粉，黄芪洗净后切成片，大米淘洗干净放入锅内，加入 1000mL 清水，放入黄芪片，将锅置武火上烧沸，再改用文火煮 35 分钟，然后加入茯苓粉煮沸 5 分钟即成。

（5）土茯苓猪骨汤：猪脊骨 500g，土茯苓 100g，猪骨打碎，加水熬汤约 2 小时，去骨及浮油，剩下 3 大碗，入土茯苓，再煎至 2 碗，去渣。

（6）冰糖枸杞炖山药：山药 750g，枸杞子 50g，冰糖 100g，蜂蜜 50g，淀粉（豌豆）10g，将山药去皮洗净，切成段，用沸水烫一下，捞出备用，淀粉加水调成芡汁备用，锅内加适量清水、冰糖、蜂蜜烧开，放入山药段、枸杞子用慢火炖熟烂，将山药段捞出摆盘，水淀粉勾芡，浇在山药段上即成。

（7）山药枸杞煲苦瓜：猪肉（瘦）50g，苦瓜 50g，枸杞子 20g，山药 20g，山药洗净，切片，苦瓜去皮、瓤，洗净，切片，将猪肉洗净，切成片，葱姜洗净，均切成末，锅中放油烧至温热，肉片、葱姜末放入一起煸炒，待炒出香味后加入适量的鸡汤，再放入山药片、枸杞子及盐、味精、白胡椒粉，用大火煮，待锅开后改用中火煮，10 分钟以后再放入苦瓜片，即可。

（8）绿豆粥：绿豆100g，粳米150g，白糖15g。绿豆、粳米用水淘洗干净，入锅中，加水适量，小火慢慢熬煮成粥，粥成时加入白糖，每日早晚作正餐服食。

（9）冬瓜汤：冬瓜250g，丝瓜20g，冬瓜去皮和瓤，切成片；丝瓜洗净去皮，切粒。炒锅放到火上，放入色拉油烧热倒入素汤400mL，放入冬瓜、精盐、味精，到烧开后，放入丝瓜，盛入汤碗即可。

第六节　皮肌炎与多发性肌炎的预防调摄

（1）皮肌炎患者对紫外线敏感程度高，外出时穿长袖衣服，戴宽边帽或撑伞，必要时涂防晒霜。

（2）保持室内空气新鲜，经常开窗换气，避免着凉，预防感冒。

（3）加强皮肤护理，保持皮肤卫生，特别是皱褶部位，如腋下、肛门、外阴和乳房下，用温水洗浴，避免碱性肥皂的刺激。

（4）勤更衣，衣服要选择不刺激皮肤的棉织品，勤沐浴，勤剪指甲，勤漱口，防止发生继发感染。

第七节　皮肌炎与多发性肌炎的名医验案

查玉明，辽宁省中医研究院主任医师，国家老中医药专家学术经验师承工作指导教授，国家级名老中医，荣获全国"首届中医药传承特别贡献奖"，享受国务院政府特殊津贴。平生精于攻读，勤于临证，深悟古典医籍之精髓，通晓临床辨证之精要。从事中医临床基础理论研究及中医人才培养工作近60个春秋，坚持勤求古训，师古不泥，兼收并蓄，博采众长，不持偏执，敢于创新，在临床中积累了丰富的经验，基本上形成了自己比较系统的学术思想。

【案】　李某，男，21岁。1978年7月患带状疱疹，反复感染。低热持续3个月不解，全身无力下肢萎软，于1月入院。查尿肌酸500mg，肌酐0.259，尿常规检查：蛋白（＋），WBC 1～3个/HP，病理检查确诊为皮肌炎。入院后症状逐增，肌肉无力，卧则不能翻身自起，呈瘫痪状态。口不能开，咽下困难，用胶管吸饮水汁。曾用地塞米松、环磷酰胺等药治疗，不见好转。12月邀中医会诊。症见：神情苦闷，面色紫红不泽，面部有散在米粒大小丘疹，皮肤粗糙，两臂不举，指屈曲不能伸，指端皮损溃破，肢凉不温，全身肌肉瘫软，但无疼痛。舌绛苔薄，脉沉缓而细。病始于带状疱疹，感受毒邪而诱发。本病反复发作，时轻时重，缠绵日久，阴血耗损，低热不解、真气大伤所致。邪气留恋，病变逐渐加深，气血愈损。内不能灌溉脏腑，外不能充养形体，则两臂不举，指不能伸，营虚不仁，卫虚不用，全身肌肉瘫痪，口不能开。此属四肢不收、身无疼痛的风痱证。治宜调和营卫，通达阳气。选用黄芪五物汤加减。

生黄芪50g，茯苓25g，甘草10g，桂枝7.5g，白芍15g，鸡血藤25g，红花15g，当归15g，川芎15g，豨莶草15g，防风10g，生姜12片，大枣7枚。

服药 20 余剂。阳气渐复，气血复生，内脏得以滋养，外形得以濡润。痹通邪微，故能翻身坐起、尚能下床活动，但步履维艰，不能蹲起。两臂略举、口开咽下顺利，诸证显著改善，仍宗前方加何首乌 15g 继服。查尿肌酸 182mg，明显恢复，尿常规检查无异常所见。但见面皮脱屑、头面发痒、毛发稀疏、眉毛脱落，指关节痛，筋脉拘紧，伸屈不利，下肢踝部浮肿，脉缓兼涩象。前用益气通阳法，诸证缓解。但病久正虚，邪从湿化，羁留关节则痛，湿郁则肿；气血俱虚。肌肤失濡，则皮燥脱屑，眉脱发落；风胜则痒。治宜和血养营，散风燥湿。选用四物、消风散化裁。

当归 15g，川芎 10g，赤芍 15g，生地 25g，僵蚕 10g，蝉蜕 15g，黄柏 15g，苍术 15g，蒺藜 15g，首乌 15g，白鲜皮 25g，连翘 25g，甘草 10g。

续服 30 余剂，关节肿痛消除，手指伸缩自如，皮痒消退。诸症明显改善。查尿肌酸 104mg，面部尚存米粒大小散在丘疹，指端可见坏死后瘢痕。颈部皮色见黑，色素沉着。由于病发经年，气血两虚，精营耗损、肌肤失养，则皮色变异、血燥风搏，续发丘疹缠绵不愈。治宜养血润燥，清营散风。仍找前方加防风 10g。

继服 20 剂，皮肤黑斑消退，四肢活动如常，病情基本缓解。随访 2 年诸症平复未发。

第八节　皮肌炎与多发性肌炎的研究与开发

1. 肌炎灵胶囊组方来源与功效

肌炎灵胶囊由丹参、绞股蓝、淫羊藿等组成，为河北医科大学附属医院河北以岭医院吴以岭教授主持完成的课题"中药肌炎灵胶囊治疗多发性肌炎的实验和临床研究"的研究成果，通过了由河北省科技厅组织的专家技术鉴定。研究表明，肌炎灵胶囊对机体的非特异性免疫反应有抑制作用。药效学研究结果还显示，肌炎灵胶囊治疗实验性自身免疫性肌炎（EAM）的作用机制不同于激素类免疫抑制剂，它是一种免疫调节机制。经毒理学检查，肌炎灵胶囊未显示有明显的毒副作用。

2. 肌炎灵胶囊的制备工艺与质量控制方法

根据方中三味药的主要有效成分的分析，选择醇提取方法。采用正交设计法，选取对提取影响较大的浸泡时间、加水量、煎煮时间为考察因素，以脂溶性浸出物和丹参酮的含量为考察指标，用方差分析的方法进行分析，优选最佳工艺条件为浸泡时间 1 小时、加水量 8 倍、提取时间 2 小时。

丹参为方中君药，采用薄层扫描法发现三氯甲烷-甲醇-水（65：35：10）在 10℃以下放置过夜的下层溶液系统展开所得丹参酮斑点清晰圆整，展开效果最为理想，方法简便，可有效控制该制剂的质量。

3. 肌炎灵胶囊对皮肌炎与多发性肌炎治疗作用的临床研究

多发性肌炎和皮肌炎属于中医学的"痹证"和"痿证"范畴。突出特点表现为"肌痹"和"肌肤痹"，早期邪实偏重多为"痹证"，后期虚实错杂也可表现为"痿证"。其主要病因病机是素体禀赋不足，阴阳气血与五行生克制化失常，以致邪毒内蕴或内外合邪，邪毒瘀痹肌肤与内脏脉络，脏腑又因之受损，故为邪痹虚损之证。其中邪毒痹阻是致病的关键因素。通过对大量临床病历资料观察发现，中医药全程介入治疗皮肌炎与多发性肌炎是非常重要的,研究发现肌炎灵胶囊治疗皮肌炎与多发性肌炎的优势体现在，一方面通过调节神经-内分泌-免疫网络功能，纠正免疫异常，减少抗体和免疫复合物的产生，另一方面通过多层次多环节的治疗作用消除已经形成的抗体和免疫复合物，恢复肌肉皮肤的正常结构与功能，从而消除肌痛、肌无力，改善肌肉萎缩，使皮肤恢复正常颜色。①能够有效地减轻激素治疗的不良反应，根据"心主血脉""肝主筋""脾主肌肉四肢""肺主皮毛""肾主骨"的中医理论，增补肝肾，滋阴润肺，有效地控制和减轻了内脏病变。②减轻患者对于激素的依赖性，温阳益气，激发患者自身受到抑制的肾上腺皮质功能，撤离激素，减少病情反复的概率，最终完全康复。

第十章 系统性硬化病

系统性硬化病（systemic sclerosis, SSc）是一种原因不明，以小血管功能和结构异常，以局限性弥漫性皮肤及内脏结缔组织纤维化或硬化甚至萎缩为特征的结缔组织疾病，曾被称为硬皮病、进行性系统性硬化。本病临床分两大类，指局限性硬化病和进行性系统性硬化病，前者病变仅局限于皮肤，一般无内脏受累，后者皮肤硬化广泛，多伴有内脏受累。目前该病病因尚不明确，一般认为与遗传易感性及环境因素有关。目前认为该病发病机制是由于免疫系统功能失调，激活、分泌多种自身抗体、细胞因子等引起血管内皮损伤和活化，进而刺激成纤维细胞合成胶原功能异常，导致血管和组织的纤维化。

SSc 分布遍及全世界，美国的发病率为（4~12）/100 万，我国不详。任何年龄均可发病，局限者以儿童及中年多见，系统者多在 20~50 岁，儿童相对少见，男女之比为 1：3。育龄妇女为发病高峰人群。家族性发病虽有报道，而患者一级亲属中患有其他结缔组织疾病者并不少见。

第一节 系统性硬化病的中医经典内容

硬皮病属祖国医学"痹证"的范畴，因其发于皮肤，以皮肤增厚、硬化、萎缩为临床特征，故对应于痹证之皮痹。关于本病之病因病机，中医认为是素体气血虚弱，卫外不固，腠理不密，外感六淫之邪，外邪痹阻经络，皮失所养而成，病久累及内脏，脏腑功能失调，加重皮肤病变，致皮肤肿胀变硬最终萎缩，故称其"皮痹"。

《圣济总论》曰："风寒湿三气杂至，合而为痹，以秋遇此者为皮痹。盖肺主皮毛，于五行为金，于四时为秋。当秋之时，感于三气则为皮痹，盖正言其时之所感者尔。固有非秋时而得之者，皮肤不营而为不仁，则其证然也。"其认为皮痹由风、寒、湿邪气侵于肌表，使卫阳之气不能温养所致，发病季节多在秋季，因秋燥使然。

《张氏医通》卷六曰："皮痹者，即寒痹也。邪在皮毛，隐疹风疮，搔之不痛，初起皮中如虫行状。"其认为皮痹多因脾肾阳虚，卫不能外固，风、寒、湿邪乘虚郁留，经络气血痹阻，营卫失调而成。

《症因脉治》卷三曰："肺痹之症，即皮痹也，烦满喘呕，逆气上冲，右胁刺痛，牵引缺盆，右臂不举，痛引腋下。"其认为皮痹即肺痹，系因肺主皮毛，肺失所养为皮痹病因。

风湿病中医证治

第二节　系统性硬化病的病因病机

（一）体虚外感

由于患者素体虚弱，气血不足，腠理空疏，营卫两虚，卫外失固，风、寒、湿、热之邪乘虚而入肤腠络脉之间，致使营卫失和，气血痹滞，痰瘀胶着，痰郁化毒阻络，局部肤腠肌表失养，而令皮肤顽硬，形如制革，肤色变深。如《灵枢·百病始生》说："风雨寒热，不得虚邪，不能独伤人。此必因虚邪之风，与其身形，两虚相得，乃客其形。"明确指出了"邪不能独伤人"，疾病的发生，必须具备"虚邪"与"身形之虚"，即外部与内部两个条件。其中"虚邪"只有通过"身形之虚"才能起致病作用，故"邪之所凑，其气必虚""最虚之处，便是客邪之地"。清代沈金鳌集诸家之说，对本病的病因有较全面的阐发，他说："麻木，风虚病，亦兼寒湿痰血病也……按之不知，掐之不觉，有如木之厚。"宋代吴彦夔《传信适用方·卷四》云："人发寒热不止，经数日后，以物击之似钟磬，日渐瘦恶"。不仅阐述了皮肤顽厚如木，坚硬如石的症状，综合了风、寒、湿、痰、血诸致病因素，而且描述了"人发寒热不止"到"经数日后，以物击之似钟磬"的质变过程。

（二）外邪入侵

风、寒、湿、热之邪通常是引起本病的外在因素，体质柔弱者，固然易于遭邪入侵；也有平时体质尚好，但由于久居严寒之地，又缺乏必要的防寒保暖措施；或者由于工作关系，野外、雪天露宿；或住地潮湿；或仲风冒雨、水中作业；或劳力感受湿；或汗出入水，等等，日久也可积而为病，生痰伏于络脉，痰郁化毒阻络而发病，正如《王孟英医案》载："余波奔流经络""痰邪袭于隧络""痰阻于络"。

（三）情志所伤

肝为藏血之脏，性喜条达。若因情志不舒，肝失舒泄，气机不利，则血液运行不畅，瘀血阻络，化生痰浊。在《血证论》中有："血积既久，亦能化为痰水"之说。赵献可在《医贯》中认为："七情内伤，郁而生痰"。李用粹在《证治汇补》中也认为："惊恐忧思，痰乃生焉"。另外，肝气郁结不畅，则横逆而犯脾胃，脾胃受克，运化失职，水液运化发生障碍，以致痰湿停留，蕴结于络脉，日久化毒而发病。

（四）饮食不节

胃为水谷之海，脾司健运之职，恣食生冷，或暴饮过量之水；脾胃虚弱，食少饮多，水停而不消；均可阻遏阳气，使中州失运，湿聚为痰。《临证指南医案》中记："夫痰乃饮食所化……有因多食甘腻肥腥茶酒而生者。"

（五）劳欲过度

肾为先天之本，脾为后天之源，两者为生命之根本。劳欲过度，伤及脾肾，脾伤则不能运化水谷，以资化源，气血不足，痰湿内生。肾伤则气化不行，不能温化水液，因而湿聚痰生。如《素问·举痛论》说："劳则气耗"。《素问·生气通天论》亦说："因而强力，高骨乃坏，肾气乃伤。"

（六）外伤

由于暴力的打击、扭挫、切割、穿刺等，使形体遭受外来的损伤。如果是开放性的损伤，创口处脉络断裂，气血不能循常道而行，痰湿瘀血凝于局部脉络；若为闭合性创伤，无论伤筋折骨，局部脉络必有损伤，离经之血瘀于伤处，气机不利，津液流行受阻。《杂病源流犀烛·跌扑闪挫源流》说："忽然闪挫，气必为之震，因所壅而凝聚一处。气运乎血，血本随气以周流，气凝则血亦凝矣。夫至气滞血瘀，则作肿作痛，诸变百出。"血瘀亦可致痰，如唐容川在《血证论》中提出："血积既久，亦能化为痰水"。痰伏于受损络脉，郁久化毒而发病。

（七）五脏虚损

五脏虚损以肺脾肾气虚为主，尤其是肾之阳气不足，五脏皆虚，卫外不固，腠理不密，外邪乘虚外袭，凝聚肤腠，痰毒阻滞络脉，气血痹着，皮肤变硬；或肾阳不足，五脏功能失调，气血津液运化失司，而致"湿凝为痰"，痰郁化毒，痰毒阻于络脉，皮肤筋脉硬化；病久则真阳亏耗，痰毒内凝，气血不运，使皮肤顽硬延及全身。张景岳在《景岳全书·痰饮》中载："盖痰即水也，其本在肾，其标在脾。在肾者，以水不归源，水泛为痰也。"李用粹在《证治汇补》中说："痰之源，出于肾，故劳损之人，肾中火衰，不能收摄，邪水、冷痰上泛。"陈士铎在《石室秘录》中云："非肾水泛上为痰，即肾火沸腾为痰。肾水上泛为痰者，常由禀赋不足，或年高肾亏，或久病及肾，或房劳过度，以致肾阳虚弱，不能蒸腾汽化水液，肾气虚弱，开阖失司，气化不利，则水液泛为痰。"痰毒阻闭经络，深入骨骺，而致根深难以遂除，如晚期所见到的关节肿胀、畸形。肺主一身之气，通调水道。如肺失清肃，治节无权，津液不能输布，内聚而成痰，痰留络脉，亦可随脾肾阳虚而"水泛为痰""上渍于肺"，故有"肺为贮痰之器"之说。脾为湿土之脏，"脾气散精"，职司运化水湿。脾土薄弱，清者难以上升，浊者难以下降，留于中焦，停滞膈间，内积为饮，凝聚成痰。朱丹溪说："脾气者，人身健运之阳气，如天之有日也，阴凝四塞者，日失其所，理脾则如烈日当空，痰浊阴凝自散。"张景岳分析水谷成痰的原因："果使脾强胃健，如少壮者充，则水谷随化，皆成气血，焉得留而为痰。惟其不能尽化，十留一二，则一二为痰，十留三四，则三四为痰。"所以大多医家认为"脾为生痰之源"。肝主疏泄的功能有保持全身气机畅通的作用，津液是靠气的推动而运行全身的。肝失疏泄，则气滞津液停聚而成痰饮。故李用粹在《证治汇补》中说："惊恐忧思，痰乃生焉。"心主血脉，心气一旦虚弱，无以推动血液的运行，水湿痰浊亦随之留着内聚。尤在泾在《金匮要略心典》中讲到：

"阳痿之处，必有痰浊阻其间"。由此可见，五脏虚损，皆可生痰，如张景岳说："无处不到而化为痰者，凡五脏之伤，皆能致之。"痰伏于络，痰郁化毒，痰毒阻于络脉，导致皮肤筋脉硬化。

综上所述，系统性硬化病的发生，以阳气亏虚为本，痰毒阻络为标，证属本虚标实；五脏虚损，劳欲过度，情志所伤等为内因，体虚外感，外邪入侵，饮食不节，外伤等为外因，致痰伏于络，痰郁化毒，痰毒阻络而发病。

第三节 系统性硬化病的临床诊断

根据雷诺现象、皮肤表现、内脏受累，以及特异性抗核抗体等，诊断一般不难。目前一般用 1980 年美国风湿病学会制订的系统性硬化病的分类诊断标准。参考如下：

（一）主要指标

近端硬皮病：对称性手指及掌指或跖趾近端皮肤增厚、紧硬，不易提起。类似皮肤改变同时累及肢体的全部、颜面、颈部和躯干。

（二）次要指标

指端硬化：①以上皮肤改变仅出现在手指末端；②指端凹陷性瘢痕或指垫变薄：由于缺血指端有下陷区，指垫组织丧失；③双肺基底纤维化：标准胸部 X 线片双下肺出现网状条纹、结节、密度增加，亦可呈弥漫斑点状或蜂窝状。并已确定不是由原发肺部疾病所致。

具备上述主要指标或 ≥ 2 个次要指标者，可诊断为系统性硬化病。但对于早期患者，症状表现不典型时，临床医师的经验、判断及密切随访十分重要。

第四节 系统性硬化病的辨证论治

（一）辨证要点

（1）辨标本：本病以寒凝痰阻、血瘀、脉络受阻为标，以肺、脾、肾之阳虚、气虚为本，临床上常以本虚标实证候为主要表现。

（2）辨寒、瘀、痰：寒凝者有四肢发凉，皮肤遇冷变白变紫；有瘀血者有肢端青紫或肌肤甲错，或舌质紫暗或有瘀斑；痰阻者有胸闷咳嗽或苔腻脉滑等。

（3）辨虚实：一般以寒邪、血瘀、痰阻为患属实证为邪实；凡以肺、脾、肾之气虚、阳虚，属虚证，为本虚。

（二）治则治法

皮痹的主要病机为阳气亏虚，邪毒阻络，证属本虚标实，其证候虚实寒热错综复杂，且常可累及心、肺、肾、胃、肠等脏腑。治疗宜扶正祛邪，标本兼治。扶正治本以益气养血活血为先；祛邪治标宜活血化瘀，温经通络，软坚散结，散寒除湿等法。尚应根据整个病程不同证候表现，灵活变通为用。温阳益气、活血散瘀、软坚散结法，适用于硬皮病的整个病程。晚期出现脏腑损害时，则难以治疗。

（三）分型论治

1. 寒湿犯肺，气血痹阻证

【临床表现】畏寒发热，身痛，关节痛，咳嗽气急，皮肤肿胀、苍白，指端遇冷苍白、青紫，舌体胖，苔白，脉沉缓（多见于病初皮肤肿胀期）。

【治则治法】祛寒除湿，调和气血。

【方剂】麻黄汤（《伤寒论》）合羌活胜湿汤（《内外伤辨惑论》）加减。

【常用药】麻黄 10g，桂枝 15g，杏仁 10g，羌活 15g，独活 15g，防风 15g，细辛 5g，白芷 10g，川芎 10g，甘草 5g。

2. 脾肾阳虚，痰湿阻络证

【临床表现】形寒肢冷，关节疼痛，皮肤增厚变硬，关节伸侧面有溃烂，纳呆便溏，腰膝酸痛，舌质淡苔白，脉沉滑（相当于皮肤硬化期）。

【治则治法】温补脾肾，祛痰通络。

【方剂】阳和汤（《外科证治全生集》）合身痛逐瘀汤（《医林改错》）。

【常用药】熟地 30g，鹿角霜 15g，白芥子 15g，肉桂 15g，炙麻黄 10g，红花 15g，薏苡仁 15g，淫羊藿 15g，蝮蛇 10g，全虫 5g，川芎 15g，地龙 15g，甘草 10g。

3. 气血两虚、瘀血阻络证

【临床表现】心悸气短，倦怠乏力，手足不温，皮肤萎缩，身体消瘦，舌质暗，苔薄白，脉细涩。

【治则治法】补益气血，活血通络。

【方剂】黄芪桂枝五物汤（《金匮要略》）合桃红四物汤（《医宗金鉴》）。

【常用药】黄芪 30g，当归 15g，党参 25g，丹参 20g，赤芍 15g，川芎 15g，鸡血藤 20g，桂枝 10g，淫羊藿 15g，伸筋草 15g，蜈蚣 5g，甘草 5g。

第五节　系统性硬化病的中医特色疗法

（一）专方治疗研究

1. 自拟硬皮速软汤

组成：附子片、桂枝各 20g，生黄芪、党参、当归各 30g，炒白术 15g，陈皮、升麻、柴胡各 10g，甘草 6g，生姜 30g，熟地 20g，山萸肉、茯苓、红花各 15g。病变部位偏下肢易升麻为怀牛膝 15g。每日 1 剂，水煎服，30 日为 1 个疗程。

疗效：治疗 100 例患者结果：①治愈：局部或全身皮损色接近正常肤色，皮肤变软，恢复弹性，并有皮纹出现，临床症状消失，追访 3 年以上无复发，且能参加体力劳动 80 例；②显效：临床症状消失，皮肤病变部位变软、弹性恢复，全身皮损色接近正常肤色，但临床症状，如下蹲活动稍有不利，关节痛偶有复发 20 例。

2. 葛根汤煎剂

组成：葛根 15～60g，桂枝 10～20g，麻黄 5～10g，白芍 10～30g，甘草 10～20g，大枣 10～20g，生姜 5～15g。用量依据患者年龄、体质、病情酌定，以服药后皮肤微汗为度，每日 1 剂，水煎 2 次早晚分服，第 3 煎熏洗患处，肌肉或皮损处皮下组织内注射人胎盘组织液针，每次 2～4mL，隔日 1 次，15 日为 1 个疗程。

疗效：①痊愈：患处皮肤的弹性、色泽、出汗功能等基本恢复正常；②显效：局部皮损范围缩小，皮肤变软有弹性，出汗功能基本恢复；③无效：患处皮损治疗前后无明显改善。结果：用药 4 个疗程后，痊愈 15 例，显效 9 例，无效 4 例；痊愈率 54%，有效率 86%，治疗过程中未见明显不良反应。

3. 蠋痹系列中药制剂

（1）壮肾蠋痹丸：熟地、鹿茸、骨碎补、炮山甲、木瓜、白芍等 19 味药，制成蜜丸，每丸重 9g，每日 3 次，口服。1 个疗程为 60 天。

（2）蠋痹通督胶囊：黄芪、葛根、天麻、龙骨、姜黄等 8 味药，制成胶囊，每粒 0.5g，每日 2～3g，每日 3 次，口服。1 个疗程为 60 天。

（3）痹清热胶囊：忍冬藤、青风藤、络石藤、土茯苓等 8 味药，制胶囊，每粒 0.5g，2～4g，每日 3 次，口服。1 个疗程为 60 天。

（4）蠋痹熏敷散。

组成：羌活、独活、炮穿山甲、红花、三七、乳香、没药、生川乌等 18 味药，制成散剂，每袋用白酒浸泡 24 小时后，外敷。

疗效：以西药 443 例为对照，蠋痹系列制剂对 486 例痹证患者的临床疗效结果：治疗组近期疗效（显效率为 71%，总有效率为 97%）与远期疗效均优于对照组。该制剂治疗痹证见效快、疗效稳定、治愈率高。

4. 加味阳和汤

组成：麻黄 6g，熟地 30g，肉桂 3g（或研末冲服），鹿角胶 30g（烊化冲服），白芥子 9g，熟附子 15g（另包先煎 30 分钟），细辛 3g，红花 9g，鸡血藤 30g，黄芪 40g，炮姜 6g，丹参 30g，炙甘草 3g。水煎服，每日 1 剂，分早晚 2 次服，3 个月为 1 个疗程，连续治疗 2 个疗程。

疗效：16 例患者作为一组，总有效率为 81.25%。病程分期与疗效的结果显示，肿胀期疗效与硬化期差异无显著性（$P>0.05$），但萎缩期与肿胀期差异有显著性（$P<0.05$）。同时对血管内皮细胞和皮质醇进行检测，结果显示治疗前患者血管内皮细胞水平高于正常对照组，皮质醇水平低于正常对照组；治疗后血管内皮细胞水平降低，皮质醇水平升高，与治疗前比较差异均有显著性（$P<0.01$），治疗后与正常对照组比较差异均无显著性（$P>0.05$）。

（二）外治法

（1）针灸疗法

1）药饼灸。

取穴：主穴分4组。大椎、肾俞；命门、脾俞；气海、血海；膈俞、肺俞。

药饼制备：白附子、乳香、没药、丁香、细辛、小茴香、苍术、川乌、草乌各等量，先研成细末，加蜂蜜、葱水适量，调和捏成药饼。药饼直径2.5cm，厚0.6cm，上穿数小孔。

2）综合法。

取穴：主穴取阿是穴、肺俞、肾俞。配穴取曲池、外关、三阴交、关元、大椎。阿是穴位置：皮损区。本法是运用穴位注射、皮内针、艾灸及针刺多种方法。多种方法综合运用，1个月为1个疗程，停针3～5日继续下1个疗程。第2个疗程起，可根据症情，适当延长刺灸间隔时间。

3）体针一。

取穴：主穴分3组。前额皮损者，上星、阳白、头维；上肢皮损者，扶突、大椎；腰背和下肢并受损者，腰阳关、环跳、秩边。配穴分3组：血海、三阴交；印堂、太阳；承山、三阴交。应用本法治疗局限性硬皮病经1～6个疗程全部有效。

4）体针二。

取穴：主穴分3组。腰阳关、秩边、扶突；环跳、秩边、血海；承山、三阴交、秩边。配穴：血海、扶突、三阴交。每隔1个疗程，加脉冲电疗仪治疗1个疗程，用疏波或疏密波，电流量以患者感舒适为宜。

5）围刺法。

取穴：曲池、足三里、三阴交、血海、膈俞、膏肓、关元穴。对局部皮肤硬化部位，在硬化区边缘用5号寸毫针根在四周进行围刺，针与皮肤呈45°，向中心刺入。然后再隔姜片灸，将生姜切成薄片，中间用针刺数孔，上置艾灶，点燃烧尽后再易灶复灸，一般灸一壮，以皮肤红晕不起泡为度。

6）针灸加火罐法。

取穴：采用整体辨证取穴与病变局部取穴相结合。整体以手足三阳经俞穴为主穴。选用肺俞、脾俞、肾俞、足三里。采用呼吸补法：选用大椎、曲池、合谷、阳陵泉，采用平补平泻的手法。局部采用扬刺法，并依据皮损面积，以每针间隔2～3cm呈45°角刺入患处中心基底部，患部中心以90°垂直于表皮进针入基底部，行捻转泻法，留针30分钟。在留针同时，选取背俞穴和病变中心穴位加以温针灸。即取1.5～2寸长艾灶接于针柄上，一般灸3～5灶。以穴道内部觉热和皮肤红润为止。患部肌肉变薄处可采用悬起温和灸法。即右手持艾卷垂直悬起于穴道之上，距皮肤3～4cm，以患者感觉温热舒服，以至微有热痛觉为度。针后在病变部位拔火罐，隔日1次，拔出瘀血。每日治疗1次，每周治疗5次，10次为1个疗程，每2个疗程间隔休息1周。

7）刺络拔罐法：在皮肤硬化部位表面用皮肤针叩打，令其微出血，然后拔火罐5分钟，起罐后用消毒棉揩净出血。

（2）推拿疗法：取穴以手太阳肺经及足太阳膀胱经为主，选中府、列缺、经渠、风池、肺俞、脾俞、肾俞、缺盆、足三里等穴。手法可取按、压、摩、推、点、拔等。反复多次，直至皮肤发温发热为止，可作为辅助治疗。

（3）按摩疗法（足部按摩法）：俗语说"百病缠身终日苦，足部按摩解患忧"。采用全足按摩，重点加强五脏、神经-体液调节通路及运动系统等反射区，可达到调节机体、协调脏腑、扶正祛邪、促进代谢、增强抗病能力的目的，有利于硬皮病的治疗。足部按摩部位有：足底部反射区（脑垂体、肺及支气管、腹腔神经丛、甲状旁腺、心、肾上腺、肾、输尿管、膀胱、胰、盲肠、会盲瓣、升结肠、横结肠、降结肠、乙状结肠及直肠、小肠、肛门、生殖腺）；足外侧反射区（生殖腺）；足背部反射区（上身淋巴结、下身淋巴结、胸部淋巴结即胸腺）。

按摩治疗前可饮温开水一杯，中药液浸泡双足 20～30 分钟，逐渐加热保持水温在45℃左右。按摩完后再大量饮用温开水，以改善血液循环，祛凝滞寒湿，促进新陈代谢，有利于寒湿凝滞从体内排出。每日 1 次，每次 30 分钟，10 日为 1 个疗程。

（4）手足浴法：清代吴尚大师说："外治之理，即内治之理；外治之药，即内治之药，所异者法耳，医理药性无二"。这就是说治内治外的医学理论都是相同的，中医讲究内治法和外治法联合应用，对于治疗硬皮病也具有良好效果。中药趁热浸泡双手双脚，具有促进全身气血运行、温煦脏腑、通经活络的作用，进而起到调节内脏、帮助血液循环、优化全身组织的营养状况，加强机体新陈代谢，使萎缩的肌细胞得到供养，肌力增加之作用，对身体恢复有莫大的益处。常用手足浴方：黄芪 10g，当归 10g，葛根 10g，川椒 5g，红花 5g。用法：以纱布袋将所有药材包起来并捆紧，加适量水浸泡 20 分钟后再烧开加热，煮约 10 分钟后倒入泡盆，再调和冷水至适当的温度。此方可以活血通经，手足冰冷的人可以每日泡 10 分钟，改善血液循环。

（5）中药熏蒸法：又称中药汽疗，是用中草药煎煮产生的药汽熏蒸人体来治病或健身的一种外治疗法。消除患者的紧张感、不适感，提高对药物治疗的接受度，从"心理"和"意识"的层面上调动患者"正气"的自主性抗病祛病能力需要采用专业的熏蒸机进行治疗，患者坐于熏蒸机之内，盖门关闭后，仅露出头部，药汽在由下至上循行的途径上，还同时渗透穴位、疏通经络（所谓"通则不痛，痛则不通"），故能益气养血，调节机体阴阳平衡。此法借热力和药力的双向作用，实现"皮肤吃药""足部桑拿"的物理疗法。此法和中药手足浴一样，都属于中医外治法。作用机理是药力借助热力作用于机体，使全身皮肤毛窍开放，腠理疏通、发汗排毒、活血通络，并且循经内传调整脏腑气血阴阳而发挥治疗作用。此法对于硬皮病患者常有软化肌肤的功效。经验方一：黄药子 250g，加水煎熬，趁热熏洗患处，或用桑枝、桂枝、松节、赤芍各 30g，煎水热浸患处，每次浸泡 20 分钟，每日 2 次，适用于皮肤变硬，病变较轻者。经验方二：苦参汤（苦参、艾叶、蛇床子、地肤子、苍耳子、商陆）加水煎洗或热敷患处，适用于皮肤变硬而病变较轻者。

（6）中药离子导入：特色中药离子导入法是一种集中药、电疗、磁疗、远红外线于一体的综合疗法，包括衬垫法：将浸有药液的湿绒布或滤纸置于作用极衬垫上，贴敷在治疗部位，适用于较平坦而且面积小的部位；水浴法：将药液放在水槽中，采用炭质电极，治疗部位浸入水槽内，非作用极置于身体相应部位，本法适用于四肢末端。中药离子导入治疗无毒副作用，简便易做，治疗硬皮病也有较好效果。

（7）中药经络穴位注射：此方法通过对腧穴的机械刺激、经络传导和药物的药理作用，来激发经络穴位功能，使体内气血畅通，调整和改善机体功能和病变组织的病理状态，使发生的功能障碍逐渐恢复。这一疗法改变了传统的外敷、外贴药物不宜渗透穴内的弊端，增强了药物作用的发挥，提高了对硬皮病的疗效。

（三）中医食疗方药

（1）虫草鸡汤：冬虫夏草 15～20g，龙眼肉 10g，大枣 15g，鸡 1 只。鸡宰好洗净，除内脏、大枣去核与冬虫夏草和龙眼肉，一起放进瓦锅内，加水适量，文火煮约 3 小时，调味后食用。功能补脾益肾，养肺安神，适用于肺脾肾虚者。

（2）黄芪当归羊肉汤：黄芪 120g，当归 60g，羊肉 1000g，生姜 30g。羊肉洗净，放入开水中略烫，取出切片，当归、黄芪洗净，放入纱布袋装好，葱洗净切段。煲放适量清水，放入所有材料，用猛火煲开，放小火煲 2 小时，下食盐调味即可。该品有益气补虚，温中暖下，补肾壮阳，生肌健力，抵御风寒之功效。

（3）桃仁粥：取桃仁 5g，粳米 160g，桃仁捣烂如泥，加水研汁，去渣，加粳米煮为稀粥，即可食用。功能活血祛瘀通络，适用于硬皮病瘀血阻络型。

（4）田鸡油炖冰糖：田鸡油 5g，冰糖适量，放入锅内，加水适量，炖烂即可食用。功可补肾益精，适用于硬皮病肾虚患者。

（5）枸杞养肾粥：枸杞叶 500g（枸杞子 30g），羊肉 250g，羊肾 2 对，葱白少许，五味子佐料，适量粳米。先煮枸杞子、羊肾、羊肉，下调料。汤煮好后，以汤下米熬粥，早晚各食 1 次。功能温补脾肾之阳，适用于硬皮病脾肾阳虚型。

（6）枸杞甲鱼汤：甲鱼 1 只，枸杞子 60g。取甲鱼除去肠脏及头，洗净，放在锅内，加入枸杞子，添足清水，用文火慢慢煨熟，添下调味佐料，食甲鱼肉。功能滋阴潜阳，补虚扶正，适用于虚损证患者。

（7）沙虫瘦肉汤：沙虫干 50g，猪瘦肉 200g，洗净后同放入炖盅中，放入适量水，煮沸后改文火炖约一个半小时，加盐适量，饮汤食猪肉。该品适用于各种慢性虚损性疾病。

（8）山药粳米粥：山药切片，米淘净，两者一同煮粥，以熟烂为宜，食时加少量红糖。如用山药粉煮粥时，应注意用冷水入锅，加热过程中不断搅拌，以免结块。山药能保持血管弹性，《本草纲目》载"益胃气，健脾胃，止泻痢，化痰涎，润皮毛"。山药、粳米同食可健脾护胃，适用于硬皮病脾胃阳虚者。

（9）薏苡绿豆百合粥：百合掰成瓣，撕去内膜，用盐稍渍一遍，洗净，以去除苦味；绿豆、薏苡仁先加水煮至五成酥后加入百合，再用文火焖至酥如粥状，加白糖适量调味。功效清热解毒，消渴除烦，适用于硬皮病热毒较盛，皮肤破溃者。

（10）黑木耳红枣汤：取黑木耳 30g，红枣 20 枚。将黑木耳洗净，红枣去核，加水适量，煮半个小时左右。每日早、晚餐后各 1 次。黑木耳可润肤，防止皮肤老化；大枣和中益气，健脾润肤，有助黑木耳改善皮肤功能，恢复健康光泽。

（11）乳鸽汤：取白鸽肉半只，巴戟天 10g，淮山药 10g，枸杞子 10g，炖服，喝汤食肉。或上药配用乳鸽 1 只，若服后偏燥，也可用白木耳适量炖乳鸽，则补而不燥。乳鸽的骨内含有丰富的软骨素，可与鹿茸中的软骨素相媲美，经常食用，具有改善皮肤细胞活力、增强皮肤弹性、改善血液循环、面色红润等功效。

（12）党参 30g，黄芪 30g，鹿角片 60g，肉苁蓉 30g，黄酒 1000mL，浸 10 日后，每晚服 2 匙。

（13）牛奶或羊奶每日清晨服 250mL，有补气血、益五脏、润皮肤、长毛发的功效。

（14）狗肉 1000g，生姜 150g，桂皮 30g，附片 60g，黄酒适量。文火煮 2 小时后，吃肉饮汤，分 3～5 日服完。该品有补肾阳，益气轻身，温通血脉的功用。

（15）核桃仁 30g，捣碎，以纱布包裹，放入清水中不断挤压，使水呈乳白色，加大枣 10 枚，同煮后加糖服用，每日 1 次。

（16）海参 10g，狗肉 50g。切片加生姜、黄酒、盐，煮汤食之。

（17）荔枝干 10 个，大米 50g。煮粥食用，每日 1 次。该品久服有健脾补肾功效。

（18）附片 15g，羊肉 1000g，生姜 100g，花椒、桂皮、黄酒适量。加水炖，每日早晚少量食肉饮汤。

（19）灵芝 30～50g，浸于 500mL 米酒中，1 周后服用，每次 1 匙，每日 2 次。

（20）冬虫夏草 6g，狗肉 500g，同炖，分 2～3 日服完。或冬虫夏草 6g，胎盘 1 只，洗净血水，隔水炖熟食用。

第六节　系统性硬化病的预防调摄

系统性硬化病的发病，虽然病因尚未明确，但多认为与遗传、感染、免疫调节失常、结缔组织代谢及血管异常相关，环境因素亦是不可或缺的方面。因此，我们也需要注意日常生活中的方方面面，拥有健康的生活方式，减少疾病的源头。

（1）要注意生活的规律性，保证充足的睡眠时间。尽量不要熬夜，避免过度劳累。

（2）平时注意皮肤保温。避免接受一些刺激性的化学品和药物，因为这些化学品除造成皮肤的损害外，有些可能会诱发硬皮病、皮肤癌，更可怕的是部分化学品还会"润物细无声"得造成内脏的纤维化。

（3）根据季节的变化适时保护皮肤，例如，夏季要注意防晒，不要暴露在太阳光下时间过长，出门尽量涂防晒霜，尽量避免在正午时间户外活动。冬季则要保持皮肤的水分不至于太干燥，可以涂抹些润肤油。另外注意保暖，避免受寒，秋冬季节，气温变化剧烈，及时增添保暖设施，防止冻裂伤。

（4）定时开窗通风，保持室内空气流通，并注意保暖。每日用消毒水擦拭家具，防止肺部感染。

（5）皮肤瘙痒者不可乱抓乱挠，以免皮肤破溃引起感染。保持清洁，常沐浴更衣。

（6）应注意口腔清洁。

第七节 系统性硬化病的名医验案

一、赵炳南

赵炳南（1899—1984），祖籍山东德州，先后担任北京中医医院皮外科主任、副院长、名誉院长，兼任北京市中医研究所所长等职务，并被推选为中华医学会及其外科学会及皮科学会委员，全国中医学会副理事长，北京中医学会理事长。担任过北京首都医学院中医系教授。1975年6月，《赵炳南临床经验集》由人民卫生出版社出版发行，此书是当时（"文化大革命"后期）国内第一本老中医经验专辑，并于1978年获全国科学大会奖。赵炳南一生勤奋治学，在长期的实践中形成了自己独特的学术流派，在继承的基础上勇于创新，对于伴发皮肤病变的风湿病或者以皮肤病变为主要临床表现的风湿病有其独特的见解。中医整体观这一指导思想贯穿其治疗的全过程，而且非常重视对脏腑的辨证，在诸多致病因素中，对湿邪与热邪尤为重视。他认为，治湿是治疗的根本，治热则是治疗的关键。

【案】 患者，男，42岁，初诊日期1971年7月20日。主诉：右小腿有一块皮肤发硬，色淡红，已4个多月。2月间发现右小腿下方有一块皮肤变硬，色淡红，有时稍痒，有时小腿抽筋，范围逐渐扩大。曾经某医院诊断为"局限性硬皮病"。经埋线3次，因反应较大而中断治疗。又服中药20多剂，效果不理想。现觉纳食不香，大便溏泻，夜寐不安，失眠多梦，全身无力。舌质淡红，舌苔薄白，脉象沉细而弱。皮肤科检查：右小腿伸侧中三分之一处有一块约为7cm×8cm及右侧足背有一块约4cm×6cm大小之硬皮，色淡红，表皮有蜡样光泽，触之坚实，皮肤之毳毛脱落，皮损四周可见毛细血管扩张。

西医诊断：局限性硬皮病。中医辨证：脾肾阳虚，气血两亏，风寒外袭，经血痹塞不通。立法：补肾养血，益气健脾，温通经络。方药：全当归9g，党参15g，黄芪30g，川芎9g，白术15g，茯神9g，龙眼肉15g，远志9g，桂枝9g。外用黑色拔膏棍，加温外贴包紧。服上方2周后，失眠情况好转，饮食稍增，局部皮损色转淡粉红，周围粉红晕渐退，全身疲乏已好转。按前方加鹿角霜6g，菟丝子15g，补骨脂15g。外用药同前。服前方2周后，局部皮损转淡色，渐软，有时局部微微出汗，继服前方。又进上方2周，共治疗6周后，全身情况基本恢复正常，局部皮肤蜡样光泽消失，接近正常肤色，触之柔软，有皮纹出现，并见新生毳毛，症获显效。

按语：本病多为脾肾阳虚，卫外不固，腠理不密，风寒之邪乘隙外侵，阻于皮肤肌肉，以致经络阻隔，气血凝滞，营卫不和，而痹塞不通。所以称之谓"皮痹疽"。脾主肌肉，主运化水谷之精微，以营养肌肉、四肢；若脾运失职，则肌肉失养，卫外不固，腠理不密，则易感受外邪而得病。本病的治疗，多以健脾助阳、温经通络，佐以软坚为法。在具体施治时，还要根据全身情况，具体分析。患者开始见证以脾虚、血虚为主，所以用归脾汤作主方进行加减，而后加用温肾之鹿角霜、菟丝子、补骨脂；局部用黑色拔膏棍，活血破瘀。

二、姜树荆

姜树荆（1911—1994），血管病专家、全国中医外科学会理事、陕西省中医外科学会主任委员、西安市中医医院主任医师，尤对痛风、血管炎、硬皮病治疗有独到之处。

【案】 徐某，女，28岁，河南籍，工人。1964年夏其发现左上臂外侧皮肤有指甲大黄褐色皮损，不痛不痒，未进行治疗。1967年蔓延至两上臂之内外侧，局部稍硬。在某医院检查病理诊断为"硬皮病"，曾用油剂青霉素、胎盘组织液等治疗。1970年就诊时，有畏寒肢冷关节疼痛，两上肢、左季肋区及两下肢内侧均有片状黄褐色皮损，发硬，舌淡暗、苔白腻、脉沉。予阳和汤加味服用一年余，病情渐好转。1973年怀孕期间，病情尚稳定，产后一月余，症状复加重，身疼肌痛，原病损部位皮肤发硬，无汗，瘙痒，面部有紧束感，皮肤由粉红转为暗褐，右手指被动屈曲，不能伸展。即予荆防败毒散加味内服约半年，皮肤变软，皮色减退，汗出不痒，手指活动好转。后改服丹栀逍遥散加味等。于1975年再次孕产，病变未见复发。一年后复查，病理报告为"硬皮病治后显著进步"，现躯体、面部皮损已恢复正常。

第十一章　银屑病关节炎

银屑病性关节炎（psoriasis arthropathica，PsA）又称为关节病性银屑病。常继发于寻常性银屑病或其多次反复恶化后，亦可先出现关节症状，或与脓疱型及红皮性银屑病并发。该病关节症状与银屑病皮损呈平行关系，主要为非对称性外周多关节炎，以手、腕、足等小关节，特别是指（趾）末端关节多见，亦可累及脊柱。受累关节红肿疼痛、晨僵、活动受限及畸形病变，甚至强直。重者大小关节均可累及。大关节积液，进行性关节旁侵蚀及骨质溶解，关节损毁畸形（毁形性关节炎）。伴有发热、贫血等全身症状。可并发内脏损害，如溃疡性结肠炎、风湿性心脏病、肾炎、肝脾淋巴结肿大及眼结合膜炎。80%伴有指（趾）甲损害。X线检查部分呈类风湿关节炎改变，但类风湿性因子常阴性。

银屑病关节炎在出现银屑病皮疹的同时，还伴有关节和周围软组织疼痛、肿胀、压痛、僵硬和运动障碍，部分患者可有骶髂关节炎和（或）脊柱炎，病程迁延、易复发，晚期可有关节强直，导致残废。该病可发生于任何年龄，高峰年龄为30～50岁，无性别差异，但脊柱受累以男性较多。据统计，约75%的银屑病关节炎患者皮疹出现在关节炎之前，同时出现者约15%，皮疹出现在关节炎后的患者约10%。在美国，此型患病率为0.1%，银屑病患者有5%～7%发生关节炎。我国的患病率约为1.23%。

第一节　银屑病关节炎的中医经典内容

银屑病关节炎是血清阴性脊柱关节病中的一种，属自身免疫病的范畴，除银屑病表现外，以关节炎为突出表现，银屑病在古代医籍中有"白疕""干癣""风癣"等描述，而关节炎属于祖国医学"痹证"的范畴，因此在中医学上银屑病关节炎归属于"白疕"与"痹证"的范畴。《诸病源候论》提出"风湿邪气，客于腠理，复值寒湿与气血相搏所生。若其风毒气多，湿气少，则风沈入深，为干癣也"；《外台秘要》云："病源干癣但有匡郭……皆是风湿邪气客于腠理，复值寒湿与气血相搏所生"；明代的《医学入门》认为："疥癣皆血分热燥，以致风毒克于皮肤，浮浅者为疥，深沉者为癣"；《素问·痹论》云："风寒湿三气杂至，合而为痹"，风、寒、湿三邪滞留于肢体筋脉、关节、肌肉，经脉闭阻导致气血瘀滞，不通则痛，而发为痹证。

第二节 银屑性关节炎的病因病机

银屑病关节炎的致病原因多由机体血虚燥热，复感外邪，皮肤关节失气血之润所致。内因方面应注重血分的变化，其中血热、血燥、血虚为常见的内在发病基础；外因方面以感受风寒湿热燥邪相兼致病，内外相合，痹阻经络，气血津液不能达于肌表，由此造成皮肤关节的损害。

（一）风热入血，灼伤皮络关节

素体阴虚阳盛，复感风寒之邪，郁久化热，或风热侵袭，上痹咽喉，入于血分，蒸灼津液，阴虚血燥，皮表失润。加之邪热灼伤皮络，发为白疕。风寒湿热侵袭筋骨关节，痹阻经脉，发为痹证。正如《外科大成》曰："由风邪客于皮肤，血燥不能荣养所致。"《医宗金鉴·外科心法要诀·白疕》有"白疕之形如疥疮，色白而痒多不快，固由风邪客皮肤，亦由血燥难荣外"之述。《外科正宗》认为本病与血燥风毒客于肺脾二经有关。

（二）湿热浸淫，熏伤皮络关节

嗜食辛辣炙煿之物，鱼腥酒酪，酿湿积热，湿热熏蒸皮络，皮络受伤，脉络瘀阻，发为白疕。湿热流注关节发为痹证。正如《医宗金鉴·外科心法要诀》云："此症总因风湿热邪，侵袭皮肤……风湿热邪，郁久风盛，则化为虫，是以瘙痒无度也。"

（三）肝郁气滞，瘀阻皮络关节

情志不遂，郁怒伤肝，肝气郁结，气滞血瘀，瘀伤皮络。正如《圣济总录》曰："其病得之风湿客于腠理，搏于气血，气否涩久。"此外，肝气郁结，郁久化火，火热伤阴，阴虚血燥，既不能充润肌表，又不能通利关节筋骨，发为本病。

（四）肝肾亏虚，皮络骨节失养

素体肝肾阴虚，复感风热、湿热毒邪，留恋日久，肝肾之阴受劫，阴虚津亏，则外不能滋养皮络，内不能滋润骨节，发为本病。正如《素问·痹论》说："五脏皆有合，病久而不去者，内舍于其合也。故骨痹不已，复感于邪，内舍于肾……"

总之，本病病位在皮肤与关节，涉及血分证型，有血热、血燥、血瘀、血虚之分，与肺、脾、肝关系密切。

第三节 银屑性关节炎的临床诊断

1973年Moll和Wright最早提出了PsA的诊断标准,该标准最为简单且应用最广泛。按照该标准，PsA可分为5个亚型：仅远端指/趾间关节受累型（diointonly）、不对称性少关节炎型（asymmetricalolitis）、多关节炎型（polyarthritis）、脊椎关节炎型（spondylitis）

和残毁性关节炎型（arthritismutilans）。MollWright 标准敏感性好但特异性差，其中也包含了血清阴性对称性多关节炎，因此，在鉴别 PsA 与血清阴性脊柱关节病上有明显的局限性。有银屑病又有关节炎即可诊断本病。

Moll 和 Wright 的银屑病分类标准即：①至少有一个关节炎并持续 3 个月以上；②至少有银屑病皮损和（或）一个指（趾）甲上有 20 个以上顶针样凹陷的小坑或指甲剥离；③血清 IgM 型 RF 阴性（滴度<1∶80）。此外，以下特征提示银屑病关节炎：银屑病家族史；银屑病病史；远端指关节侵蚀性关节炎；屈肌腱鞘炎和腊肠指（趾）；单侧骶髂关节炎；非对称跳跃性的韧带骨赘和椎旁骨赘。

第四节　银屑病关节炎的辨证论治

（一）辨证要点

本病由风、寒、湿邪所致者为数不多，因于热者，十居八九，故不宜过用祛风散寒胜湿的药物，以免化燥、助热、伤阴，愈发加重病情。本病的一般规律是感邪以风热、湿热为主，内伤以情志不遂为多，又因饮食不节诱发或加重。疾病不同阶段，病机有所侧重。早期以风热上犯，痹于咽喉，注于血分，灼伤津液致阴虚血燥为主，皮癣发生发展迅速，呈鲜红色，新皮癣接连涌现，关节红肿热痛明显。中期湿热毒蕴结，皮肤湿烂或有脓疮火疮，关节红肿灼热疼痛。晚期则肝肾亏虚，关节变形，甚者变生胁痛、黄疸、水肿等症。在疾病发展过程中，经络瘀滞存在于本病的全程及各种证型。

（二）治则治法

活血化瘀大法贯穿于治疗全程。初期当以清热凉血、疏风润燥为主，佐以清喉利咽；中期当以清热解毒、疏风化湿为主，佐以活血通络；晚期当以滋养肝肾为主，佐以祛风活血。对于久患者络，若合并胁痛、黄疸、水肿等证则较单一病证难治。

（三）分型论治

1. 血燥风热型

【临床表现】皮损遍及躯干四肢伸侧，基底部颜色鲜红，鳞屑较厚，瘙痒脱屑，遇热加重。关节红肿，触热，疼痛固定，常伴咽喉疼痛，低热，大便干结，小便黄赤。舌质红，苔黄，脉弦细数。

【治则治法】清热凉血，疏风润燥。

【方剂】凉血消疕汤。

【常用药】生地 30g，丹皮 20g，赤芍 20g，紫草 15g，防风 12g，白鲜皮 15g，蝉衣 10g，威灵仙 15g，甘草 6g，鸡血藤 30g，秦艽 15g。

2. 湿热化毒

【临床表现】皮损多发于躯干四肢伸侧或皮肤皱褶处，色红，表皮湿烂或有脓疮，痛痒相兼，关节红肿灼热疼痛、重着，伴发热，纳呆，咽喉疼痛，口渴尿赤，大便秘结或黏滞不爽。舌红绛，苔黄腻，脉滑数。

【治则治法】清热解毒，疏风化湿。

【方剂】解毒消疕汤。

【常用药】白花蛇舌草 30g，萆薢 15g，土茯苓 20g，苍术 10g，黄柏 10g，蒲公英 20g，生薏苡仁 30g，忍冬藤 30g，草河车 15g，防风 10g，甘草 6g。

3. 气滞血瘀

【临床表现】皮损肥厚，呈地图状斑块，色泽紫暗，肌肤甲错，关节肿胀刺痛，屈伸不利，伴胁肋胀痛，心情郁闷或烦躁易怒，女子闭经或痛经。舌有瘀斑，苔白或黄，脉弦涩。

【治则治法】理气活血，疏风散结。

【方剂】化瘀消疕汤。

【常用药】丹参 30g，川芎 10g，三棱 10g，莪术 10g，鸡血藤 30g，柴胡 10g，白芍 10g，牡蛎 30g，益母草 30g，桑寄生 15g，防风 10g，甘草 6g。

4. 肝肾亏虚

【临床表现】病程迁延不愈，皮癣红斑色淡，鳞屑不厚，关节疼痛，强直变形。伴腰膝酸软，头晕耳鸣，失眠多梦，男子遗精阳痿，女子月经不调。舌质暗红，苔白，脉沉尺弱。

【治则治法】滋补肝肾，祛风活血。

【方剂】滋阴消斑汤。

【常用药】生地 20g，熟地 15g，当归 15g，山萸肉 12g，白芍 15g，川芎 10g，鸡血藤 30g，鬼箭羽 10g，益母草 30g，杜仲 10g，蝉衣 10g，甘草 6g。

第五节　银屑病关节炎的中医特色疗法

1. 专方研究

（1）白芷：通过动物试验证明，白芷是光毒反应最强的中药，经鉴定认为白芷制剂加长波紫外线照射治疗银屑病总有效率达到 94%。

（2）牛尾独活：应用中药牛尾独活提出物加长波紫外线照射治疗银屑病 92 例，总有效率达 93.5%。这类物质在长波紫外线照射下能抑制细胞 DNA 复制，故能治疗银屑病及银屑病性关节炎。

（3）雷公藤制剂：使用雷公藤煎剂及雷公藤多苷片治疗 19 例银屑病性关节炎，结果对关节红肿有效 7 例（36.8%），对皮损有效 11 例（57.9%），总有效率为 79%，治愈显效率达 47.4%。对晚期病例效果不佳。药理动物实验证明，雷公藤可抑制免疫功能，特别是降低血浆中 cGMP 水平，提高 cAMP/cGMP 比值，增加机体对自身抗原的耐受力，从而减轻或控制自身免疫造成的损害。另外，还具有抗炎的作用，可减轻由于机体变态反应的增加而引起的全身性或局部性的炎症性病理变化。

2. 外治法

（1）中药熏洗疗法

1）熏洗方1：蛇床子、地肤子、苦参、黄柏、透骨草各15g，大黄、白鲜皮、乳香、没药、苏木、红花水煎成500mL，熏洗四肢关节及皮损，每日1次。

2）熏洗方2：海桐皮30g，黄柏30g，蛇床子30g，丹皮30g，苦参30g，白鲜皮30g，透骨草30g，乳香30g，没药30g，雷公藤40g，水煎取药汁3000mL，将煎好药汁趁热倾入浴盆，患者先平卧在浴盆木架上，身上覆布单不使热气外泄，待药汁不烫时，把患处浸于药汁中洗浴，每次20～30分钟，熏洗完毕后用毛巾轻轻擦干，避风，每日1次，3个月为1个疗程。

（2）针灸疗法

1）体针：取穴足三里、风池、合谷、外关、尺泽、阳溪、大椎、肾俞、腰阳关、居髎、悬钟、阳陵泉、血海、三阴交、申脉、照海等，每次5～6穴，采用平补平泻手法，留针20～30分钟。

2）三棱针：适用于本病热毒炽盛证。用三棱针挑刺耳垂或耳轮，放出少量血液，每日或隔日1次。

3. 中医食疗方药

（1）凉拌苦瓜：苦瓜200g，洗净去瓤，切丝焯过，加麻油适量，味精、盐少许，拌匀即可。本菜具清热泻火之功，适于血热风燥证者。

（2）凉拌肉皮冻：猪肉皮200g，洗净，刮去肥油，加水500mL，微火炖1.5小时以上，纳入胡萝卜丁、青豆丁、豆腐干丁及适当调味品，待凉成冻，切块食用。本菜具有滋阴和阳、柔润肌肤之功效，适于血虚风燥证患者。

（3）红油豆腐：豆腐400g，胡萝卜50g，切方丁，开水焯过，另用麻油30mL烧开，入红花3g，关火。待凉后捞去残渣，淋于豆腐之上，加入适当调料即可。本菜具有活血化瘀、和中健脾作用，适用于久病入络，瘀血阻滞证者。

（4）生槐花粥：方法是将生槐花、土茯苓各30g放入锅内，加入适量的水烧开30分钟，去渣取出汁液，再加入粳米60g煮成粥，放入适量红砂糖调匀便可食用。每日如此进食1次，10日为1个疗程。这种粥具有清热凉血、祛风止痒等作用。

（5）车前子薏苡仁粥：将车前子15g和蚕沙9g，分别装入棉布袋内，扎紧袋口放入锅内，加入适量的水烧开30分钟。取出布袋，在汁液中加入薏苡仁30g煮成粥，再加入适量白糖调匀即可食用。每日进食1次，10日为1个疗程。此粥具有清热解毒、祛风利湿之功效。

（6）桂枝薏苡仁粥：将桂枝和牛膝各9g，杜仲18g放入锅内，加入适量的水烧开30分钟。去渣取出汁液加入薏苡仁30g煮成粥，再加白糖适量调匀，可食用。每日食用1次，10日为1个疗程。此粥能清热解毒，活血通络，祛风利湿。

第六节　银屑病关节炎的预防调摄

流行病学研究表明，合并银屑病发生的炎性关节炎有增多趋势，因此做好疾病的预防调护尤为重要。

1. 避开干冷的气候

气候对银屑病关节炎有很大的影响。对大多数人来说，干冷的气候会使病情恶化。虽然有些人在温湿度提高时会有不良症状发生，但总的来说，温热的气候比较适合患有银屑病关节炎的人。

2. 避免刮伤、割伤、撞伤和感染

对银屑病关节炎患者来说，避免撞伤和割伤确实尤为重要的。银屑病会在皮肤的伤口处开始扩散，这就是传说中的"科比那现象"。感染也可能诱发银屑病关节炎的产生或加重。在刮胡子的时候要特别留心不要刮破皮。尽量避免蚊虫叮咬、皮肤发炎、针灸治疗和纹身。

3. 晒太阳，但不要晒太多

因为阳光中的紫外线能降低皮肤细胞的生长速度，适量的晒太阳是一个很不错的主意。但是千万不要晒太久，大概 20 分钟就够了。晒伤会使患者原有的银屑病恶化，过多的阳光照射会增大患皮肤癌的风险。

4. 戒酒

酒精与银屑病的关系还不是很明确，但是一些人认为酒精会使银屑病恶化。如果用某些全身性药物治疗，此时酒精就很危险。

5. 锻炼、适当饮食，维持一个健康的体重

虽然尚无研究显示饮食与本病之间有什么对应关系，专家还是推荐患者应该平衡自己的膳食，吃多点果蔬。锻炼也会有助益，可以提高心境。维持健康的体重可能有助于抑制疾病的扩散。

第七节　银屑病关节炎的名医验案

娄多峰，男，1929 年出生，河南中医学院教授，第一批全国老中医药专家学术经验继承工作指导老师。其从事风湿病临床研究 40 余年，创立的中医风湿病"虚邪瘀学说"被国家规划全国高等中医药院校统一教材采用；主持的"痹苦乃停和痹隆清安治疗顽痹（类风湿关节炎）的临床研究"获国家中医药管理局"1986 年度（部级）中医药重大科技乙级奖"，开发出"寒痹停片""消伤痛搽剂"2 种国家级新药，著有《痹证治验》一书。

【案】　患者，男，30岁，2007年12月14日初诊。患者四肢多关节肿痛伴散在皮疹、脱屑3年，在当地一直未明确诊断，口服止痛药缓解关节疼痛，间断外擦药膏（具体成分不详）治疗银屑病，病情时轻时重，近来病情加重，出现发热，37.5℃左右，浑身无力，银屑病皮损大面积出现，双腕关节、双踝关节肿痛，服止痛药效差。来诊诉低热37.5℃左右，乏力，腕、踝等四肢关节肿痛，躯干和四肢散在红色皮损，基底部有鳞屑，瘙痒，有脱屑，纳差，眠可，舌质红，苔黄腻，脉弦细数。查ESR 76mm/h，RF 14IU/mL，ASO 126IU/mL。中医诊断：白疕，风热血燥。西医诊断：银屑病关节炎。予疏风清热、凉血润燥之剂，药用金银花20g，蒲公英20g，生地30g，牡丹皮20g，赤芍20g，丹参20g，蝉蜕10g，石斛15g，苦参12g，地肤子20g，土茯苓60g，虎杖30g，白鲜皮30g，甘草3g，15剂，水煎服，每日1剂。

2008年1月4日二诊，患者诉仍低热，37.0～38.0℃，乏力较前减轻，关节肿痛减轻，全身皮损有消退，纳眠可，二便调。守上方去土茯苓，加黄芪30g，15剂，水煎服，每日1剂。

2008年4月14日三诊，患者诉上药服后，发热消失，关节有疼痛，肿胀消失，银屑病皮损局限于躯干，整体病情稳定。因家庭条件有限，未坚持服药。为巩固疗效，2008年6月19日来诊，查舌质红，苔薄黄，脉弦细。复查ESR 28mm/h，守二诊方15剂，水煎服。后病情一直相对平稳，自觉有反复时来诊守上方取药，间断口服，患者前后共来诊13次，后每次来诊取中草药10剂，末诊时间为2008年9月29日，末诊时除躯干散在几处钱币大小皮损外，无任何不适症状，纳眠可，二便调。后多次电话回访，病情无复发，生活自如。

第十二章　白塞综合征

白塞综合征（Behcet's disease，BD）是一种全身性、慢性、血管炎症性疾病，主要临床表现为复发性口腔溃疡、生殖器溃疡、眼炎及皮肤损害，也可累及血管、神经系统、消化道、关节、肺、肾、附睾等器官，大部分患者预后良好，眼、中枢神经及大血管受累者预后不佳。本病在东亚、中东和地中海地区发病率较高，被称为丝绸之路病。我国发病率无确切资料，任何年龄均可患病，好发年龄为 16～40 岁。我国以女性居多，男性患者血管、神经系统及眼受累较女性多且病情重。

第一节　白塞综合征的中医经典内容

白塞综合征自古就有，男女均可发病，中医称之为"狐惑"，狐惑病是一种与肝脾肾湿热内蕴有关的口、眼、肛（或外阴）溃烂，并有神志反应的综合征，狐惑病首载于《金匮要略·百合病狐惑阴阳毒》曰："狐惑之为病，状如伤寒，默默欲眠，目不得闭，卧起不安，蚀于喉为惑，蚀于阴为狐，不欲饮食，恶闻食臭，其面目乍赤、乍黑、乍白、蚀于上部则声嗄，甘草泻心汤主之""蚀于下部则咽干，苦参汤洗之""蚀于肛者，雄黄熏之""病者脉数，无热，微烦，默默但欲卧，汗出，初得三、四日，目赤如鸠眼；七、八日，目四眦黑。若能食者，脓已成也，赤小豆当归散主之"。隋代巢元方《诸病源候论·伤寒病诸候》明确指出本病"皆湿毒所为也，初得状如伤寒，或因伤寒变成斯病""虫食所致"，本病在古代即已引起注意，近代由于发病率逐渐增高，因此引起了国内外的关注。日本将该病列为"难病"，并推崇张仲景的甘草泻心汤主治，据报道疗效甚佳。

第二节　白塞综合征的病因病机

关于本病的病因病机，历来大多以湿毒蕴火立论，亦有持脏腑虚损论者，现代，还有医者认为气滞血瘀是该病的主要原因，或以脾、肝、肾三脏功能失调为主而导致本病。对于辨证分型，通过多年的临床摸索实践，已初具雏形，大体划分为湿热、阴虚、阳虚三类。

（一）湿毒内蕴

由于感受湿热毒气，或恣食膏粱厚味、不洁之物，致使湿浊内蕴，日久化热，或热病、毒痢、斑疹等温热病后，余毒未尽，与湿浊相合，湿热邪毒壅蒸不得透泄，循经络上蚀口眼，下注外阴而致溃疡。毒火熏蒸，扰乱心神，又见神情恍惚，坐卧不安。

（二）肝肾阴虚

若汗、吐、下太过，或下痢日久，伤津耗液；或为情志所伤，肝郁化火伤阴；或热病后养息不当，阴液难复；或房劳过度，肾有所亏，以致肝肾阴亏，阴精不足则津液亏损，难以上润下濡。虚火内灼，上冲肝窍，下出肾窍，而致本病。

（三）脾肾阳虚

脾土本虚，或长期服用苦寒药，以致中阳受损，健运失司，水湿内聚，禀赋素虚，或劳役伤肾，致肾阳虚损，气化失利，水流横溢，水湿为聚，积久蕴为湿毒，阴湿内盛，流注经络、体窍，发为痹疡，本病作矣。

总之，究其成因，当责之于心、肝、脾、肾四脏。当机体一旦受外淫湿火热毒之扰，致脏腑功能失调；或由于脏腑本身气血阴阳相乘，毒邪浊气便循经走窜，随心火上炎可见咽喉溃烂，甚至嘶哑；下注肝肾二经则见阴部溃疡。本病的病情演变颇为复杂，病之初期和急性活动期多呈现热毒壅盛的实证，中、晚期则多为本虚标实或虚实夹杂之候，由于久病体虚，穷及脾肾，阳损及阴，阴损及阳，最终阴阳俱衰，而成难治之病。

第三节　白塞综合征的临床诊断

本病无特异性血清学及病理学特点，诊断主要根据临床症状，故应注意详尽的病史采集及典型的临床表现。目前较多采用国际白塞综合征研究组于 1989 年制订的诊断标准：

（1）反复口腔溃疡：1 年内反复发作 3 次。由医生观察到或患者诉说有阿弗他溃疡。

（2）反复外阴溃疡：由医生观察到或患者诉说外阴部有阿弗他溃疡或瘢痕。

（3）眼病变：前和（或）后葡萄膜炎、裂隙灯检查时玻璃体内有细胞出现或由眼科医生观察到视网膜血管炎。

（4）皮肤病变：由医生观察到或患者诉说的结节性红斑、假性毛囊炎或丘疹性脓疱；或未服用糖皮质激素的非青春期患者出现痤疮样结节。

（5）针刺试验阳性：试验后 24～48 小时由医生看结果。

有反复口腔溃疡并有其他 4 项中 2 项以上者，可诊断为本病，但需除外其他疾病。其他与本病密切相关并有利于诊断的症状有：关节痛或关节炎、皮下栓塞性静脉炎、深部静脉栓塞、动脉栓塞和（或）动脉瘤、中枢神经病变、消化道溃疡、附睾炎和家族史。应用标准时注意：并非所有白塞综合征患者均能满足国际研究组的标准，对血管及神经系统病变的关注应成为进行疾病评价的一部分，患者的多种表现可以在几年内陆续出现，医生的记录应作为诊断依据。

第四节　白塞综合征的辨证论治

（一）辨证要点

（1）先辨属湿热毒结与阴虚内热：导致狐惑病的原因有外感和内伤之别，素体阴虚内热为本；外感湿热毒邪为标。

（2）辨清湿与热孰轻孰重。

（3）辨正虚邪实：在疾病早期以邪实为主，后期以正气亏虚，或虚实夹杂为主。

（二）治则治法

治疗时应针对不同的病机进行治疗，临床上清热、解毒、利湿、养阴为本病的常用治法。在疾病的早期要以清热解毒化湿为主；中晚期则要根据不同证候，或用滋阴清热解毒法，或用温阳祛湿活血法，并采用内、外合治的方法，以提高疗效。

（三）分型论治

1. 热毒炽盛型

【临床表现】恶寒发热，口、眼、二阴赤烂，皮肤红斑明显或痤疮，烦渴喜饮，小便短赤，大便干结，舌红，苔薄黄，脉滑数。

【证候分析】热毒之邪，与正交争，则恶寒发热；热毒燔灼，血热化腐，上蚀眼口肌肤，下损二阴则见口、眼、二阴赤烂，皮肤红斑或痤疮；热毒伤津，则烦渴喜饮，小便短赤，大便干结；舌红，苔薄，脉滑数，均为热毒炽盛之征。

【治则治法】清热解毒，泻火护阴。

【方剂】甘草泻心汤合五味消毒饮加减。

组成：生甘草 9g，黄芩 12g，黄连 5g，栀子 9g，金银花 12g，连翘 12g，蒲公英 15g，野菊花 9g，紫花地丁 15g，玄参 12g。加减：热盛汗出、口渴者，加石膏 30g（先下）、知母 9g，以清热生津；关节疼痛，皮下红斑者，加生地 15g、丹皮 12g、忍冬藤 15g、秦艽 12g，以凉血通络；大便干结者，加大黄 6g（先下），以泻热通腑。

2. 肝肾阴虚型

【临床表现】两目干涩赤痛，口舌生疮，二阴溃烂，五心烦热，头晕耳鸣，健忘，腰膝酸软，或失眠盗汗，舌红少津，苔薄或无苔，脉细数。

【证候分析】肝肾阴虚，虚火内炽，心肝火炎，则两目干涩赤痛，口舌生疮，五心烦热；虚热充斥，下及二阴，则二阴溃烂；肝肾阴虚，虚阳上扰则头晕耳鸣；脑髓失充，则健忘；肾虚于下，则腰膝酸软；虚热内迫，则失眠盗汗；舌红少津，苔薄或无苔，脉细数，均为肝肾阴虚，虚热内盛之征。

【治则治法】滋补肝肾，活血解毒。

【方剂】杞菊地黄丸加减。

组成：枸杞子 15g，菊花 9g，生地 12g，熟地 12g，山药 12g，山茱萸 9g，泽泻 12g，丹皮 12g，玄参 12g，黄柏 9g，丹参 12g，当归 12g。加减：目赤肿痛甚者，加青葙子 12g、夏枯草 12g、草决明 12g，以清泻肝火；外阴溃疡肿痛甚者，加龙胆草 9g、虎杖 15g，以清化肝经湿热；女性患者月经不调者，加白芍 12g、川芎 9g、益母草 15g，以活血调经。

3. 脾肾阳虚型

【临床表现】口腔及外阴溃烂，但无明显红肿，疼痛较轻，或小腿散在结节隐痛，伴畏寒肢冷，食欲不振，大便溏薄，腰膝酸软，下肢浮肿，舌淡胖有齿痕，苔白腻，脉沉细。

【证候分析】病程迁延，阳证转阴。脾肾阳虚，血行瘀滞，化腐蚀肌，则口腔及外阴溃烂，阳虚势减，故无明显红肿，且疼痛也轻；阳虚痰凝血瘀，则小腿结节隐痛；脾阳虚弱，健运失常，则食欲不振，大便溏薄；肾阳虚衰，温运失司则畏寒肢冷，腰膝酸软，下肢浮肿；舌淡胖有齿痕，苔白腻，脉沉细，均为脾肾阳虚之征。

【治则治法】温补脾肾，通阳活血。

【方剂】肾气丸合理中丸加减。

组成：附片 9g，肉桂粉 3g（兑服），熟地 12g，山药 15g，山茱萸 9g，茯苓 12g，党参 12g，白术 10g，炮姜 5g，炙甘草 5g，当归 9g，炒蒲黄 15g（包煎）。加减：溃疡色淡不敛者，加黄芪 30g、鹿角片 12g（先煎），以益气补阳，生肌敛疡；浮肿甚者，加猪苓 15g、薏苡仁 30g，以加强淡渗利水；便溏日久者，加补骨脂 12g、肉豆蔻 6g，以温肾固肠。

4. 气血两虚型

【临床表现】口、眼、二阴、皮肤溃疡此起彼伏，难以收敛，伴头晕目花，面色苍白，心悸失眠，神疲乏力，易汗，少气懒言等，舌淡，苔薄白，脉濡细。

【证候分析】邪恋日久，气血两虚，正不胜邪，则溃疡此起彼伏，难以收敛；清气不升，血不上荣，则头晕目眩，面色苍白；心血失充，神失安养，则心悸失眠；肺脾气虚则神疲乏力，易汗，少气懒言；舌淡，苔薄白，脉濡细，均为气血两虚之征。

【治则治法】益气补血，解毒敛疮。

【方剂】八珍汤加减。

组成：黄芪 30g，党参 15g，白术 12g，茯苓 12g，炙甘草 6g，当归 10g，川芎 10g，白芍 12g，熟地 12g，金银花 12g，连翘 15g，玄参 12g。加减：血虚甚者，还可加阿胶 9g（烊冲）、大枣 10 枚、鸡血藤 15g 等，以养血；疮疡肿痛明显者，加蒲公英 15g、紫花地丁 15g，以加强清热解毒；关节疼痛、皮下结节红斑者，加秦艽 12g、桑枝 15g、三棱 12g、莪术 12g，以祛邪通络，化瘀散结。

第五节　白塞综合征的中医特色疗法

1. 专方治疗研究

（1）雷公藤或雷公藤多苷片：雷公藤治疗白塞综合征的临床报道较多，主要认为此药有抗炎作用、免疫抑制作用或免疫调节作用等，能显示出糖皮质激素样作用，而无激素类的不良反应。临床报道雷公藤治疗本病疗效可靠。

钱慕兰采用雷公藤煎剂每日 40mL（相当于生药 20g），最大量为 60mL（相当于生药 30g），分 2 次口服，治疗 38 例，疗效明显。郑际烈用雷公藤煎剂及其总苷对比治疗观察 47 例，疗程 3 个月，显效 37 例，有效 10 例，两种剂型无大差异，煎剂不良反应较大。谢道孚等采用雷公藤总苷治疗 13 例（每日 1mg/kg 体重计算，分 3 次口服，疗程 2 个月），其中缓解 5 例，显效 5 例，好转 2 例，无效 1 例，并认为雷公藤总苷具有明确的消炎和免疫抑制作用，对各种病损都有确切的疗效，而且显效快，作用强，其不良反应均为可逆性的，在停药或减量后，都可消失，不影响继续治疗。雷公藤有大毒，内服应严格掌握剂量。

（2）昆明山海棠：冒长崎报道用昆明山海棠治疗白塞综合征 5 例。昆明山海棠每片含浸膏 0.25g，总生物碱 1mg 左右，初次给药每日 6～9 片，分 3 次口服。逐渐增加剂量，每日给药 15～20 片时，疗效优于小剂量的效果。经过 1～4 年连续观察，证实昆明山海棠可使本病症状减轻及有延长缓解期的作用，个别患者基本不再发作。

2. 外治法

（1）针灸疗法

1）毫针

A. 脾胃积热：取足三里、合谷、尺泽、内关、上星（点刺出血）。针用泻法，每日 1 次，7 天为 1 个疗程。

B. 肝脾湿热：取太冲、曲池、合谷、尺泽、关冲（点刺出血）。针用泻法，每日 1 次，7 天为 1 个疗程。

C. 脾虚湿蕴：取丰隆、足三里、阴陵泉、三阴交、内关。用平补平泻法，留针 15～25 分钟，每日 1 次，10 次为 1 个疗程。

D. 阴虚内热：取太溪、照海、太冲、关元、肾俞、三阴交。用平补平泻法留针 15～25 分钟，每日 1 次，10 次为 1 个疗程。

取患者合谷、肺俞、脾俞、内关、少冲、风池、足三里等 7 个穴位，每次针灸的时辰选择 5～6 个穴位取双侧，用毫针刺入后，以得气为度，留针 10～15 分钟，逐日或隔日 1 次。15 次为 1 个疗程。

2）耳针

A. 脾胃积热：取脾、肺、皮质下交感、内分泌。每次留针 10～15 分钟，间日 1 次，3～5 次为 1 个疗程。以王不留行籽贴压，2～3 日 1 次，轮换穴位。

B. 肝脾湿热：取心、肾、皮质下、内分泌、三焦。针刺每日 1 次，3～5 次为 1 个疗程。

C. 脾虚湿蕴：取三焦、脾、肾、交感、内分泌。每次留针 10～15 分钟，间日 1 次，3～5 次为 1 个疗程。以王不留行籽贴穴位，2～3 日 1 次，每次取 2～3 个穴位，交替选穴。

D. 阴虚内热：取神门、肾上腺、皮质下、内分泌。每次留针 10～15 分钟，间日 1 次，3～5 次为 1 个疗程。以王不留行籽贴压穴位，每 2～3 日 1 次，每次取 2～

3个穴，交替选穴。

3）蟒针：取穴：神道透至阳、命门透阳关。针法：1.0mm直径蟒针留针4小时。

（2）针刺疗法：耳穴按国家公布的耳穴标准命名和定位，穴取口、肝、肾，每次取一侧耳，下次取对侧耳，用三棱针点刺放血1～2滴，每间隔2日放血1次，3次为1个疗程，一般治疗2个疗程。体穴取太溪、肝俞、肾俞，应用2寸28号毫针。连接G6805-Ⅱ型电针仪。应用连续波，输出电压3V，频率80 Hz，每日1次，每次30分钟，10次为1个疗程，一般治疗2个疗程。

（3）刺络（刺血）拔罐法：取穴大椎。先用2%普鲁卡因注射液局部麻醉，然后用三棱针在大椎穴挑拨，将皮下肌纤维挑断8～10丝，再拔火罐10分钟。起罐后敷盖消毒纱布。每周1次，10次为1个疗程。

（4）隔姜灸：令患者取俯卧位于治疗床上并将背腰部充分暴露，在膈俞、膏肓俞、大椎、脾俞、肾俞穴上各放一约5mm厚、直径约4cm中间用针刺有10余个针眼的鲜姜片，接着将做成如半粒花生米大小的艾绒柱放于鲜姜片上，用线香于艾炷上端点燃令其自燃至成艾灰后鲜姜片不动只去艾灰，再如前法施灸至患者有温热感向局部肌肉内渗透，但不致灼痛、烫伤为度。达到预期效果后将鲜姜片拿掉令患者换取仰卧位，将一侧下肢膝关节以下暴露，常规消毒后毫针直刺足三里1.5寸；血海、三阴交、悬钟直刺1寸，施以捻转平补平泻手法各1分钟，留针30分钟并隔10分钟加强捻针1次。下肢穴位左右隔日交替施术，每日1次，10次为1个疗程。

（5）中药外洗

1）苦参汤：苦参100g，蛇床子50g，白芷15g，金银花15g，菊花100g，黄柏15g，地肤子15g，大菖蒲10g。水煎去渣，外洗临用时亦可加猪胆汁4～5滴，一般洗2～3次即可，每日1次，用于外阴溃疡疼痛。

2）银花甘草汤：金银花10g，甘草5g，用水2碗，煎成1碗，漱口腔，每日5～6次，用于口、咽溃疡疼痛。

3）三黄洗剂：大黄、黄柏、黄芩苦参各等份共研细末。上药10g，加入蒸馏水100mL，医用苯酚（石炭酸）1mL。用时摇匀，以棉花蘸药汁搽患处，每日4～5次。该方具有清热消肿，收涩敛疮功效，用于口腔、外阴溃疡。

4）青黛散：青黛50g，石膏100g，滑石100g，黄柏50g。共研细末，和匀，敷于患处。该方具有清热解毒燥湿收敛之功，用于口、咽、外阴部溃疡。

5）青黛膏：青黛100g，凡士林100g。先将凡士林烊化冷却，再将药粉徐徐调入即成，将药膏涂于纱布块上贴患处，用于外阴溃疡，久不敛口。

6）锡类散：象牙屑（焙）6g，珍珠6g，青黛12g，冰片0.6g，壁钱20个，牛黄1g，人指甲1g，共研极细末，和匀备用用吹药器喷入患处，每日2～3次，用于口、咽、外阴溃疡疼痛较甚者。

7）冰硼散：玄明粉（风化）10g，朱砂1.2g，硼砂（炒）10g，冰片0.8g，共研细末，和匀备用。用吹药器喷入患处，每日2～3次，用于口、咽、外阴溃疡灼热疼痛。

阴部溃疡，可取苦参、大黄、黄连各30g煎汤熏洗，每日1次。肛门溃疡，可用雄黄15g，研末，放瓦片上加热熏之。

3. 中医食疗方药

（1）赤小豆粥：赤小豆 30g，浸泡半日后，与粳米 10g 煮粥，加入白糖适量，早晚温热服食。此粥健脾益胃，利水消肿，清热祛湿，适于证属湿热者。

（2）何首乌粥：何首乌 30~60g 入砂锅煎取浓汁，去渣，与粳米 100g，大枣两三枚，冰糖适量同煮为粥，早晚服用，可以益肝肾，补肝血，延年益寿。此粥适于肝肾阴虚者。

（3）玄参炖猪肝：猪肝 500g 洗净，玄参 15g，同放锅内，加水适量煮 1 小时，捞出猪肝切成小片备用；油锅中以素油煸炒葱、姜，再放入猪肝片，烹酱油、糖、黄酒少许，兑加原汤少许，勾淀粉收汁即可。顿食或分顿佐食用。适用于阴虚内热证。

（4）银耳莲子羹：银耳 25g，莲子 50g。用水将银耳、莲子洗干净，入锅中，加水煮至银耳熟烂，加冰糖或白糖溶化，早晚各食 1 小碗。该方适用于阴虚火旺，口腔溃疡或口舌生疮。

（5）绿豆粥：绿豆 100g，粳米 150g，白糖 15g。绿豆、粳米用水淘洗干净，入锅中，加水适量，小火慢慢熬煮成粥，粥成时加入白糖，每日早晚作正餐服食。和脾胃，祛内热；适用于脾胃不和，食欲不振，消化力弱，经常性口腔溃疡，反复不愈。

（6）萝卜鲜藕汁：鲜莲藕 250g，萝卜 250g。将藕和萝卜水洗净，使用洁净器皿中捣碎烂，用消毒纱布双层绞取汁。养阴清热；适用于阴虚火旺，口腔溃疡。

（7）鸭头汤：咸鸭头 1 个。用清水浸泡干咸鸭头，洗净，放入小砂罐中，加水适量，先用大火煮沸，再改用小火慢煨 30 分钟左右，1 次饮完，每日 2 次。作用：清热泻火；适用于阴虚内热，或内有湿热蕴积，火热上冲，口腔溃疡，或者口舌生疮。

（8）萝卜饮：白萝卜（甜脆者佳）1 个（约 500g），切碎绞汁，生用加白糖适量调味，含漱口腔后徐咽下。方中萝卜益胃消食、清热生津，适宜口腔溃疡兼胃脘胀痛、嗳气厌食者。

（9）竹心粥：新鲜竹叶卷心 15g（干品 8g），石膏 30g，粳米 100g 煮粥；粥成加冰糖适量烊化后服食。方中竹叶清心除烦，石膏清热泻火，粳米、冰糖益胃健脾，适宜口腔溃疡红肿、口臭干渴、心烦性躁者食用。

（10）青泻茶：大青叶 10g，番泻叶 5g，白糖适量，共冲泡代茶饮用。方中大青叶清心胃凉血热，番泻叶泻下通便，适宜口腔溃疡且大便秘结者服用。

（11）五倍子茶：用蜂蜜 25g，绿茶 1g，五倍子 10g。将五倍子加水 400mL，煮沸10 分钟，加入绿茶和蜂蜜，5 分钟后分 2 次徐徐饮下，连续 3 天；适用于一般口腔溃疡。

（12）玄参莲枣饮：玄参 90g，丹皮、炒枣仁各 30g，柏子仁、莲子心各 9g。用水清洗，入砂锅中，加水 300mL，小火煎煮 30 分钟，去渣，加水再煎，滤取汁液，将 2 次所得药汁合并，加白糖少许，分 3 次服用，每日 1 剂。养阴降火；适用于心火过旺，口腔溃疡，口干舌红，渴欲饮冷水，经常失眠。

（13）莲子栀子汤：莲子 30g（不去莲心），栀子 15g（用纱布包扎），加冰糖适量，水煎，吃莲子喝汤。

（14）黑枣玫瑰羹：黑枣，干玫瑰花瓣适量。将黑枣核取出，把玫瑰花清洗后填入，放碗中盖好，隔水煮烂即可。可适当放些蜂蜜调味，蜂蜜也有治疗口疮的功效。每日 3

次，每次吃枣 5 个，经常食用。

（15）乌梅生地绿豆糕：乌梅 50g，生地 30g，绿豆 500g，豆沙 250g。将乌梅用沸水浸泡 3 分钟左右，取出切成小丁或片。生地切细，与乌梅拌匀。绿豆用沸水烫后，放在淘箩里擦去外皮，并用清水漂去。将绿豆放在钵内，加清水上蒸笼蒸 3 小时，待酥透后取出，除去水分，在筛上擦成绿豆沙。将特制的木框放在案板上，衬以白纸一张，先放一半绿豆沙，铺均匀，撒上乌梅、生地，中间铺一层豆沙，再将其余的绿豆沙铺上，揿结实，最后把白糖撒在表面。把糕切成小方块。功效：滋阴清热，解毒敛疮。

（16）生地青梅饮：生地 15g，石斛 10g，甘草 2g，青梅 30g。将生地、石斛、甘草、青梅加水适量，同煮 20 分钟，去渣取汁。功效：养阴清热，降火敛疮。每日 1 剂，分 2～3 次饮服，可连用数日。

（17）生地莲心汤：生地 9g，莲子心 6g，甘草 6g。三者加水，一同煎煮，去渣取汁。功效：养阴清热。每日 1 剂，连用数日。

（18）莲子甘草茶：莲子 15g，甘草 2g，绿茶叶 5g。将上物一并放入茶杯内，冲入开水浸泡。功效：清心泄热。代茶频饮。

（19）竹叶通草绿豆粥：淡竹叶 10g，通草 5g，甘草 1.5g，绿豆 30g，粳米 150g。将淡竹叶、通草、甘草剁碎装入纱布袋，与绿豆、粳米一起加水放置 30 分钟，以文火煮制成粥。功效：清热泻火，解毒敛疮。早晚分食。

（20）地芩竹叶饮：生地 15g，黄芩 9g，淡竹叶 15g，白糖适量。前三味加水煎取汤汁，调入白糖。功效：清心泻火。每日 1 剂，分 2 次饮用，或代茶频饮。

（21）五倍子枯矾白糖方：五倍子 36g，枯矾 24g，白糖 2g。先将五倍子炒黄，加入白糖炒片刻，待糖溶化完为度，倒出晾干，然后与枯矾共研细末，用香油将药末调成稀糊状。功效：清心泻火。

（22）蜜汁含漱法：可用 10% 的蜜汁含漱，能消炎、止痛、促进细胞再生。

（23）蜂蜜疗法：将口腔洗漱干净，再用消毒棉签将蜂蜜涂于溃疡面上，涂擦后暂不要饮食。15 分钟左右，可用蜂蜜连口水一起咽下，再继续涂擦，每日可重复涂擦数遍。

（24）硫酸锌疗法：服用硫酸锌片或 12% 硫酸锌糖浆，成人每次 40～80mg，每日 3 次，一般连用 5～7 日即可痊愈。

（25）木耳疗法：取白木耳、黑木耳、山楂各 10g，水煎、喝汤吃木耳，每日 1～2 次，可治口腔溃疡。

（26）可可疗法：将可可粉和蜂蜜调成糊状，频频含咽，每日数次可治口腔发炎及溃疡。

（27）白菜根疗法：取白菜根 60g，蒜苗 15g，大枣 10 个，水煎服，每日 12 次，可治口腔溃疡。

（28）菜籽疗法：取白萝卜籽 30g，芥菜籽 30g，葱白 15g，放一起捣烂，贴于足心，每日 1 次，可治口腔溃疡。

（29）苹果疗法：取 1 个苹果（梨也可以）削成片放至容器内，加入冷水（没过要煮的苹果或梨）加热至沸，待其稍凉后同酒一起含在口中片刻再食用，连用几天即可治愈。

（30）龙胆草蛋：龙胆草 10g 水煎，去渣取汁，磕入鸡蛋 3 个成荷包蛋，入蜂蜜 30mL。

空腹食，5 日为 1 个疗程。功能清热敛疮。主治外阴溃疡；症见外阴灼热疼痛较甚。

（31）苦参鸡蛋：苦参 60g 浓煎取汁，入打散的鸡蛋 2 个，红糖 60g 煮熟。食蛋饮汤，每日 1 次，6 日为 1 个疗程。功能清热解毒，燥湿敛疮。主治湿热火毒型外阴溃疡；症见外阴热痛较甚。

（32）苦茶归甲汤：茶叶、穿山甲、当归各 15g 同入锅，加水、酒各半煎服。每日 2 次，至溃疡痊愈为止。功能清热解毒，活血散结。主治湿热火毒郁结型外阴溃疡；症见外阴肿痛较甚，灼热不适。

（33）将军蛋：在生鸡蛋 1 个顶端敲 1 小孔，入生大黄末 3g，用纸糊住小孔，水煮至熟。空腹吃，每日 3 次，4～5 日为 1 个疗程。功能凉血敛疮。主治外阴溃疡；症见久不愈合，灼热疼痛。

（34）黄瓜土茯苓乌蛇汤：乌蛇 1 条（约 250g）剥皮，去内脏，入沸水锅煮熟，取肉去骨，与土茯苓 100g、赤小豆 60g、生姜 30g、红枣 8 个（去核）、黄瓜块 500g 同入锅，加清水适量，武火煮沸后改文火煲 3 个小时。功能清热解毒，利湿。主治湿热下聚型外阴溃疡。

（35）蒲公英汤：蒲公英 30g，半边莲、白花蛇舌草各 90g，金银花 50g，葱白 15g，同入锅，加清水适量，武火煮沸后改文火煲 1 小时，取汁溶化红糖适量顿服，或代茶频饮。功能清热解毒，散结消疮。主治热毒壅盛型外阴溃疡。

（36）蒲公英绿豆汤： 蒲公英 10g 水煎取汁，加绿豆 50～100g 煮粥，粥成加冰糖适量搅匀食。功能清热解毒消疮。主治热毒型外阴溃疡。

（37）二冬石斛粥：麦冬、天冬、石斛各 0.6g，粳米 1000g。将药材洗净，加水煮约 20 分钟，取汁煲粥便成，可加些少糖，温凉后随量食用。功效：滋阴降火，清热生津功效。对阴虚火旺，虚火上炎，口舌糜烂生疮，连年不愈，经常复发，津枯便秘者很有帮助。

（38）苦瓜汁方：苦瓜汁 50mL，冰糖适量。将苦瓜洗净取籽，捣碎，用纱布包裹取汁，加入冰糖适量即成。不拘时服。

（39）蒲公英绿豆粥：蒲公英 10g，绿豆 30g，冰糖适量。先将蒲公英水煎取汁，绿豆煮为糜粥，调入药汁，加入冰糖即成。食粥，每日 3 次。

（40）旱莲草粥：旱莲草 30g，粳米 50g。上二味共煮为粥，每日 1 料，不拘时服。

第六节　白塞综合征的预防调摄

（1）预防外感。注意室内卫生及通风，保持空气清新。室外活动及气候变化应注意衣着。避免久居湿地、冒雨涉水或感受风寒。本病常继发于外感之后，故凡遇外感，应及时治疗，避免反复迁延。

（2）生活应有规律，劳逸结合。注意自身的清洁卫生，保持心情舒畅。同时在治疗期间应节制房事。症状严重时，宜卧床休息，配合治疗。

（3）本病病程较长，且反复发作。应让患者了解病情，正确认识疾病，积极配合治疗，避免到处乱求医或放弃治疗，以免延误治疗，使病情恶化。

第七节　白塞综合征的名医验案

周翠英，1944 年生人，女，1970 年毕业于山东中医学院，一直在山东中医药大学附属医院工作，现任山东中医药大学附属医院内科主任医师、教授、博士生导师，全国老中医药专家学术经验继承带教指导老师，山东省老中医药专家。从事中医内科风湿免疫专业，兼任中国医学会内科专业委员会委员，中华中医药学会风湿病专业委员会副主任委员，山东中医药学会风湿病专业委员会主任委员。擅长风湿免疫性疾病如类风湿关节炎、骨关节炎、风湿热、痛风、系统性红斑狼疮、白塞综合征、干燥综合征、硬皮病、皮肌炎或多发性肌炎、系统性血管炎等。针对从事专业，阐明自己的主要研究方向、优势与特长，提出对某些疾病的独到的理论见解、理法方药及新技术、新疗法的应用。对风湿免疫性疾病从理论、临床与基础实验进行研究，用现代科学实验探明其作用机制，且不丧失中医整体联系、动态的合理内核。主编《风湿病中西医诊疗学》《现代新药与检查》等 4 部著作，发表学术论文 40 余篇，下面介绍其相关辨治经验。

【案】　患者，男，32 岁，现居青岛。因复发性口腔溃疡 8 年，再发 4 天，于 2013 年 9 月 18 日于门诊就诊。每于饮酒或食海鲜及辛辣食物后口腔溃疡反复或加重，伴明显疼痛。偶有手、足小关节疼痛不适。纳眠可，大便调，小便黄。舌质红，苔黄厚，脉滑数。经仔细询问得知：患者 6 年前无明显诱因出现左眼急性眼葡萄膜炎，于眼科行球结膜下地塞米松注射治疗，0.5%可的松滴眼，疗效可，现无明显视力障碍。2 年前出现外阴溃疡 1 次，愈后未再反复。查体：舌底部有 2 处溃疡，口腔颊部及咽部各有 1 处溃疡，色红，底部有黄色覆盖物，因疼痛而张口、吞咽困难；双下肢及双足背散在红斑结节、质硬、触痛及压痛明显，皮温灼热。中医诊断为狐惑病。辨证为热壅血瘀证，治疗以清热解毒、活血化瘀为原则，方用四妙勇安汤合五味消毒饮加减，处方如下：金银花 24g，白花蛇舌草 24g，蒲公英 20g，紫花地丁 20g，菊花 20g，玄参 12g，当归 12g，川芎 12g，刘寄奴 15g，赤芍 18g，白芍 18g，甘草 9g，炙甘草 9g。12 剂，水煎服，日一剂。二诊：患者口腔溃疡明显减轻，双下肢、双足面结节红斑色渐轻，皮温灼热减轻，但仍压痛明显，双踝关节时有疼痛，纳眠可，二便调，舌质略红，苔薄黄，脉弦数。拟改滋阴清热、活血止痛法，方用：白芍 18g，丹参 15g，知母 12g，丹皮 12g，赤芍 12g，泽泻 12g，当归 18g，玉竹 15g，百合 15g，沙参 12g，甘草 6g。12 剂，水煎服，每日 1 剂。三诊：上述症状均好转，已无明显不适，纳眠可，二便调，舌淡红，苔薄黄。原方 12 剂，继服。嘱患者忌食生冷辛辣、油腻食物，并戒烟酒。随访一年余，未再发。

第八节　白塞综合征的研究与开发

（一）正清风痛宁缓释片

1. 组方来源与功效

正清风痛宁缓释片系我国传统中药青风藤中提取的主要活性成分青藤碱，经现代工

风湿病中医证治

艺精制而成的纯中药制剂，本品味苦、辛，性温，功能祛风湿、通经络，有较强的抗炎、消肿、止痛、免疫抑制与调节作用。

2. 正清风痛宁缓释片的制备工艺与质量控制方法

（1）制备工艺：取青风藤药材粗粉，石灰水碱化，氯仿回流提取 3 次，每次 5 小时。合并提取液，回收氯仿，干燥，得干浸膏。加乙醇加热溶解，盐酸酸化，静置，过滤，得粗结晶，经再次结晶得精结晶即盐酸青藤碱。加辅料适量，制粒，干燥，压片即得。

（2）质量控制方法：按照高效液相色谱法[《中国药典》（1995 年版）一部附录Ⅵ D]测定。色谱条件与系统适用性试验：用十八烷基硅烷键合硅胶为填充剂，0.78%的磷酸二氢钠溶液-乙腈（88：12）作为流动相；检测波长为 265nm。理论板数按青藤碱峰计算不得低于 1000。对照品溶液的制备：取经五氧化二磷干燥至恒重的青藤碱对照品适量，精密称定，加 0.01mol/L 的盐酸溶液制成每 1mL 中含 100μg 的溶液，作为对照品溶液。供试品溶液的制备：取本品 20 片，精密称定，研细，精密称取适量（约相当于盐酸青藤碱 40mg），置 50mL 量瓶中，加乙醇适量，超声处理 20 分钟，取出，放冷至室温，加乙醇稀释至刻度，摇匀，滤过，弃去初滤液，精密量取续滤液 5mL，置 50mL 量瓶中，加 0.01mol/L 盐酸溶液稀释至刻度，摇匀，作为供试品溶液。测定法：分别精密吸取对照品溶液和供试品溶液各 10μL，注入液相色谱仪，测定，结果乘以换算系数 1.22，即得。本品含盐酸青藤碱（$C_{19}H_{23}NO_4 \cdot HCl \cdot 2H_2O$），应为标示量的 90.0%～110.0%。

3. 正清风痛宁缓释片对白塞综合征疗作用的临床研究

临床观察及实验室指标说明，青藤碱能降低 PGE_2 及 IL-1、TNF 水平，对 COX-2 具有选择性抑制作用，对非特异性免疫、体液免疫和细胞免疫均有抑制作用，对静息及活化增殖的 T、B 细胞的 DNA 代谢均有抑制作用。研究还表明，该药具有活血化瘀、改善微循环的作用。低剂量疗效略优于高剂量，且复发减少，耐受性强，不良反应较小。

（二）养阴清解汤

组成：麦冬 20g，石斛 25g，玄参 20g，生地 15g，黄柏 15g，知母 15g，土茯苓 30g，蒲公英 20g，金银花 30g，穿心莲 20g，白术 20g，泽泻 15g，茯苓 15g，牛膝 10g。水煎服，每日 1 剂。外用熏洗方：蛇床子 25g，苦参 30g，黄柏 20g，蒲公英 30g，生百部 15g，白鲜皮 15g。用法：每剂煎汤先熏后洗，每日 2 次。外用溃疡膏：青黛 15g，儿茶 15g，滑石 10g，白及 5g，冰片 5g，血竭 2.5g。以上诸药共研极细末，用凡士林调成油膏备用。用法：先外用熏洗方，再用新苯扎氯铵冲洗溃疡面，溃疡膏涂外阴破溃处，每日 2 次。

功效：口服及外用中药后，临床症状消失，随访 2 年未再复发；显效：口服及外用中药后，临床症状基本消失，但以后还有轻度复发，或临床治愈患者在半年以后复发者；好转：口服及外用中药后，临床症状明显减轻或时有复发者；无效：口服及外用中药后，临床症状未见减轻或反而加重者。临床证明：该复方中药的总有效率为 92%。病程较短的患者治疗效果较好。

第十三章 痛 风

痛风是由于嘌呤类物质代谢紊乱，产生尿酸过多和（或）尿酸排泄减少，血尿酸浓度持续增高所致的一组疾病。本病临床特点为高尿酸血症、反复发作的急性关节炎、尿酸钠盐形成痛风石沉积、痛风石性慢性关节炎，其严重者可导致关节活动障碍和畸形、肾尿酸结石、痛风性肾病和肾功能不全。原发性痛风多见于 40 岁以上男性及绝经后女性。目前我国高尿酸血症患者人数已达 1.2 亿，5%～12% 的高尿酸血症患者会发展成为痛风。痛风已成为我国仅次于糖尿病的第二大代谢类疾病，严重影响人们的健康。

第一节 痛风的中医经典内容

中医学中亦有"痛风"病名，且历代医家有所论述。元代朱丹溪《格致余论》就曾列痛风专篇，云："痛风者，大率因血受热已自沸腾，其后或涉水或立湿地……寒凉外搏，热血得寒，湿浊凝滞，所以作痛，夜则痛甚，行于阳也。"明代张景岳《景岳全书·脚气》中认为，外是阴寒水湿，今湿邪袭人皮肉筋脉；内由平素肥甘过度，湿壅下焦；寒与湿邪相结郁而化热，停留肌肤，病变部位红肿潮热，久则骨蚀。清代林佩琴《类证治裁》曰："痛风，痛痹之一症也……初因风寒湿郁痹阴分，久则化热致痛，至夜更剧。"同时现代医学所讲的痛风还相当于中医的"痛痹""白虎历节""脚气"等症。

第二节 痛风的病因病机

中医认为，原发性痛风的发生可分为外因和内因两个方面，主要原因在于先天性脾肾功能失调。脾之运化功能减低，则湿浊内生，过多的尿酸则属"湿浊"；肾分清泌浊的功能失调，则湿浊排泄障碍，以致痰浊内聚。此时如感受风寒湿热之邪、劳倦过度、七情所伤，或酗酒食伤，或关节外伤等，则加重并促使湿浊流注关节、肌肉、骨骼，气血运行不畅，不通则痛，而形成痹痛，亦即痛风。概括其病因主要包括以下三个方面。

（一）先天不足，正气亏虚

先天禀赋不足或年老体弱，正气亏虚，卫外失固，风、寒、湿、热之邪内侵肌肉、筋骨、关节，邪气留恋，气血凝滞，脉络痹阻而成。《济生方》言："皆因体虚，腠理空虚，受寒湿之气而成痹也。"

（二）风寒湿热，侵袭人体

多由于居处潮湿、冒雨涉水、汗出当风、气候突变、寒热交错等原因，以致风、寒、湿邪侵袭人体，流注肌肉、筋骨、关节、经络，气血运行不畅不通则痛发为本病；风热之邪与湿相搏，导致风、湿、热合邪为患；素体阳盛或阴虚有热，复感外邪，易从阳化热，或感受风、寒、湿邪，日久不愈，郁而化热，均可导致风寒湿热之邪痹阻肌肉、筋骨、关节、经络而发病。

（三）痰瘀互结，痹阻经脉

痹病日久，或治疗不当，均可耗伤气血，损伤阴液，气虚血瘀，津聚痰凝，痰瘀互结，经络痹阻，出现关节肿大，强直畸形，屈伸不利。

本病病位在四肢关节，与肝脾肾相关。早期病性多属实，邪留日久则脏腑受损，出现虚实夹杂之象。

第三节　痛风的临床诊断

美国风湿病协会提出的标准：关节液中有特异的尿酸盐结晶体，或有痛风石，用化学方法或偏振光显微镜观察证实有尿酸盐结晶。上述三项符合一项者即可确诊。具备下列临床、实验室检查和 X 线征象等 12 条中的 6 条者，可确诊为痛风：①1 次以上的急性关节炎发作；②炎症表现在 1 天内达到高峰；③单关节炎发作；④观察到关节发红；⑤第一跖趾关节疼痛或肿胀；⑥单侧发作累及第一跖趾关节；⑦单侧发作累及跗骨关节；⑧可疑的痛风石；⑨高尿酸血症；⑩关节内非对称性肿大 X 线检查；⑪骨皮质下囊肿不伴有骨质糜烂；⑫关节炎症发作期间，关节液微生物培养阴性。

1985 年 Holmes 标准：具备下列 1 条者：①滑液中的白细胞有吞噬尿酸盐结晶的现象；②关节腔积液穿刺或结节活检有大量尿酸盐结晶；③有反复发作的急性单关节和无症状间歇期、高尿酸血症及对秋水仙碱治疗有特效者。

第四节　痛风的辨证论治

（一）辨证要点

（1）辨病邪性质：湿热抑或痰瘀哪个为甚。
（2）辨虚实：初期实邪为患还是病久肝脾肾亏虚。

（二）治则治法

急性期主要是祛邪为主，针对病邪不同，清热利湿或化痰行瘀。晚期主要是补虚为主，补益肝肾或是健运脾胃。

（三）分型论治

1. 湿热痹阻证

【临床表现】症见关节红肿热痛，痛不可触，遇热痛甚，得冷则舒，病势较急，伴发热，口渴，烦躁不安，汗出不解，舌质红，舌苔黄或黄腻，脉滑数。

【治则治法】清热除湿，祛风通络。

【方剂】白虎加桂枝汤加减。

【常用药】知母、石膏、秦艽、忍冬藤、黄柏、牛膝、薏苡仁、桂枝等。

2. 痰瘀痹阻证

【临床表现】痹证日久不愈，反复发作，关节疼痛时轻时重，关节肿大，甚至强直畸形、屈伸不利，皮下结浊节，破溃流浊，舌质紫暗或有或瘀点、瘀斑，舌苔白腻或厚腻，脉细涩。

【治则治法】化痰祛瘀，通络止痛。

【方剂】桃红饮合二陈汤加减。

【常用药】陈皮、法半夏、桃仁、红花、川芎、当归、赤芍、地龙、僵蚕、白芥子、威灵仙等。

3. 肝肾亏损证

【临床表现】久痹不愈，反复发作，或呈游走性疼痛，或呈酸楚重着，甚则关节变形，活动不利，痹着不仁，腰脊酸痛，神疲乏力，气短自汗，面色无华，舌淡，脉细或细弱。

【治则治法】补益肝肾，通络止痛。

【方剂】独活寄生汤加减。

【常用药】独活、桑寄生、秦艽、防风、细辛、川芎、当归、赤芍、杜仲、牛膝、黄芪、鸡血藤等。

4. 脾肾阳虚证

【临床表现】症见关节冷痛，畏寒肢冷，面色㿠白，气短乏力，纳呆呕恶，腹胀便溏，面浮肢肿，尿少或尿浊。舌淡胖，苔薄白，脉沉细无力。

【治则治法】健脾温肾，利湿化浊。

【方剂】萆薢分清饮。

【常用药】萆薢、益智仁、石菖蒲、乌药、土茯苓、甘草、附子、白术。

第五节　痛风的中医特色疗法

1. 外治法

（1）针灸：风寒湿痹宜针灸并施，风湿热痹宜针不宜灸，久痹正虚以灸为宜。急性期行泻法，恢复期用平补平泻法。常用穴位：湿热蕴结取丘墟、大都、太白；瘀血阻络取血海、膈俞；痰浊痹阻取丰隆、脾俞；肝肾亏虚取太溪、三阴交。第一足跖痛取太冲、太白、三阴交；趾痛取太白、大都、太冲、三阴交；踝痛取中封、昆仑、解溪、丘溪、丘墟、委中、绝骨；膝痛取膝眼、阳陵泉、曲泉；腕痛取阳池、外关、合谷、太冲；肘痛取合谷、手三里、曲池、尺泽；肩痛取肩髃、肩贞、肩井、压痛点。

（2）推拿：根据关节炎症和疼痛部位取相应关节的主要穴位，采取滚、平、推、拿、按、捻、搓、摇等手法，由轻到重进行。每日1～2次，每次15～30分钟。

1）点按大椎、风池、肾俞，揉拿手、足三阴经，点按手三里、肩贞、合谷。每次20分钟，每日1次，7次为1个疗程。适用于痛风各期症状。

2）按揉足趾平、地五会等穴及足部各小关节至踝关节，重按足底侧、背侧跖骨间隙，重推亦可；捻拔摇各趾及踝关节，每次20分钟。每日1次，适用于痛风偏于下肢关节疼痛者。

3）点揉手背侧合谷、阳溪、阳池、手腰腿痛点、外劳宫及手部各小关节至腕关节。每次20分钟，每日1次，7次为1个疗程，适用于痛风偏于上肢关节者。

（3）穴位注射

1）取穴：①以病变关节相关穴位为主，拇趾关节：阿是穴、八风、内庭、太冲；②踝关节：阿是穴、昆仑、丘墟、解溪、太溪；③掌指、指间关节：阿是穴、四缝、八邪、三间；④腕关节：阿是穴、阳池、阳溪、合谷；⑤膝关节：风外膝眼、阳陵泉、梁丘、委中、膝阳关、曲泉、足三里。

2）操作：每次选2～3穴，常规消毒。针刺得气后，每穴注入当归、丹参、威灵仙等注射液0.5～1.0mL，隔日1次，10次为1个疗程。

（4）耳针法

1）取穴：神门、内分泌、肝、肾、交感、相应肢体关节穴。

2）操作：每次3～5穴，用0.5寸毫针刺入，留针30分钟。隔日1次，或用耳穴压豆法，10次为1个疗程。

（5）经络拔罐和局部拔罐：急性发作期以红肿关节周围拔罐、相关经络拔罐引流为主，辅以外敷芙蓉膏，一般都有缓解，胀痛甚者可在局部点刺拔罐放血，释放压力。绵绵持续型患者的疼痛除了尿酸盐刺激引起的疼痛外还有局部软组织损伤引起的疼痛，此种疼痛不甚厉害，但持续存在可达数周、数月，此时的口服调理以活血化瘀、健脾补肾为主，均衡营养摄入也很重要，外调方面必须加强局部的理疗，除了局部病灶和相关经络的拔罐外，还要在局部施以电疗和按摩手法解除软组织损伤粘连引起的疼痛。间歇期时除了常规的口服调理和均衡营养摄入外，应在常发作部位相关经络上定期施以拔罐、按摩手法、热敷等方法，以保持较好的血液循环，避免尿酸盐沉积到关节上而引起痛风发作。

2. 中医食疗方药

（1）薏苡仁粥：适量的薏苡仁和白米，两者的比例约为3∶1，薏苡仁先用水浸泡4～5个小时，白米浸泡30分钟，然后两者混合，加水一起熬煮成粥。治风湿痹、补正气、利肠胃。薏苡仁除具有清热利尿的功能外还含有丰富的维生素B和维生素E。

（2）红豆薏苡仁粥：取适量红豆、薏苡仁、红糖，将红豆、薏苡仁放入锅中熬成粥，然后加入适量红糖后即可食用。红豆具有清热解毒、健脾益胃、利尿消肿、通气除烦等功能。《本草纲目》云"赤小豆行津液，利小便，消胀除肿"。对急慢性痛风患者都有益处。

（3）百合薏仁莲子粥：取百合 30g，薏仁 30g，莲子 25g，粳米 100g。将百合、薏仁、莲子洗净后，用水浸泡 2~3 个小时，粳米淘洗干净后用水浸泡半个小时，然后将三者混合，加适量水后一起熬煮，成浓稠粥后分 2 次食用。在急性期可以坚持每日进食。

（4）薏苡仁淮山枸杞粥：取薏苡仁 60g，淮山药 30g，枸杞子 30g，芡实 15g，粳米 100g。将薏苡仁、淮山药、枸杞子、芡实洗净后，用水浸泡 2~3 个小时，粳米淘洗干净后用水浸泡半个小时，然后将三者混合，加适量水后一起熬煮，成浓稠粥后分 2 次食用。在缓解期可以坚持每日进食。

（5）防风粥：防风 10~15g，水煎取汁加入粳米 50~100g 煮粥。祛风、解表、胜湿、止痛。治风寒湿痹骨节疼痛，四肢拘挛，有解热、镇痛、抗菌作用。

（6）枸杞粥：枸杞子 30g，粳米 60g。先将大米煮成半熟，然后加入枸杞子，煮熟即可食用。特别适合那些经常头晕目涩、耳鸣遗精、腰膝酸软等症患者。

（7）桃仁粥：桃仁 15g，粳米 60g。先将桃仁捣烂如泥，加水研汁，去渣，用粳米煮为稀粥，即可服食。用于防治痰瘀阻滞型痛风。

（8）玉米粥：是一种基本上不含嘌呤的食物。《本草推陈》说它"为健胃剂，煎服亦有利尿之功"。将玉米磨成细粉，调入粳米粥内，煮成稀薄的玉米粥，适宜痛风患者作主食长久服食。

（9）冬瓜汤：取冬瓜 300g（不连皮），红枣五六颗，姜丝少许。先用油将姜丝爆香，然后连同冬瓜切片和红枣一起放入锅中，加水及适量的调味料煮成汤。《本草再新》中说它能"利湿祛风"。冬瓜是一种碱性食物，本身含有多量的水分和丰富的营养，特别是维生素 C 的含量特别丰富，有促进尿酸排泄的作用，痛风患者可以常吃。

第六节　痛风的预防调摄

痛风可以由饮食，天气变化如温度、气压突变，外伤，遗传因素等多方面引发。常并发肥胖症、糖尿病、高血压及高脂血症等代谢综合征，人们可以通过生活调摄，饮食控制来减少疾病的危险因素，以减少人体发病率，平素应做到如下几方面：

（1）保持理想体重，超重或肥胖就应该减轻体重。不过，减轻体重应循序渐进。碳水化合物可促进尿酸排出，患者可食用富含碳水化合物的米饭、馒头、面食等。蛋白质可根据体重，按照比例来摄取，1kg 体重应摄取 0.8~1g 的蛋白质，并以牛奶、鸡蛋为主。避免吃炖肉或卤肉。

（2）少吃脂肪，因脂肪可减少尿酸排出。

（3）少吃盐，每日应该限制在 2~5g 以内。

（4）少喝酒，特别是啤酒及白酒。啤酒内含大量的嘌呤、核酸，可使血中尿酸增多，引起痛风。酒精容易使体内乳酸堆积，对尿酸排出有抑制作用，易诱发痛风。但每日饮

10mL 左右葡萄酒则有益。

（5）少用强烈刺激的调味品或香料。

（6）限制嘌呤摄入。以下为高嘌呤食物如动物内脏、骨髓、海产类、发酵食物、豆类、菜花类、笋类、菌菇类、硬壳果等。多食含嘌呤低的碱性食物，如瓜果、蔬菜（除菠菜、韭菜），做到饮食清淡，低脂低糖，多饮水。

（7）防止受凉，夏季使用空调温度不能过低，26℃左右为宜，防受潮湿，避免过度疲劳、精神紧张，做到心境平和，情绪稳定，怡然自乐，同时要穿宽松的鞋。

第七节　痛风的名医验案

一、曹克光

曹克光，天津中医药大学第一附属医院痛风科主任医师、教授、博士研究生导师，全国第三批名老中医药专家，学术经验继承工作指导教授。其从事中西医结合内科临床30 余年，学验俱丰，医技精湛，尤其在治疗痛风及高尿酸血症方面积累了丰富经验。

【案】　王某，男，52 岁，2008 年 3 月首次就诊。初诊时患者诉平素应酬繁多，喜食海鲜及动物内脏，饮酒过量，出现右足第一跖趾关节处疼痛反复发作已有 3 年余，每次发作时在外院查血尿酸均升高，诊断为痛风，曾服用芬必得、秋水仙碱等药，症状稍缓解。此次因工作劳累再次诱发右足第一跖趾关节处疼痛，并累及左足第一跖趾关节，红肿热痛，行走困难，活动受限，伴有口苦口渴，乏力，纳差，大便偏干，小便短赤，舌黯红，苔黄腻，脉弦滑，查体：形体肥胖，表情痛苦，面色萎黄，双足第一跖趾关节红肿疼痛，右足为甚，触之局部皮温升高，压痛明显，拒按，血压 135/90mmHg，查肾功能：血尿酸 495.6μmol/L，血肌酐 102.4μmol/L，尿素氮 9.65mmol/L；尿常规 pH 5.5，SG 1.025，蛋白（+），白细胞（-）；血脂四项：三酰甘油 5.47mmol/L，总胆固醇 7.86mmol/L，高密度脂蛋白 0.77mmol/L，极低密度脂蛋白 5.14mmol/L；尿尿酸 13.4mmol/24h，尿肌酐 20.4mmol/24h；初步诊断为痛风病，急性发作期，高甘油三酯血证，早期肾损害。中医辨证属湿热内蕴，痰浊瘀毒阻滞经络。根据急则治其标的原则，选用自拟痛风汤剂加味，药用：土茯苓 30g，萆薢 30g，山慈菇 10g，丹参 30g，鸡血藤 30g，百合 15g，荷叶15g，决明子 15g，山楂 10g，每日 1 剂，7 剂。同时选用双氯芬酸钠 75mg，每日 1 次，别嘌醇片 50mg，每日 1 次，力平之 0.2g，每日 1 次。另外加用碳酸氢钠 3g，每日 3 次，以碱化尿液，使 pH 保持在 6.5 左右。并嘱以清淡饮食为主，禁食肥甘厚味之品，抬高双下肢，多休息，多饮水，2 周后复查。

二诊：患者疼痛明显减轻，无红肿，皮温正常，活动稍受限制，仍感乏力，纳可，大便通畅，舌暗红，苔薄黄微腻，脉弦滑。查血压 135/80mmHg。实验室指标：血尿酸 390.3μmol/L，血肌酐 79.5μmol/L，尿素氮 5.47mmol/L，尿常规 pH 6.5，SG 1.015，三酰甘油 2.13mmol/L，总胆固醇 5.45mmol/L，高密度脂蛋白 1.58mmol/L，极低密度脂蛋白 3.25mmol/L。诊断为痛风病，缓解期。为了服药方便，改用痛风合剂，每日 1 剂，14 剂。嘱别嘌醇片、双氯芬酸钠量均减半，加用立加力仙 50mg，每日 1 次，停碳酸氢钠，以清淡低嘌呤饮食为主，少食肥甘厚味之品，并适当增加运动，注意劳逸结合，1

个月后复查。

三诊：患者关节未发疼痛，无其他明显不适，舌淡红，苔薄白，脉弦。诊断为痛风病，恢复期。治宜标本兼顾，重在健脾益肾。方用痛风汤剂加味：土茯苓 15g，萆薢 15g，丹参 15g，党参 10g，白术 15g，茯苓 15g，淫羊藿 6g，墨旱莲 10g，炙甘草 10g。每次 1剂，7剂。别嘌醇片减至 12.5mg，每日 1次。停服其他一切药，定期复查各项指标，随时监测病情变化。

按：本例患者由于饮食不节，嗜食肥甘厚味，酗酒过量，导致湿热内生，痰浊内蕴。劳累伤脾，损伤脾胃的功能，不能运化湿浊，湿聚成痰，日久化热，浊邪成瘀，痰浊瘀毒阻滞经络，引发痛风病急性发作。在急性期选用痛风汤剂加味，能够快速地缓解患者的症状。现代研究证实，痛风汤剂具有良好的降低尿酸的作用，同时也能促进肾功能的修复。其中加用荷叶、决明子，既有降低血脂的作用，同时又有促进排便的作用，从而进一步促使瘀浊的排泄。进入缓解期时改用痛风合剂以维持治疗。在恢复期，标本兼顾，治疗注重脾肾两脏，在痛风汤剂的基础上，加用健脾益气、调补肾阴肾阳之药，使脾肾旺，湿浊化，气血畅。在积极应用药物治疗的同时，嘱咐患者通过健康的饮食调节，促进疾病的恢复。

二、旷惠桃

旷惠桃，1949 年生人，女，博士，主任医师、教授、内科学术带头人、湖南省中西医结合学会风湿免疫病专业独到委员会主任委员，曾先后担任湖南中医药大学第一、第二附属医院院长。其从医 30 余年，中医基础理论扎实，临床经验丰富，擅长运用中西医结合治疗风湿、类风湿关节炎、痛风、各种肾病及内科疑难杂症，所研制的"三虎丸""痛风克颗粒""益肾颗粒"在临床上均取得满意疗效。其教学、临床之余，撰写医学论文 40 余篇，主编和参编医学著作十余部。其中参编《马王堆医书研究》获北方十省市 1989 年优秀图书奖，《实用中医辞典》获湖南省 1993 年科技进步二等奖；编校《传世藏书·子库·医部》共 4 本。

【案】 李某，男，49 岁。主诉：左脚趾关节肿痛 5 日。患者于 5 日夜晚出现右脚趾红肿热痛，不敢触碰，经化验血尿酸，被确诊为痛风，未治疗，现患者症状稍减，不红肿，但仍然疼痛难忍，平时食少且食后腹胀，乏力，有时腰酸，喜肉食又不爱运动，舌红苔黄腻，脉弦数。中医诊断：热痹。论治：痛风克汤。防己 15g，薏苡仁 20g，车前子 10g，萆薢 10g，秦艽 10g，栀仁 10g，川牛膝 10g，山慈菇 10g，威灵仙 10g，地龙 10g，乌梢蛇 10g。每日 1剂。6 日后复诊，症状消失，效不更方，继服 6剂巩固治疗。

按：此病为脾肾虚为本，湿热毒为标，脾肾失调而内生湿热浊毒。方用防己、薏苡仁、萆薢、车前子清热利湿化浊；用栀子、山慈菇清热散结消肿；用威灵仙、川牛膝、秦艽、地龙、乌梢蛇祛风胜湿通络止痛。俾湿热祛，经络畅，则病向愈矣。

三、姜树荆

姜树荆（1911—1994），血管病专家、全国中医外科学会理事、陕西省中医外科学会主任委员、西安市中医医院主任医师，尤对痛风、血管炎、硬皮病治疗有独到之处。

【案 1】 黄某，男，56 岁，干部，1992 年 6 月 18 日初诊。主诉：右足踝关节肿痛半月。自述突然夜间发作，伴有局部发热，口干不思饮，食纳差，不能行走。既往有痛风病史，曾于 1989 年 11 月份在我院门诊治疗。检查：右足踝关节肿胀、压痛，皮温略高。左足趾关节肿大，皮色褐暗，轻压痛。舌质暗红苔黄，脉弦，血尿酸 521μmol/L。辨证：内蕴湿热，外受风寒，热与寒相互胶结，致使气血瘀滞、脉络痹阻于关节。诊断：痛风，证属寒热并重。治则：清热除湿，温经散寒，化瘀止痛。方药：忍附汤，水煎服，每日 2 次。嘱注意饮食和休息。服药 1 剂见效，2 剂减轻，连服 7 剂关节红肿疼痛完全消退，血尿酸正常，获临床治愈。

【案 2】 张某，女，51 岁，农民，1992 年 6 月 8 日初诊。主诉：左足趾关节灼痛20 天。自述夜间发病，突然红肿剧痛，经当地某医院诊断为"脉管炎""感染"，经用抗生素等治疗不效。既往体健。检查：左足趾关节红肿，灼热，触痛，不能着地行走。口干不思饮，食纳呆滞，舌质暗红，苔黄厚脉弦。血尿酸 237μmol/L。辨证：湿热内生，寒邪外侵，寒与热相互胶结而气滞血瘀，脉络痹阻于关节而肿痛灼热。诊断：痛风，属寒热并重。治则：清热除湿、温经散寒、活血化瘀、消肿止痛。方药：忍附汤，水煎服，每日 2 次。节制饮食，注意休息。服药 3 剂后，症状明显减轻，连服 10 剂后疼肿完全消退，血尿酸正常而治愈。

第八节　痛风的研究与开发

一、痛风定胶囊

（一）组方来源与功效

组成：由秦艽、黄柏、延胡索、赤芍、川牛膝、泽泻、车前子、土茯苓 8 味中药组成。功效：清热祛湿，活血通络定痛。用于湿热瘀阻所致的痹病，症见关节红肿热痛，伴有发热，汗处不解、口渴心烦小便黄、舌红苔黄腻、脉滑数；痛风见上述症候者。性状：本品为硬胶囊，内容为黄褐色至棕褐色粉末；味苦。用法用量：口服，每次 4 粒，每日 3 次。注意：孕妇慎用；服药后不要立即饮茶。

（二）痛风定胶囊的制备工艺与质量控制方法

制备工艺：土茯苓粉碎成细粉备用，其余七味加水浸泡 12 小时，煎煮 2 次，合并煎煮液，滤过，滤液浓缩至适量，与上述细粉及适量淀粉混匀，制粒，干燥，粉碎，过筛，装入胶囊，制成 1000 粒，即得。

质量标准研究：采用薄层色谱（TLC）法对方中黄柏、赤芍、延胡索进行定性鉴别；采用高效液相色谱法测定黄柏中有效成分盐酸小檗碱和秦艽中龙胆苦苷的含量。结果表明，TLC 特征明显、专属性强；本品每粒含黄柏以盐酸小檗碱计不得少于 1.2mg，本品每粒含秦艽以龙胆苦苷计不得少于 2.0mg。

（三）痛风定胶囊对痛风治疗作用的实验研究

我国很早就有对痛风定胶囊治疗痛风进行实验研究，文献也较多，结果显示痛风颗粒有较好治疗作用。

痛风定胶囊对急性痛风性膝关节炎家兔模型滑膜组织中环氧化酶2（COX-2）mRNA表达的影响研究：按照 Mc CartyDJ 造模方法建立急性痛风性膝关节炎家兔模型，造模2小时后取滑膜组织，通过 RT-PCR 反转录扩增，2%琼脂糖电泳进行分光度分析。结果显示痛风定组 COX-2 水平明显低于模型组，差异显著（$P<0.01$），说明痛风定胶囊能够明显抑制急性痛风性膝关节炎家兔模型滑膜组织 COX-2mRNA 的表达，对急性痛风性关节炎具有较好的防治作用。

（四）痛风定胶囊对痛风治疗作用的临床研究

我国很早就有对痛风定胶囊治疗痛风进行临床研究，文献也较多，结果显示痛风颗粒有较好治疗作用。

痛风定胶囊治疗急性痛风性关节炎的临床疗效：将 105 例患者按随机单盲法分为两组，治疗组 55 例口服痛风定胶囊合别嘌醇等，对照组 50 例给予别嘌醇等西药；连续用药 2 个月后观察两组临床疗效及相关实验指标的变化。结果表明，治疗组总有效率高于对照组；其血尿酸和 ESR 均较对照组显著降低，说明痛风定胶囊合用别嘌醇等治疗急性痛风性关节炎有较好疗效。

（五）开发前景

痛风定胶囊对于急性痛风性关节炎具有较好的防治作用，故将其推广用于治疗痛风有着广泛的前景。

二、痛风颗粒

（一）组方来源与功效

组方来源：痛风颗粒是源自上海市名老中医夏涵教授的经典方，已有数十年临床使用经验，在减轻痛风症状上取得了良好治疗效果。主要成分：为绿原酸及阿魏酸等，具有抗炎、镇痛及降尿酸等作用。组成：由生石膏、知母、薏苡仁、赤芍、甘草等 9 味中药组成。功效：具有清热解毒、泻化浊瘀、消肿定痛的作用。在痛风急性发作期和发作间隙期，痛风颗粒可以排泄尿酸、消肿止痛，在慢性期可明显减少并发症的发生。用法用量：每次 9g，每日 3 次，冲服。

（二）痛风颗粒的制备工艺与质量控制方法

质量控制方法：采用薄层色谱（TLC）法对方中薏苡仁、赤芍、甘草进行定性鉴别；采用高效液相色谱-蒸发光散射检测法测定知母中有效成分菝葜皂苷元的含量。结果：TLC 特征明显、专属性强；菝葜皂苷元进样量在 $0.546\sim4.368\mu g$ 范围内与峰面积积分值呈良好的线性关系（$r=0.9998$）；平均回收 97.74%，RSD=1.3%（$n=6$）。说明所建标准可用于痛风颗粒的质量控制。

（三）痛风颗粒对痛风治疗作用的实验研究

我国很早就有对痛风颗粒治疗痛风进行实验研究，文献也较多，结果显示痛风颗粒有较好治疗作用。

（1）痛风颗粒对大鼠痛风性关节炎及痛风性高尿酸血症防治作用的实验研究：采用微晶型尿酸钠致大鼠踝关节肿胀、足跖肿胀模型和尿酸诱导大鼠高尿酸血症模型，测定大鼠足肿胀率、患肢压力及步态积分、血尿酸值、白细胞计数及肾脏重量系数。结果：痛风颗粒能有效抑制大鼠踝关节、足跖肿胀及患肢压力和步态积分，并能显著改善高尿酸血症大鼠体内尿酸水平，高剂量痛风颗粒能明显抑制白细胞增生，说明痛风颗粒具有抑制炎症及降低血清高尿酸的作用。

（2）痛风颗粒对高尿酸血症大鼠血清 BUN、Cr、UA 及 XOD 的水平变化的影响：参照文献方法建立高尿酸血症的动物模型，随机分成模型组，苯溴马隆对照组，痛风颗粒大、小、中剂量组，并设立正常对照组，给予相应药物处理，共 21 天。检测大鼠血清BUN、Cr、UA、XOD。结果：模型在实验第 7 天出现血尿酸升高，第 14 天血尿酸下降，第 21 天血尿酸再次升高；实验第 14 天和 21 天血尿素氮、肌酐升高，各治疗组血清尿酸水平有所下降，对血清肌酐、尿素氮无明显影响；血清中的 XOD，模型组比正常对照组、各治疗组显著升高，说明痛风颗粒具有利尿和促进尿酸的排泄的作用，可改善肾功能，抑制 XOD 酶的活性，可能是降低血清中尿酸的作用机制之一。

（四）痛风颗粒对痛风治疗作用的临床研究

我国很早就有对痛风颗粒治疗痛风进行临床研究，文献也较多，结果显示治疗效果显著。例如，痛风颗粒的临床疗效及安全性研究：急性痛风关节炎患者 60 例，随机分为治疗组和对照组，治疗组采用纯中药痛风颗粒治疗，对照组单纯使用西药治疗。观察关节疼痛缓解时间、疗效、治疗前后血尿酸和 ESR 变化。治疗组血尿酸、ESR 改善率与对照组相比，其差异有高度统计学意义（$P<0.01$）。治疗组总有效率 86.7%，对照组总有效率 73.3%，其疗效之差异有统计学意义（$P<0.05$）；两组患者关节疼痛消失时间之差异，无统计学差异（$P>0.05$）；治疗组患者服药期间未见明显不良反应，说明痛风颗粒对急性痛风关节炎具有确切疗效，且无明显不良反应。

（五）开发前景

痛风颗粒对于抑制炎症，降低尿酸水平有明显的作用，故将其推广用于治疗痛风有着广泛的前景。

三、加味四妙丸

（一）组方来源与功效

组方来源：该方是根据清代名医张秉成所著《成方便读》所载四妙丸加味而成。组成：苍术 10g，黄柏 12g，知母 15g，川牛膝 12g，薏苡仁 30g，木瓜 12g，萆薢 20g，土茯苓 30g，忍冬藤 30g，地龙 12g，赤芍 12g，甘草 6g。痛甚加穿山甲、土鳖虫、延胡索通络止痛；体虚加熟地、补骨脂、骨碎补以补肾壮骨；尿酸明显升高者加泽泻、车前草利水以助尿酸排泄。功效：原方具有清热利湿、舒筋壮骨的作用，加味后加强了疏风通经作用，具有清热祛湿镇痛之效。性状：本品为浅黄色至黄褐色的水丸；气微，味苦。用法用量：口服。每次 6g，每日 2 次。注意：孕妇慎用。

（二）加味四妙丸对痛风治疗作用的实验研究

我国近几年才对加味四妙丸治疗痛风进行实验研究且研究较少，结果显示其有较好的治疗作用。

加味四妙丸有效部位群不同组合的镇痛抗炎及降尿酸作用：采用扭体法、耳郭法和小鼠高尿酸血症模型，观察加味四妙丸及其各有效部位群组合的镇痛、抗炎和降尿酸作用。结果表明，A 组合对小鼠扭体、耳肿胀、高尿酸血症模型均表现出镇痛、抗炎和降尿酸的作用。通过有效部位正交设计研究表明，以黄酮、皂苷、有机酸、挥发油、生物碱水溶成分的共同组合抗痛风作用最强。

（三）加味四妙丸对痛风治疗作用的临床研究

我国近几年才对加味四妙丸治疗痛风进行临床研究且研究较少，结果显示有较好的治疗作用。

四妙丸加味对痛风患者的临床疗效：将 60 例患者采用开放平行对照方法，分为治疗组与对照组，30 例治疗组给四妙丸加味，30 例对照组给双氯芬酸钠、秋水仙碱。观察两组治疗前后疼痛积分、尿酸及临床疗效。结果：两组治疗后疼痛积分及尿酸比较，差异无统计学意义（$P > 0.05$）；两组临床疗效比较差异无统计学意义（$P > 0.05$），说明四妙散加味治疗痛风疗效好，且无明显不良反应，经济实用，是治疗痛风的一种有效方法。

（四）研发近况

由于目前研究较少，对加味四妙丸的作用机理和临床疗效观察仍需深入研究。

四、别嘌醇颗粒

（一）组方来源与功效

组方来源：别嘌醇方是在福建中医药大学许书亮教授 30 多年来治疗痛风经验方的基础上，结合现代痛风临床学与现代药理学研究结论精心择药组成。组成：由苍术、萆薢、金钱草、肿节风、丹参等组成。功效：别嘌醇颗粒有较好镇痛、消肿、降尿酸及改善关节功能等作用，对急慢性痛风性关节炎均有较好疗效。

（二）别嘌醇颗粒对痛风治疗作用的实验研究

我国在数十年前就有对别嘌醇颗粒治疗痛风进行实验研究，文献也较多，结果显示别嘌醇颗粒有较好治疗作用。

评价：别嘌醇颗粒对新西兰兔痛风性关节炎模型关节液 IL-1β、TNF-α 的影响：采用先给干预性药物 3 天，然后尿酸钠关节内注射造模法致新西兰兔痛风性关节炎模型，取关节液，采用放免法检测 IL-1β、TNF-α 含量。结果：别嘌醇高、中剂量组 IL-1β 含量显著低于模型对照组，TNF-α 含量非常显著低于模型对照组（$P < 0.01$），两组 2 项指标与正常时照组比较均无显著性差异；别嘌醇低剂量组 TNF-α、IL-1β 含量仍显著高于正常对照组（$P < 0.01$）；秋水仙碱组两项指标都接近于正常对照组，显著低于模型对照组（$P < 0.05$）。说明别嘌醇颗粒可抑制新西兰兔痛风性关节炎模型关节液 IL-1β、TNF-α 含量的升高，其中高、中剂量组作用更强。

（三）别嘌醇颗粒对痛风治疗作用的临床研究

我国在数十年前就有对别嘌醇颗粒治疗痛风进行临床研究，文献也较多，结果显示别嘌醇颗粒有较好治疗作用。

为观察别嘌醇颗粒对慢性痛风性关节炎的疗效，对 30 例男性慢性痛风性关节炎患者进行 30 天的治疗，并设立丙磺舒组 30 例进行治疗对照，结果表明别嘌醇具有较好的降低血尿酸和改善关节功能的作用，总体疗效优于丙磺舒。

（四）开发前景

研究结果显示别嘌醇颗粒对痛风有很好的治疗效果，因此对别嘌醇的开发很有前景。

第十三章 痛风

第十四章 骨质疏松症

骨质疏松症（osteoporosis）是以骨组织显微结构受损，骨矿成分和骨基质等比例地不断减少，骨质变薄，骨小梁数量减少，骨脆性增加和骨折危险度升高的一种全身骨代谢障碍的疾病。骨质疏松症一般分两大类，即原发性骨质疏松症和继发性骨质疏松症。原发性骨质疏松症包括特发性骨质疏松症。原发性骨质疏松症多见于老年人或绝经后的妇女。资料表明，超过 50～60 岁的男性和超过 40～50 岁的女性都有不同程度的骨质疏松。骨质疏松的发生与内分泌紊乱、钙吸收不良和废用有关。继发性骨质疏松症是指某些疾病继发的症状而出现的骨质疏松，又称症状性骨质疏松。随着人口寿命的不断增长及老年人口不断增加，作为中老年退行性重要疾病之一的骨质疏松症及其所引起的骨折已成为一个严重的社会问题而备受老年学者的关注。我国有骨质疏松症患者 6000 万～8000 万。

第一节 骨质疏松症的中医经典内容

中医学无"骨质疏松症"这一病名，其临床特征与"骨痿"极为相似。《灵枢·邪气脏腑病形》曰："肾脉微滑为骨痿，坐不能起，起则目无所见。"《素问·痹论》指出："肾痹者，善胀，尻以代踵，脊以代头。"以上描述如骨痛、畸形、筋骨拘挛、视物昏花等，几乎囊括了骨质疏松症的所有症状，可见祖国医学对骨质疏松症的临床证候和病因病机均有较详尽的记载。

第二节 骨质疏松症的病因病机

（1）肾虚是本病的主要病机：中医学认为"肾为先天之本""肾主骨生髓"，骨的生长、发育和骨质之坚脆与肾有着密切的关系。肾精充足，则骨髓的生化有源，骨髓得到精的充养而迅速成长和坚固有力。正如《素问·逆调论》曰："肾不生，则髓不能满；肾气热则腰脊不举……水不胜火，骨枯而髓虚，足不任身"，阐述了肾、骨、髓之间的病理联系，说明肾精不足、骨髓失养则骨髓脆弱无力。

（2）脾虚是本病的重要病机：脾主运化、统血、主肌肉及四肢，为气血生化之源。肾藏之精为先天之精，但先天之精需要后天之精不断的充养，故脾胃健旺，才能"谷人气满，淖泽注于骨"（《灵枢·决气》），维持骨的正常功能。绝经后妇女，脾胃运化受碍，气血乏源，血不化精，无以充养先天之精，则骨骼因精虚失养，脆弱无力，致骨质疏松发生。由此可见，脾胃虚弱亦为绝经后骨质疏松发生的重要原因。

（3）肝失调达，肝血亏虚：肝为藏血之脏，司血海，主筋，主疏泄。主疏泄的功能除影响血的运行和脾的运化外，还与妇女的月经来潮、受孕和乳汁分泌有关，故罗东逸在《名医汇粹》中引何伯斋说："女子以血为主，女子以肝为先天"，人体筋膜和骨骼的营养皆依赖肝血的濡养，妇女若肝主疏泄功能失常，或平素月经过多，则肝血不足渐可导致筋骨失养而成骨质疏松。

（4）血瘀：根据王清任《医林改错》"久病必瘀""久虚必瘀"理论，血瘀是骨质疏松症脾肾虚衰的产物。另外，血瘀可以加速骨质疏松症脾肾虚衰的发展。因此，血瘀既可由脾肾虚衰引起，又可导致肾虚、脾虚加重，因此血瘀也是绝经后骨质疏松症重要的病理变化。

第三节　骨质疏松症的临床诊断

骨质疏松的诊断标准——骨密度测定：骨矿密度（BMD）简称骨密度，是目前诊断骨质疏松、预测骨质疏松性骨折的主要诊断手法。双能 X 线吸收法是目前国际学术界公认的诊断骨质疏松的方法。断层照相术（即定量 CT，椎体、周围骨组织）等根据具体条件也可用于骨质疏松症的诊断参考。

（1）骨密度值低于同性别、同种族健康成人的骨峰值不足 1 个标准差属正常。

（2）降低 1～2.5 个标准差之间为骨量低下（骨量减少）。

（3）降低程度≥2.5 个标准差为骨质疏松。

（4）骨密度降低程度符合骨质疏松诊断标准同时伴有一处或多处骨折时为严重骨质疏松。

（5）现在也通常用 T-Score（T 值）表示，即 T 值≥1.0 为正常，T 值<−1.0 为骨量减少，T 值≤2.5 为骨质疏松。

第四节　骨质疏松症的辨证论治

（一）辨证要点

（1）辨虚实：辨气滞、痰湿、血瘀为患，还是肝脾肾虚为主。

（2）辨属何脏器：属肝肾亏虚还是脾肾阳虚。

（二）治则治法

本病辨证多以肾为主，以阴阳为纲。《内经》并未具体论及本病的治法。《素问·阴阳应象大论》中提出"形不足者，温之以气；精不足者，补之以味"。临床见肾阴虚兼肝阴虚，肾阳虚兼脾阳虚者较多，也可见因虚致瘀，本虚标实者。先天多因肾气不足，髓少骨空，后天之于脾胃失调，故应以补肾填精为主，补益肝肾，且本病多见于中老年患者，气血亏虚，血行涩滞，故辅以阴补脾胃，益气养血，活血通络。

（三）分型论治

1. 肝郁气滞

【主症】情绪不稳，烦躁易怒，失眠多梦，胸胁胀闷，喜太息，腰背疼痛，或周身疼痛无定处，或月经不调，甚者闭经等；舌暗红，苔薄白，脉弦等。

【治法】舒肝解郁、调理气血、舒筋通络，兼补肝肾。

【方剂】柴胡舒肝散与六味地黄汤加减。

【常用药】柴胡、香附、白芍、川芎、枳壳、炙甘草、山萸肉、山药、熟地、丹皮、泽泻、茯苓等。若脊背疼痛加狗脊、熟地，若腰痛较甚可加杜仲、桑寄生、川续断等，若四肢疼痛可加羌活、独活等。

2. 痰湿阻络

【主症】患者形体肥胖，四肢无力，麻木重着，行路迟缓，腰酸背痛，久坐久站则痛剧，或者脘痞纳呆，痰多易咳，舌苔多腻，脉滑等。

【治法】祛痰通络、调和气血、健脾益气，兼养肝肾。

【方剂】中药薏苡仁汤加减。

【常用药】薏苡仁、苍术、羌活、独活、防风、川乌、麻黄、桂枝、当归、川芎、生姜、甘草，临床常配鸡血藤以活血、养血，鹿寿草以强筋骨、补肝肾，半夏、茯苓、山药、白术以增加健脾除湿之力。

3. 气血瘀滞

【主症】痛有定处，固定不移，晨起腰背四肢僵硬不适，或麻木不温，手足沉重，甚者四肢肿胀活动不便，或脾胃满闷，不欲饮食，舌质暗红，苔白腻，脉涩。

【治法】化痰通络、活血祛瘀、养血益气，兼以养肾滋肝、祛风化湿。

【方剂】身痛逐瘀汤加减。

【常用药】当归、川芎、桃仁、红花、五灵脂、没药、香附、牛膝、秦艽、羌活、地龙，临床常根据辨证不同配以丹参、三七、松节、通筋草、威灵仙、地龙等。其症状主要为其治疗原则。

4. 脾肾阳虚

【主症】四肢冰凉，形寒体冷，腰膝冷痛，或四肢萎软无力，背痛较甚，劳累加剧，面色㿠白，或下利清谷，或小便不利，面浮肢肿，舌淡胖苔白滑，脉细数。

【治法】补肾阳助脾阳，养肝坚筋，填髓通络，补养气血。

【方剂】补肾壮骨羊藿汤加减。

【常用药】淫羊藿、肉苁蓉、鹿角霜、熟地、鹿衔草、骨碎补、全当归、生黄芪、生牡蛎、川杜仲、鸡血藤、广陈皮、制黄精、炒白术。

5. 肝肾亏虚

【主症】身体疼痛，久治不愈，腰背疼痛时重时轻，且游走不定，或腰膝酸软，或脊强腿麻，或关节变形，或拘挛强直，或神疲乏力、短气自汗，舌质淡苔薄白，脉细或细涩。

【治法】补肝肾，壮筋骨，益精髓，祛风湿，调气血，解疼痛。

【方剂】独活寄生汤加减。

【常用药】独活、桑寄生、秦艽、防风、细辛、当归、芍药、川芎、熟地、杜仲、牛膝、人参、茯苓、甘草、桂心。

第五节　骨质疏松症的中医特色疗法

1. 专病专方研究

（1）沈霖等观察了中药补肾方密骨片（淫羊藿、杜仲、胡桃肉、干地黄、怀牛膝等）对成骨细胞转化生长因子 TGF-blmRNA、破骨细胞基质金属蛋白酶-9 mRNA 和 IL-1 的影响。结果显示：该方可刺激成骨细胞 TGF-hl 的分泌合成，促进骨形成，对抗 IL-1 对基质细胞的影响，间接抑制破骨细胞活性，使 MMP-9 mRNA 表达降低，减少骨吸收，使骨代谢趋于平衡。

（2）刘小雨等观察补骨脂汤（补骨汤、续断、淫羊藿、何首乌、杜仲、女贞子等）治疗 100 例老年骨质疏松，发现此方主要通过降低 IL-6 及 THF 的病理性增高，适度地提高 IGF-Ⅱ 而增加骨量，起到抗骨质疏松作用。

2. 外治法

（1）外敷法：取防风、威灵仙、川乌、草乌、透骨草、续断、狗脊各 100g，红花 60g，川椒 60g，共研细末，每次取 50～100g 以醋调后装纱布袋敷于骨痛处，并在药袋上加用热水袋，每次 30 分钟，每日 1～2 次，疗程 30 天，用于骨质疏松疼痛。

（2）针灸：选百会、大抒、大椎、命门、腰阳关、肾俞、悬钟、足三里、三阴交等调补肝肾，选关元、气海、膈俞、脾俞等补益气血；用艾炷灸三里、肾俞、命门、神阙等穴以温肾壮骨。

（3）拔罐：通过温热和负压刺激有关部位，可以起到疏通经络、调节气血、缓解肌肉紧张的作用，从而达到镇痛的目的。

拔罐治疗骨质疏松症性腰背痛方法是：选择合适的玻璃罐，于脊柱两侧纵向拔火罐 4～8 个，以疼痛部位为主。操作过程中注意勿灼伤皮肤，3～5 天拔罐 1 次。

（4）刮痧疗法：以刮痧板或玻璃罐在涂有刮痧油的脊柱部位刮拭，以刮出红色破血点为止。

（5）药浴：将天然草药加工制成浴液，熏蒸洗浴人体肌表，通常选用补肝肾、通经络的药物，如续断、狗脊、杜仲、川芎、当归尾、鸡血藤、羌独活、乳香、没药等。

3. 中医食疗方药

（1）当归羊肉汤：当归 30g，生姜 15g，羊肉 200g 加水适量，共煮至羊肉熟烂。喝汤吃肉，每日 1 剂。功能温阳补肾、温经通络。主治脾肾阳虚、寒凝经脉型骨质疏松症。

（2）猪血瘦肉豆腐汤：猪血250g，猪瘦肉、豆腐、胡萝卜、山药各100g，调料适量。将猪瘦肉洗净、切丝、勾芡；猪血、豆腐切块，胡萝卜及山药切片。同加清水适量煮沸后，调入姜末、食盐等，待熟后调入葱花、味精、猪油适量，稍煮即成。其可健脾补肾、益气养血。

（3）黄豆核桃鸡：鸡肉 750g，黄豆、核桃各 50g，调料适量。将鸡肉洗净、切块；黄豆泡软；核桃取仁。同放汽锅中，加葱白、姜末、食盐、料酒等，后加水至八成满，文火蒸约 2 小时取出，加胡椒粉适量服食。其可补肾益精。

（4）芝麻核桃粉：取黑芝麻、核桃仁各 250g，白砂糖 50g，先将黑芝麻、核桃仁炒熟，同研为细末，加入白糖，拌匀后装瓶备用。每日 2 次，每次 25g，温开水冲服，对各型骨质疏松症均有效。

（5）豆腐鸡蛋虾皮汤：猪骨汤 1000mL，豆腐 2 块，鸡蛋 1 个，虾皮 25g，调料适量，山药片 50g。将鸡蛋去壳，加清水及食盐适量调匀，蒸熟；豆腐切块。锅中放植物油适量烧热后，放入葱花、蒜略炒，然后调入猪骨汤、虾皮，待沸后将蒸蛋以汤匙分次舀入，再加豆腐、山药，调入食盐、味精等，煮沸后即成。其可补肾壮骨。

（6）黄豆芽炖排骨：黄豆芽 500g，排骨 1000g，山药 250g，调料适量。将排骨洗净、剁块，加山药调味以高压锅蒸熟后，取出煮沸，放入黄豆芽，煮熟后，调入食盐、味精适量服食。其可补肾壮骨、填精生髓。

（7）猪骨炖海带：猪排骨 1000g，猪大骨 2000g，海带 250g，调料适量，枸杞子 10g。将猪骨洗净，排骨剁块，大骨捶破，海带洗净，同入高压锅中。加清水适量及葱、姜、花椒、精盐、米醋、料酒等，文火蒸烂后，调入味精适量服食。其可补肾壮骨、强腰益精。

（8）猪脊骨羹：取猪脊骨 1 具，洗净剁碎，枸杞子 6g，甘草 10g。将 2 味中药用纱布包好，与猪脊骨一同放入锅中，加水适量，用小火炖煮 4 小时即可。用法：分顿服食，以喝汤为主，并可吃肉及枸杞子。其适用于糖尿病型骨质疏松症的患者。

（9）木瓜汤：羊肉 100g，苹果 5g，豌豆 300g，木瓜 1000g，粳米 500g，白糖适量，盐、味精、胡椒粉适量。①将羊肉洗净，切成 6cm × 6cm 的块。粳米、苹果、豌豆淘洗干净。木瓜取汁待用。②羊肉、苹果、豌豆、粳米、木瓜汁、清水适量放入锅，用武火烧沸后，转用文火炖，至豌豆熟烂，肉熟，放入白糖、盐、味精、胡椒粉即成。经常食用，可补中益气。

（10）桃酥豆泥：扁豆 150g，黑芝麻 25g，核桃仁 5g，白糖适量。①扁豆入沸水煮 30 分钟后去外皮，再将豆仁蒸烂熟，取水捣成泥。②炒香芝麻，研末待用。③油热后将扁豆泥翻炒至水分将尽，放入白糖炒匀，再放入芝麻、白糖、核桃仁溶化炒匀即可。

（11）茄虾饼：茄子 250g，虾皮 50g，面粉 500g，鸡蛋 2 个，黄酒、生姜、酱油、麻油、精盐、白糖、味精各适量。①茄子切丝用盐渍 15 分钟后挤去水分，加入酒浸泡的虾皮，并加姜丝、酱油、白糖、麻油和味精，拌和成馅。②面粉加蛋液，水调成面浆。③植物油六成热舀入一勺面浆，转锅摊成饼，中间放馅，再盖上半勺面浆，两面煎黄。经常食用，活血补钙，止痛，解毒。

（12）萝卜海带排骨汤：排骨 250g，白萝卜 250g，水发海带 50g，黄酒、姜、精盐、味精各适量。①排骨加水煮沸去掉浮沫，加上姜片、黄酒，小火炖熟。②熟后加入萝卜丝，再煮5～10分钟，调味后放入海带丝、味精，煮沸即起。

（13）排骨豆腐虾皮汤：猪排骨250g，北豆腐400g，鸡蛋1个，洋葱50g，蒜头1瓣，虾皮25g，黄酒、姜、葱、胡椒粉、精盐、味精各适量。①排骨加水煮沸后去掉浮沫，加上姜和葱段，黄酒小火煮烂。②熟后加豆腐块、虾皮煮熟，再加入洋葱和蒜头，煮几分钟后熟后调味，煮沸即可。经常食用，强筋壮骨，润滑肌肤，滋养五脏，清热解毒。

（14）红糖芝麻糊：红糖25g，黑芝麻25g，藕粉100g。先将黑白芝麻炒熟后，再加藕粉，用沸水冲匀后再放入红糖搅匀即可食用，每日1次，冲饮，适用于中老年缺钙者。

第六节　骨质疏松症的预防调摄

人的各个年龄阶段都应当注重骨质疏松的预防，婴幼儿和年轻人的生活方式都与骨质疏松的发生有密切联系。人体骨骼中的矿物含量在30多岁达到最高，医学上称之为峰值骨量。峰值骨量越高，就相当于人体中的"骨矿银行"储备越多，到老年发生骨质疏松症的时间越推迟，程度也越轻。老年后积极改善饮食和生活方式，坚持钙和维生素D的补充可预防或减轻骨质疏松。

均衡饮食：增加饮食中钙及适量蛋白质的摄入，低盐饮食。钙质的摄入对于预防骨质疏松症具有不可替代的作用。嗜烟、酗酒、过量摄入咖啡因和高磷饮料会增加骨质疏松的发病危险。

适量运动：人体的骨组织是一种有生命的组织，人在运动中肌肉的活动会不停地刺激骨组织，使骨骼更强壮。运动还有助于增强机体的反应性，改善平衡功能，减少跌倒的风险。这样骨质疏松症就不容易发生。

增加日光照射：中国人饮食中所含维生素D非常有限，大量的维生素D_3依赖皮肤接受阳光紫外线的照射后合成。经常接受阳光照射会对维生素D的生成及钙质吸收起到非常关键的作用。正常人平均每日至少20分钟日照。

第七节　骨质疏松症的名医验案

鲁贤昌，1939年生人，浙江省中医院主任医师，国家级名老中医，出身中医世家，是已故名医余步卿的学术经验继承人。其长期从事医疗、教学、科研工作，擅长免疫风湿病，尤其是对类风湿关节炎、风湿性关节炎、退变性关节炎、痛风、强直性脊柱炎等有独特的疗效。

【案】　患者，女，40岁，反复双手指腕关节肿胀疼痛、晨僵，握力减退，伴步履缓慢七年。于1999年2月就诊。查体：双手微挛缩畸形，指腕关节肿胀，压痛，步行测定，平地10秒行15米，舌红，苔薄，脉细弱。实验室检查：ESR 60mm/h，RF 200，CRP（＋），A∶G为1∶11。双腕关节正侧位片示：骨质疏松，关节间隙模糊，骨小囊形成。双膝关节正倒位片示：骨质疏松，关节间隙狭窄。根据美国风湿病学会1987年修订的标准，诊断为类风湿关节炎。中医诊断：痹证，肾虚寒凝。治拟壮阳补虚，温经通络逐痹：生地、熟地各 20g，淫羊藿 15g，仙茅 15g，肉苁蓉 15g，蕲蛇 10g，乌梢蛇 15g，露蜂房 15g，紫丹参 15g，川芎 15g，党参 15g，太子参 15g，红枣 30g，薏苡仁 30g，怀牛膝 15g，延胡索 15g。共服 30 剂，药后感各关节肿胀疼痛，晨僵减轻，握力增加。宗原法加减共服药 1 年，感各关节肿胀疼痛消失，步履轻松。实验室检查：ESR 18mm/h，RF 阴性，CRP 阴性，A：G 为 1：1.7，双腕关节正侧位片示：关节间隙清晰，骨小囊已钙化，双膝关节正侧位片示：关节间隙基本正常。

第十五章　纤维肌痛综合征

纤维肌痛综合征（fibromyalgia syndrome，FS）是一种非关节性风湿病，临床表现为肌肉骨骼系统多处疼痛与发僵，并在特殊部位有压痛点。纤维肌痛综合征可继发于外伤，各种风湿病，如骨性关节炎（osteoarthritis，OA）、类风湿关节炎（rheumatoid arthritis，RA）及各种非风湿病（如甲状腺功能低下、恶性肿瘤）等。这一类纤维肌痛综合征被称为继发性纤维肌痛综合征（secondary fibromyalgia syndrome），如不伴有其他疾患，则称为原发性纤维肌痛综合征（primary fibromyagia syndrome）。纤维肌痛综合征多见于女性，最常见的发病年龄为 25～45 岁。本病的病因及发病机制尚不清楚。一般认为与感染、睡眠障碍、神经递质分泌异常及免疫紊乱有关。

第一节　纤维肌痛综合征的中医经典内容

纤维肌痛综合征在祖国医学中无对应病名，约相当于中医学"痹证"之"周痹""肌痹"范畴。历代文献对本病皆有记载，且多按其临床症状而定义。《素问·痹论》始称为"痹"，并列有专篇详细地论述了本病的病因病机、分类、证候。《素问·痹论》云："风寒湿三气杂至，合而为痹也"，认为风、寒、湿、热诸邪合而致病是痹证形成的机理。

第二节　纤维肌痛综合征的病因病机

《类证治裁·痹症》云："诸痹……良由营卫先虚，腠理不密，风寒湿乘虚内袭。"正气为邪由于禀赋素虚，阴阳失调，气血不足，营卫不和，或者肝郁脾虚，以致风寒湿热之邪乘虚内侵而致病。痹病初犯人体，多留于肌表，阻于经络，气血运行不畅，不通则痛，故见全身多处肌肉触压痛、僵硬等症。素体虚弱，脏腑亏虚，正气不足，阴阳失调是本病的主要内因，其中又以肝脾肾亏虚为主。肝肾亏虚，脾失健运，气血生化乏源，气血不足则营卫失调，腠理不固，卫外不密，风湿寒三邪乘虚而入，发为痹病。风寒湿成痹日久，则五脏气机紊乱，升降无序，导致脏腑经络功能失调，故临证所见病情复杂。

第三节　纤维肌痛综合征的临床诊断

在 2010 年 ACR 年会上，经过与会专家的充分讨论，对 FMS 1990 年的标准进行了修改，具体如下：

满足以下 3 条可以符合 FMS 诊断：

（1）弥漫疼痛指数（WPI）>7 和症状严重（SS）积分>5；或 WPI=3～6 和 SS 积分>9。

（2）症状持续相同水平在 3 个月以上。

（3）患者没有其他疾病的不可解释的疼痛。

WPI 及 SS 的定义与判断：WPI 指患者前一周的疼痛情况，且为疼痛的区域，共 0～19 分。

左右肩部区域；左右臀部区域；左右上臂；左右颌部；左右臀部；左右前臂；左右大腿；左右小腿；胸；颈；腹部。

SS 积分：疲劳；醒来萎靡不振；认知症状。

上述 3 个症状在一周前的严重程度按以下积分：0=无；1=轻微问题，2=中等问题；3=严重，弥漫，持续，影响生活。

考虑躯体体症状，患者是否有？0=无；1=轻微症状，2=中等量症状；3=大量症状。

SS 积分为上述 3 个症状的积分加躯体症状积分（总分 0～12 分）。

第四节　纤维肌痛综合征的辨证论治

（一）病因病机

《类证治裁·痹症》云："诸痹……良由营卫先虚，腠理不密，风寒湿乘虚内袭。"正气为邪由于禀赋素虚，阴阳失调，气血不足，营卫不和，或者肝郁脾虚，以致风寒湿热之邪乘虚内侵而致病。痹病初犯人体，多留于肌表，阻于经络，气血运行不畅，不通则痛，故见全身多处肌肉触压痛、僵硬等症。素体虚弱，脏腑亏虚，正气不足，阴阳失调是本病的主要内因，其中又以肝脾肾亏虚为主。肝肾亏虚，脾失健运，气血生化乏源，气血不足则营卫失调，腠理不固，卫外不密，风湿寒三邪乘虚而入，发为痹病。风寒湿成痹日久，则五脏气机紊乱，升降无序，导致脏腑经络功能失调，故临证所见病情复杂。

（二）治则治法

中医治疗纤维肌痛综合征应辨别标本虚实，以调和阴阳为基本原则，根据邪气的偏盛，分别予以祛风、散寒、除湿、清热、化痰、行瘀之法。

（三）分型论治

1. 气滞血瘀型

【主症】周身走窜胀痛，随情志变化增减，痛点多，拒按压；胸胁胀闷，或见烦躁易怒，失眠多梦；舌淡暗或有瘀斑，脉弦涩。

【治法】疏肝理气，祛瘀止痛，舒筋通络。

【方剂】柴胡疏肝散合活络效灵丹加减。

【常用药】柴胡、枳壳、白芍、赤芍、当归、川芎、丹参、制乳香、制没药、鸡血藤、夜交藤、木瓜、制香附、酸枣仁、全蝎等。

2. 湿痰痹阻型

【主症】腰背四肢筋肌酸痛，困重发僵，阴雨天加重；或见脘闷纳呆，抑郁失眠；舌苔白腻，脉弦滑。

【治法】祛湿蠲痹，化痰理气，舒筋通络。

【方剂】痹汤合温胆汤加减。

【常用药】薏苡仁、羌活、防风、法半夏、制南星、白芥子、茯苓、陈皮、枳实、竹茹、姜黄、当归、川芎、木瓜、威灵仙、炙远志等。

3. 肝脾失和型

【主症】周身筋肌僵痛，倦怠乏力，失眠多梦；或见抑郁心烦，纳差便溏；舌淡红，苔薄白，脉细弦。

【治法】疏肝健脾，舒筋活络。

【方剂】逍遥散加减。

【常用药】柴胡、茯苓、白术、当归、白芍、川芎、郁金、薄荷、酸枣仁、木瓜、羌活、秦艽、葛根、伸筋草等。

4. 气血亏虚型

【主症】周身筋肌隐痛挛急，肢麻倦乏，夜卧多惊；或见抑郁多梦，心悸目眩，面色萎黄，舌质淡，苔薄白，脉细弱或细弦。

【治法】益气养血，舒筋活络。

【方剂】三痹汤加减。

【常用药】黄芪、党参、茯苓、熟地、当归、川芎、川续断、杜仲、秦艽、防风、独活、木瓜、伸筋草、鸡血藤、龙眼肉、酸枣仁等。

第五节　纤维肌痛综合征的中医特色疗法

1. 专病专方研究

本病常有头痛失眠、心烦易怒、身痛无定处、两胁胀痛等肝郁气滞表现，选柴胡舒肝散加减或六郁丸方加减，常用中药：制香附、醋柴胡、杭白芍、全当归、延胡索、郁金、炒枳壳、川芎、苍术、栀子、合欢花、夜交藤、炒枣仁、炙甘草。若身痛如刺，固定不移，夜间痛重，舌质暗红有瘀血或瘀斑等血瘀证为主者可选用逐瘀汤或血府逐瘀汤加减，常用中药：丹参、赤芍、牛膝、地龙、羌活、秦艽、香附、桃仁、红花、炒灵脂、没药、延胡索、川楝子。

2. 外治法

（1）针灸治疗：针灸治疗纤维肌痛综合征疗效肯定、确切，见效快，不良反应小，远近期疗效均优。可针刺肝俞、脾俞、血海、足三里、三阴交、内关、阿是穴等。采用电针治疗本病亦取得不错的疗效。在一般针灸治疗效果不明显时，电针治疗可快速改善疼痛等全身症状，需要注意的是：电针也要在手工针刺得气的基础上再接通电流，否则将影响疗效。

（2）理筋手法治疗：患者取俯卧位，自然放松：先用掌揉法，自上而下，于颈背部、腰骶部患处施术5分钟；沿颈背腰部循督脉、脊柱两旁华佗夹脊穴、两侧膀胱经由上而下进行。然后用拇指按揉曲池、合谷、内关、血海、伏兔、足三里、三阴交、涌泉等穴位，并循经掌推揉手阳明大肠经、足阳明胃经及足太阳膀胱经等。手法力求深透柔和，以得气为度，并注意观察患者表情变化调整手法力度，操作约10分钟，用拍击法沿脊柱自上而下至小腿部空心掌拍打3遍，最后嘱患者闭目卧床休息10分钟。隔日1次，8～10次为1个疗程。

（3）浮针结合走罐治疗：先嘱患者取俯卧位，使其充分暴露背部；接着选用长40mm、粗0.6mm的一次性浮针，选取肩井穴（双）、环跳穴（双）为进针点，经常规消毒后，右手持针正对痛点呈15°～25°快速刺入，不得刺入太深，略达肌层即可；然后右手轻轻提拉，使针身离开肌层，退于皮下，放倒针身，再运针（深度一般为25～35mm），以拇指或中指为支点手握针座，使针尖做扇形的扫散动作，扫散时间一般为2分钟，次数约为200次。若扫散后疼痛依旧存在，可再选更靠近痛点的进针点，重新进针。进针完毕，抽出针芯，用创可贴贴附外露的软管套以固定，防止感染。留针时间通常为24小时，隔天治疗1次，3次为1个疗程。若1个疗程未愈，休息2天再治疗1个疗程，最多2个疗程。第2天取出浮针后，选用中号玻璃火罐沿膀胱经的第1侧线（即脊柱旁开1.5寸），从大杼至白环俞，施以缓慢柔和的走罐，以皮肤潮红、充血且患者能耐受为度，背部左右两侧均做，每次10分钟，隔天治疗1次。6次为1个疗程，共治疗2个疗程。

（4）刮痧：以水牛角刮板蘸刮痧油刮拭背部督脉、足太阳膀胱经在背腰部第一、二循行线、华佗夹脊穴及疼痛点部位，每3天刮拭1次，5次为1个疗程。

（5）水疗（浴疗）：被许多临床医师认为是治疗本病理想的方式，温水可以缓解疲劳和疼痛；松弛紧张的肌肉。最近有研究表明水疗不仅和陆地有氧锻炼一样对肌肉力量、物理功能、疼痛、整体情况有益处，而且对心理障碍也有益处，并较陆地锻炼有更好的依从性。

（6）按摩治疗（传统按摩或脊柱按摩）：传统的按摩技术种类繁多，如亚洲按摩、瑞典按摩等，每种方法在技术、途径及着重点等方面都有所不同。

3. 中医食疗方药

（1）红枣莲子羹：取枣（干）30g，莲子50g，洗净煮烂，加冰糖，蒸为羹。

（2）双色补血汤：猪血100g，豆腐100g，韭菜一小把，猪血和豆腐洗净后，分别切成小块，韭菜洗净切成段，锅中烧开水，将猪血放入焯2分钟后捞出，过一遍凉水，锅中倒入骨汤或热水，烧开后倒入猪血和豆腐，再次烧开后下姜丝、韭菜、蒜片，再烧开即可关火，调入盐和少许胡椒粉调味。

（3）山药排骨汤：排骨500g，山药250g，芹菜25g。将排骨切成5cm的条，放入沸水中余约5分钟，洗净，沥干水分，将芹菜洗净切段，取一炒锅，放入清水、排骨、葱、姜、酒、芹菜，用中火烧开，转为小火炖，放入花椒，将山药皮放入沸水中余一下，待排骨炖至5成熟，放入山药炖3小时，待排骨酥烂时，拣去葱、姜、芹菜，放入盐、味精、胡椒粉即可。

（4）红糖姜汤：姜20g，枣（干）15g，赤砂糖50g。将红糖、大枣煎煮20分钟后，加入生姜（切片）盖严，再煎5分钟即可。

（5）黑木耳大枣汤：木耳（干）25g，枣（干）20g，赤砂糖10g。木耳摘去根蒂，和红枣混合，加适量水，煮沸，改文火煨至木耳和枣熟烂，加入适量红糖，煮沸即可。

（6）当归粥：当归20g，粳米55g，枣（鲜）20g，白砂糖10g。将当归洗净后放入沙锅内，用温水约600mL浸泡10分钟，在火上煎熬2次，每次煮沸后再慢煎20～30分钟，共收汁150mL。将洗净的粳米、红枣、白糖同入锅中，加入药汁，加水适量煮粥。

（7）薏苡仁粥：薏苡仁500g，粳米100g。将薏苡仁洗净，研成细粉；将粳米洗净，放入铝锅内，加水适量，置武火上烧沸后改用文火熬煮至熟加入薏苡仁粉末烧沸即成。

第六节　纤维肌痛综合征的预防调摄

（1）消除和减少或避免发病因素，改善生活环境空间，改善养成良好的生活习惯，防止感染，注意饮食卫生，合理膳食调配，避免寒冷潮湿。

（2）注意锻炼身体，增加机体抗病能力，不要过度疲劳，过度消耗，戒烟戒酒，保持平衡心理，克服焦虑紧张情绪。

（3）早发现早诊断早治疗，树立战胜疾病的信心，坚持治疗。

第七节　纤维肌痛综合征的名医验案

冯兴华，中国中医科学院广安门医院风湿诊治免疫科主任，北京市卫生局新药评审委员会委员，中华中国中医学会风湿病专业委员会委员，国家药品监督管理总局中药新药审评专家，导师是谢海洲教授。其主治专病：类风湿关节炎、骨性关节炎、红斑性狼疮等；慢性胃炎、溃疡病、非特异性溃疡性结肠炎等；血管神经性头痛、高血压、气管炎等。其参加"七五"国家科委课题"类风炎的临床与实验研究"，电子计算计模拟谢海洲老中医治疗颅脑操作的临床经验。其为《中国大百科全书·传统医学卷》编委，《中医内科临床手册》主编。

【案】 刘某，女，44岁，机关干部。2003年3月2日初诊。主诉：多关节疼痛3年，加重3个月。现病史：患者于2000年起因无明显诱因渐间断出现周身关节疼痛，以下背部、双膝关节、双髋关节疼痛为重，伴失眠多梦。曾用非甾体类抗炎药芬必得、双氯芬酸钠及祛风散寒除湿中药治疗，疗效不显。近3个月来，全身广泛性疼痛加重，遂就诊于我院门诊。查体：项背、腰骶、四肢关节肌肉疼痛，呈酸痛或胀痛，双下肢麻木，伴烦躁，倦怠乏力，失眠多梦。纳可，二便调，月经正常。查体：四肢关节无红肿，枕骨下肌肉、斜方肌上缘、冈上肌起始部、肩胛棘上方内侧肌肉、肱骨外上髁远端肌肉、臀外上象限肌肉、大粗隆后方及膝内侧肌压痛明显，呈对称性。舌质红、苔薄黄，脉弦细。实验室检查：ESR、ASO、CRP、RF、抗核抗体谱、关节X线均未见异常。

中医诊断：痹证（肝郁气滞，脉络阻滞）。西医诊断：纤维肌痛综合征。治法：舒肝解郁，理气止痛。处方：丹栀逍遥散加减。杭芍、茯苓、大枣各15g，当归12g，丹皮、炒栀子、柴胡、香附、郁金、远志、生甘草各10g，薄荷9g，生姜5片。7剂，水煎服。2005年3月9日二诊：服上药后，身痛减轻，头痛、烦躁、倦怠乏力诸症好转，睡眠质量有所改善，舌淡红、苔薄白，脉弦细。原方加葛根、羌活、秦艽、首乌藤各10g，继服7剂。2005年3月16日三诊：服上方剂后，身痛除，心烦、寐差、倦怠乏力诸症明显好转，各压痛点压痛基本消失，原方再进7剂以巩固疗效。随访至今，未见复发。

主要参考文献

蔡念宁. 2002. 张志礼治疗硬皮病经验[J]. 中医杂志, 43(4): 657-658.

曹惠芬, 林丽. 1998. 孟如教授治疗硬皮病经验[J]. 云南中医学院学报, 21(1): 52-53.

陈保红. 2007. 筋骨痛消丸治疗类风湿关节炎 50 例[J]. 中医研究, 20(7): 31-32.

陈东煜, 沈培芝, 徐宇, 等. 2002. 补肾、健脾及脾肾双补对地塞米松诱发之骨质疏松大鼠 PTH、CT、T、E2 及 BGP 值影响的实验研究[J]. 实用骨科杂志, 8(2): 105-107.

陈岩松. 2006. 金明秀教授治疗类风湿关节炎经[J]. 中医研究, 19(2): 40-42.

陈颖, 张丽. 2005. 养胃增液汤治疗干燥综合征[J]. 辽宁中医杂志, 32(3): 219.

褚桂克. 2007. 中西医结合治疗成人 still 综合征的临床研究[J]. 中医药管理杂志, 15(3): 207-208.

董振华. 2006. 增液润燥汤加减治疗干燥综合征 24 例临床观察[J]. 中国临床医生, 34(2): 51-52.

樊粤光, 黄永明, 曾意荣, 等. 2001. 骨碎补提取液对体外分离破骨细胞性骨吸收的作用[J]. 中国中医骨伤科杂志, 11 (6): 4-6.

范瑞强. 2006. 银屑病的中医辨证论治[J]. 江苏中医药, 27(9): 6.

郭建刚, 李洛宜. 2003. 论骨性关节炎的发病基础和施治原则[J]. 新中医, 35(4): 3-5.

胡建东, 薛鸾, 施晓芬. 2005. 解毒清络生津方治疗原发性干燥综合征 33 例[J]. 湖南中医杂志, 21(4): 51.

江蓉星, 汪亚强, 王洪志. 2001. 骨关节炎的中医药治疗[J]. 成都中医药大学学报, 24 (4): 11-13.

姜锦林, 姜莉鸣. 2007. 雷永恕治疗类风湿关节炎经验[J]. 辽宁中医杂志, 34(7): 876-877.

蒋富斌. 2006. 运用络病理论探讨系统性硬皮病的诊治[J]. 上海中医药杂志, 4(10): 36-37.

李恩, 薛延, 王洪复, 等. 2005. 骨质疏松鉴别诊断与治疗[M]. 北京: 人民卫生出版社: 257.

李建武, 王进军, 熊源胤, 等. 2006. 痹痛定胶囊治疗类风湿关节炎疗效观察[J]. 中医药临床杂志, 18(1): 52-53.

李奎喜, 王洲典. 2002. 硬皮病的中医病因病机探讨[J]. 光明中医, 17(1): 15-17.

李玉梅. 2009. 沈丕安治疗类风湿关节炎用药经验[J]. 上海中医药杂志, 43(1): 21-22.

廉幗. 2002. 生马钱子浸渍外洗治疗骨性关节病[J]. 河南中医, 22(9): 533.

梁晶, 王吉民, 马丽. 2005. 独活寄生汤加减结合外治法治疗骨性关节炎 32 例疗效观察[J]. 中国误诊学杂志, 5(16): 3049-3050.

刘冠贤, 叶任高, 谭志明, 等. 2000. 大黄素对狼疮性肾炎成纤维细胞生物学行为的影响[J]. 中国中西医结合杂志, 20(3): 196.

刘洪普, 顾军. 2003. 医药临床研究近况[J]. 中国全科医学, 6(1): 17-18.

刘欢, 庞学丰. 2008. 庞学丰辨治风湿病临床经验撷萃[J]. 吉林中医药, 28(10): 711-712.

刘健, 韩明向. 2004. 类风湿关节炎从脾论治探讨[J]. 安徽中医学院学报, 23(1): 1-4.

刘健, 韩明向, 方朝晖, 等. 2001. 新风胶囊治疗类风湿关节炎的临床研究[J]. 中国中西医结合急救志, 8(4): 202-205.

刘庆思, 李奋儒, 魏合伟, 等. 2002. 骨质疏松的中医治疗原则探讨及骨康方的应用[J]. 新中医, 34(8): 14.

刘素彩, 李桃, 李恩. 2001. 补肾方药对骨质疏松大鼠骨中 LIM 矿化蛋白质 1 表达的影响[J]. 中国骨质疏松杂志, 7(1): 72-75.

刘小雨, 王行宽, 曾英, 等. 2002. 补骨脂汤对老年性骨质疏松症患者骨密度、血清 IL-6、TNF、IGF-Ⅱ 的影响[J]. 中医杂志, 43(1): 40-42.

吕明, 刘晓艳. 2007. 风湿康复胶囊治疗类风湿关节炎(寒湿痹阻证)临床观察[J]. 吉林中医药, 27(5): 15-16.

马伟明, 高望望. 2003. 干燥综合征证治初探[J]. 浙江中西医结合杂志, 13(5): 309-310.

马武开. 2004. 从毒瘀论治干燥综合征辨析[J]. 中医学学刊, 22(2): 261-262.

毛梓青. 2008. 痹痛消片治疗类风湿关节炎 30 例临床观察[J]. 中医药导报, 14(6): 53-54.

米一鹗. 1999. 首批国家级名老中医效验秘方精选[M]. 北京: 今日中国出版社.

潘利. 2005. 从气论治干燥综合征的思路探析[J]. 湖北中医杂志, 27(10): 15-16.

秦万章. 2000. 雷公藤治疗系统性红斑狼疮研究现状和展望[J]. 中国中西医结合杂志, 20(12): 883-884.

邱志济, 朱建平, 马璇卿. 2001. 朱良春治疗弥漫性硬皮病用药特色选析[J]. 辽宁中医杂志, 28(9): 530-531.

商阿萍, 路洁. 2008. 路志正教授治疗类风湿关节炎经验[J]. 河北中医, 30(4): 341-343.

沈霖, 杜靖远, 曾晖, 等. 2001. 补肾方对成骨细胞生长因子 TGF-blmRNN 表达的影响[J]. 中医正骨, 13(5): 3-5.

沈其霖, 李正荣. 2006. 李孔定教授治疗皮肌炎经验[J]. 成都中医药大学学报, 29(1): 31-33.

沈小雷, 沈岳武. 2006. 当归四逆汤加减并药熨治疗膝关节骨性关节炎 55 例临床观察[J]. 中医药导报, 12(8): 62.

舒湘青. 2009. 青风祛湿汤治疗类风湿关节炎 42 例小结[J]. 中医药导报, 15(2): 44-45.

孙树椿, 孙之镐. 2006. 临床骨伤科学[M]. 北京: 人民卫生出版社: 2.

孙素平, 米杰. 2004. 周翠英教授 从燥毒辨治干燥综合征的学术思想浅析[J]. 福建中医药, 35(6): 11-12.

孙素平, 周翠英. 1997. 硬皮病中医论治浅探[J]. 实用中西医结合杂志, 10(10): 987.

王国栋. 2004. 风湿免疫学发展与"痹邪"立论的理论基础辨识[J]. 中医药学刊, 22(7): 1264-1265.

王建华, 宋冬梅, 刘楠, 等. 2004. 蛇床子素对大鼠成骨细胞增殖分化的影响[J]. 天然产物研究与开发, 16(1): 59.

王玲. 2007. 辨证分型治疗膝关节骨性关节炎疗效分析[J]. 辨证分型治疗膝关节骨性关节炎疗效分析, 21(10): 30.

王庆蓉, 官颖鹏, 邵卫. 2000. 软骨细胞在膝骨性关节炎中的超微结构改变[J]. 电子显微学报, 19(6): 820-823.

王天祥. 2007. 朱良春教授诊治顽痹琐谈[J]. 中国医药导报, 4(5): 76-77.

王夜, 马艳萍. 2001. 中医药治疗变应性亚败血症 11 例[J]. 河南中医, 21(5): 51.

王颖, 尉晓冬, 宋为民, 等. 2005. 系统性红斑狼疮的中医辨证分型与白介素 IL-2、白介素 IL-10 的关系研究[J]. 中国中西医结合皮肤性病学杂志, 4(2): 63-65.

韦大文, 李锡涛. 1999. 路志正论治燥痹[J]. 中医杂志, 40(1): 14-15.

徐进友. 2006. 湿邪与多发性肌炎及肌炎[J]. 吉林中医药, 26(7): 9-10.

薛文翰, 杜学香. 2006. 裴正学重用川乌草乌治疗变应性亚败血症 4 则[J]. 中医药学刊, 24(8): 1420.

杨存科, 黑迎君. 2004. 芪参葛术汤治疗原发性干燥综合征 40 例[J]. 山东中医杂志, 23(1): 27-28.

杨兰. 2004. 白塞综合征发病机理及诊治初探[J]. 湖北中医杂志, 26 (12): 15.

杨同广. 2005. 中医辨证治疗成人 Still 病的思路与方法[J]. 陕西中医, 26(1): 54-55.

姚逸, 杨清林. 2001. 昆明山海棠的研究概况[J]. 时珍国医国药, 12(12): 1129-1131.

尹远平. 2000. 查玉明对皮肌炎中医的辨治五法[J]. 辽宁中医杂志, 4(27): 149-150.

袁智宇. 2005. 袁海波教授辨证论治干燥综合征经验[J]. 中医研究, 18(8): 53-54.

张丰强, 郑英. 1996. 首批国家级名老中医效验秘方精选[M]. 北京: 国际文化出版公司.

张怀亮. 2006. 银屑病的中医辨证论治[J]. 江苏中医药, 27(9): 5.

张立亭, 傅新利. 张鸣鹤. 2000. 辨证治疗干燥综合征经验[J]. 山东中医药大学学报, 24(2): 120-121.

张仕玉. 2008. 焦树德治疗风寒湿痹的经验[J]. 光明中医, 23(1): 17-18.

张淑英. 2001. 清热除湿法治疗干燥综合征 18 例[J]. 中医杂志, 42(8): 506.

赵克明, 李连会, 王宇宏. 2003. 莫成荣治疗反应性关节炎的经验[J]. 辽宁中医杂志, 30(5): 335.

郑洪. 2002. 邓铁涛教授治疗硬皮病验案 2 则[J]. 新中医, 34(5): 10.

支会英, 李恩. 2001. 补肾方药对去卵巢大鼠骨质疏松的骨组织 ER 表达的影响[J]. 中国中医基础医学杂志, 7(4): 41-44.

周翠英, 张晓燕, 张茂全. 2005. 清热解毒法为主治疗皮肌炎临床研究[J]. 山东中医杂志, 24(2): 80-81.

周海蓉, 肖振良, 刘英. 2007. 健骨胶囊对兔骨性关节炎病理形态学的影响[J]. 山东中医杂志, 26(4): 261-262.

朱方石, 金实, 汪悦, 等. 2003. 狼疮静颗粒对狼疮样小鼠外周血 CD4＋、CD8＋及 CD54 表达的影响[J]. 中药新药与临床药理, 14(3): 165-168.

朱太咏, 石印玉, 张戈, 等. 2001. 补肾益精方对切除卵巢大鼠骨质疏松模型腰椎骨生物力学性能的影响[J]. 中国老年学杂志, 21(4): 301-303.

附　本书的中医名词术语

1. 罢极之本　人体器官名，指肝，谓其为耐受疲困的主要脏器。"极"，《说文解字》："燕人谓劳曰极"。罢极即劳困之义。本即根本。因肝主筋，筋司运动，所以说疲劳的根本在肝。《素问·六节藏象论》曰："肝者，罢极之本，魂之居也。"王冰注："夫人之运动者，皆筋力之所为也，肝主筋，其神魂，故曰肝者罢极之本，魂之居也。"一说，"罢极"当作"四极"。《素问绍识》曰："罢极当作四极，四极即四肢，肝其充在筋，故云四极之本。"

2. 百骸　全身骨骼的统称。《庄子·齐物论》曰："百骸、九窍、六藏，赅而存焉，吾谁与为亲？"

3. 表　①外表，身体浅表部位。《素问·厥论》曰："阳气起于足五指之表……"。②表指表证。《伤寒论·辨太阳病脉证并治》曰："伤寒表不解，心下有水气……""太阳病，下之微喘者，表未解故也，桂枝加厚朴杏子汤主之"。③其指阴阳、内外、脏腑、经络等相互对应关系的一方。《素问·阴阳离合论》曰："厥阴之表，名曰少阳"。《素问·血气形志》曰："少阳与厥阴为表里"。④其指表现。《素问·脉解》曰："少阳所谓心胁痛者，言少阳盛也，盛者心之所表也。"

4. 腠理　①其泛指皮肤、肌肉、脏腑的纹理及皮肤、肌肉间隙交接处的结缔组织，分皮腠、肌腠、粗理、细理、小理、膲理等，是渗泄体液，流通气血的门户，有抗御外邪内侵的功能。《素问·阴阳应象大论》曰："清阳发腠理"。《金匮要略·脏腑经络先后病脉证》曰："腠者，是三焦通会元真之处，为血气所注；理者，是皮肤脏腑之文理也"。②其指汗孔、毛窍。《素问·举痛论》曰："炅则腠理开，荣卫通，汗大泄"。

5. 大关节　人体部位名，指较大的关节，如各椎间关节及肩、肘、腕、髋、膝、踝等。《素问·至真要大论》曰："客胜则大关节不利"。《灵枢·刺节真邪》曰："腰脊者，身之大关节也"。

6. 督脉　起于胞中，下出会阴，沿脊柱里边直向上行，至项后风府穴处进入颅内，络脑，并由项沿头部正中线，上行颠顶，沿前额正中，鼻柱正中，至上唇系带处。

7. 肺　①人体器官名，五脏之一，位于胸腔，左右各一，为五脏之华盖，与大肠相表里。肺主气，司呼吸。《素问·五藏生成》曰："诸气者，皆属于肺"。朝百脉而主治节，辅佐心脏调节气血的运行。《素问·灵兰秘典论》曰："肺者，相搏之官，治节出焉"，主宣发肃降，通调水道，开窍于鼻，外合皮毛。《素问·经脉别论》曰："脾气散精，上归于肺，通调水道，下输膀胱""经气归于肺，肺朝百脉，输精于皮毛"。

《灵枢·脉度》曰："肺气通于鼻，肺和则鼻能知臭香矣"。《素问·五藏生成》曰："肺之合皮也，其荣毛也"。②其指手太阴肺经。《灵枢·本输》曰："肺出少商……手太阴经也"。③其指肺的真脏脉。《素问·平人气象论》曰："肺见丙丁死，肾见戊己死。是谓真脏见皆死。"

8. 肺气 肺之精气，表现为肺主气、司呼吸、主宣发肃降、通调水道、朝百脉而主治节的功能活动。

9. 关节 出自《灵枢·官针》："病水肿不能通关节者"。中医学对关节一词之用有两种不同含义。其一为解剖部位名，即骨与骨相接之处，有屈曲伸展并旋转活动功能者，称为关节，如肩关节、肘关节、髋关节、指（趾）关节等，另有不能屈伸旋转活动者则为不动关节，如腰骶关节，骶尾关节等。其二则系疮疡痈疽病势发展之时日顺序之名词。《外科正宗》卷一称："关节在于斯时变生出于此候"，之注文中曰："关节者，阳疮以十四日为关，阴疮二十一日为节，此时务要出脓，势定不可过攘，但脓出方自腐脱，腐脱方自肌生，肌生方自收敛，收敛方自疮平，此为疮之关节，亦由次序来也。如期不得脓者，后即便有变生，为一关顺，后必多顺，一关逆，后必多逆，以此观之，不可不察也。"两种含义截然不同，不可不辨也。

10. 后天之本 生理学名词，指脾胃。人体生命活动的营养物质依赖脾胃消化、吸收水谷精微，故称脾胃为后天之本。《医宗必读》曰："一有此身，必资谷气，谷入于胃，洒陈于六腑而气至，和调于五脏而血生，而人资以为生者也，故曰后天之本在脾。"

11. 血脉 指人体内流通血液的脉络。《文子·守静》曰："若然者血脉无郁滞，五藏无积气。"《吕氏春秋·达郁》曰："血脉欲其通也，筋骨欲其固也。"《后汉书·方术传下·华佗》曰："人体欲得劳动，但不当使极耳。动摇则谷气得销，血脉流通，病不得生。"

12. 营气 由饮食水谷所化生的精气，行于脉内，具有化生血液、营养周身的功能。《素问·痹论》曰："营者，水谷之精气也。和调于五脏，洒陈于六腑，乃能入于脉也。故循脉上下，贯五脏，络六腑也。"

13. 天癸 肾中精气充盈到一定程度时产生的具有促进人体生殖器官成熟，并维持生殖功能的物质。其为精气的别称，出自《黄帝内经太素》："天癸，精气也"。其为元阴、元气的别称。《类经·脏象类》曰："故天癸者……其在人身，是为元阴，亦曰元气"。《素问·上古天真论》说："女子七岁，肾气盛，齿更发长。二七而天癸至，任脉通，太冲脉盛，月事以时下，故有子""丈夫八岁，肾气实，发长齿更。二八肾气盛，天癸至，精气溢泻，阴阳和，故能有子"。

14. 表里 八纲中辨别病位内外和病势深浅的两个纲领。表里是一个相对概念，如体表与脏腑相对而言，体表为表，脏腑为里；肝与腑而论，腑为表，脏为里；经络与脏腑而论，经络为表，脏腑为里；三阳经与三阴经而论，则三阳经属表，三阴经属里。通常所说的表里，是指身体的皮毛、肌腠、经络为外，脏腑骨髓为内。外有病为表，内有病为里。外感初起，邪在肌表，属表证，病势较轻；若病在脏腑，则属里证，病势较重。伤寒病以三阳为表，三阴为里；三阳中又以太阳为表，阳明为里，少阳为半表半里。温病初感在上焦，属表；邪入中焦、下焦则属里。由于体质强弱，邪正盛衰，病情发展变化，又有表证入里、里证出表、表里同病、表实里虚、表虚里实、表里俱虚、表里俱实、表热里寒、表寒里热等复杂情况。详各该条。

15. 病 ①其指疾病，病证。《灵枢·四时气》曰："夫四时之气，各不同形，百病之起，皆有所生"，又："持气口人迎，以视其脉，坚且盛且滑者病日进"。②其指患病，生病。《素问·四气调神大论》曰："不治已病，治未病"。《灵枢·五邪》曰："邪在脾胃，则病肌肉痛"。《灵枢·寒热病》曰："角孙……方病之时，其脉盛"。③其指侵害，使生病。《灵枢·论勇》曰："四时之风，患者何如？"④其指病状，症状，指疾病的各种表现。《灵枢·经筋》曰："足太阳之筋……其病小指支，跟肿痛，腘挛"。⑤其指病位，疾病发生的所在部位。《灵枢·经筋》曰："足少阴之筋……病在此者，主痫瘛及痉。"⑥其特指女子月事不潮。《素问·腹中论》曰："何以知怀子之且生也？岐伯曰：身有病，而无邪脉也。"⑦其指病邪。《灵枢·经筋》曰："手阳明之筋……其病当所过者，肢痛及转筋。"

16. 气滞血瘀 是指气滞和血瘀同时存在的病理状态。其病变机理是：一般多先由气的运行不畅，然后引起血液的运行瘀滞，是先有气滞，由气滞而导致血瘀，也可由离经之血等瘀血阻滞，影响气的运行，这就先有瘀血，由瘀血导致气滞，也可因闪挫等损伤而气滞与血瘀同时形成。主要临床表现：胸胁胀痛，走窜疼痛，急躁易怒，胁下痞块，刺痛拒按，妇女可见月经闭止，或痛经，经色紫暗有块，舌质紫暗或见瘀斑，脉涩。

17. 湿 ①其指潮湿，与"干""燥"相对。《素问·生气通天论》曰："汗出见湿，乃生痤痹"。②其为自然界中风、寒、暑、湿、燥、火六种气候因素之一。《素问·六元正纪大论》曰："先立其年以明其气，金、木、水、火、土运行之数，寒、暑、燥、湿、风、火临御之化，则天道可见。"③其指病因。"六淫"之一的湿邪。《素问·痹论》曰："风寒湿三气杂至，合而为痹"。④其指水湿停滞一类的病证。《素问·至真要大论》曰："诸湿肿满，皆属于脾。"

18. 痰湿 指人的体质的一种症状，亦称为迟冷质，多由饮食不当或疾病困扰而导致。这里的"痰"并非只指一般概念中的痰，而是指人体津液的异常积留，是病理性的产物；"湿"分为内湿和外湿，外湿指空气潮湿、环境潮湿，如淋雨、居处潮湿等，外在湿气会侵犯人体而致病；内湿是指消化系统运作失宜，对水在体内的流动失控以致津液停聚，或因饮食水分过多，或因饮酒、乳酪、生冷饮料，而使体内津液聚停而形成内湿。此种体质者多伴有脾胃功能失调、内分泌失调等。

19. 邪气 ①亦作"邪炁"。中医指伤人致病的因素，诸如风、寒、暑、湿、燥热（火）、食积、痰饮等。《史记·扁鹊仓公列传》曰："精神不能止邪气，邪气蓄积而不得泄，是以阳缓而阴急，故暴蹶而死。"《素问·咳论》曰："皮毛先受邪气"。《云笈七签》卷三六曰："诸风病疾趻不在卧中得之，卧则百节不动，故受邪炁。"②其指妖气。清代蒲松龄《聊斋志异·画皮》曰："道士曰：'君身邪气萦绕，何言无？'"《儿女英雄传》第三一回曰："是个龙，胸前也有一块骨头，状如石卵，叫作'龙疍'，含在口里，专能避一切邪气。"③其指不正当的风气或行为。《淮南子·诠言训》曰："君子行正气，小人行邪气"。唐代吕温《张荆州画赞》曰："君子小人，摩肩于朝，直声遂寝，邪气始胜，中兴之业衰矣。"茅盾《一个女性》曰："人们即使不是你所想象的那样无邪气，却也不是你所想象的那样阴险鬼祟。"

20. 血瘀 由于气滞、气虚、血虚、外伤、阴寒内盛等各种原因，导致血液郁滞于一定部位的病理变化，指中医辨证中的一种证型。血瘀即血液运行不畅，有瘀血。血瘀证可见于很多种疾病。一般而论，凡离开经脉之血不能及时消散和瘀滞于某一处，或血流不畅，运行受阻，郁积于经脉或器官之内呈凝滞状态，都称血瘀。

21. 阴虚 中医名词，同阳虚相对，指精血或津液亏损的病理现象。因精血和津液都属阴，故称阴虚，多见于劳损久病或热病之后而致阴液内耗的患者。由于阴虚不能制火，火炽则灼伤阴液而更虚，两者常互相影响。阴虚主症为五心烦热或午后潮热，盗汗，颧红，消瘦，舌红少苔等。

22. 刺痛 痛如针刺的感觉，指疼痛如针刺之状，是瘀血致痛的特征之一。刺痛以胸胁脘腹等处较为常见，多系血瘀所致。刺痛见于目部，多为心肝火毒；刺痛见于茎中，为心经火热下移于小肠；刺痛见于小腹，则为湿热下注，沙石阻止；刺痛见于咽喉，为外感风热、风寒，或湿热上攻，或郁火结于咽喉。

23. 黑苔 舌苔呈黑色的舌象，主里病，病情一般较重。若苔灰黑而滑润，舌质淡白的，是阳虚内寒或寒湿内伏；若苔灰黑而干；舌质红绛者，是热极伤阴。又据近代研究，阿狄森病也可见黑苔。

24. 红舌 舌体颜色鲜红的舌象。

25. 洪脉 脉学名词，脉象之一，脉来极大，如波涛汹涌，来盛去衰。《脉诀汇辨》曰："洪脉极大，壮如洪水，来盛去衰，滔滔满指"。洪脉主热证，通常是由于阳热亢盛至极，或是由于脏腑间有火热内蕴，所产生如烦渴、面红、身热等症状，因而会出现如波涛般汹涌，来盛去衰的洪脉。若久病气虚，或失血、久泄等病证见洪脉，多属邪盛正衰之危象。

26. 厚苔 舌苔增厚，不能见到舌质颜色的舌象。

27. 缓脉 一息四至，为来去弛缓松懈的脉象。中医认为，若脉来均匀和缓，为平脉，是正常人的脉象。缓脉多见于湿证或脾胃虚弱。缓脉须同迟脉、濡脉、微脉、弱脉相区别。迟脉一息不足四至；濡脉浮细而软；微脉则细而软弱，似有似无；弱脉呈沉细之象，须重按始得，与缓脉来去怠缓，不浮不沉，一息四至不同。缓脉与紧脉为相反的脉象。临床上，缓脉常同浮、沉、大、迟等脉兼见。《脉诀汇辨》曰："缓为胃气，不止于病，取其兼见，方可断证。浮缓伤风，沉缓寒湿，缓大风虚，缓细湿痹，缓涩脾薄，缓弱气虚。"

28. 黄苔 病状名，主里热证，黄色越深，表示邪热越重。微黄薄苔，为外感风热；黄厚干燥，为胃热伤津；若老黄而燥裂，则属热极；黄而厚腻，为脾胃湿热或痰湿食滞；舌质淡，苔微黄而润，则属脾虚有湿。其为病理苔色之一。黄苔主里证、热证。淡黄苔热轻，深黄苔热重，焦黄苔为热结，嫩黄苔多属虚热。苔淡黄而薄，也常见于外感风热表证或风寒化热。有时黄苔也可表现为虚证，在杂病还可见于食滞等证。黄苔多分布于舌根或正中沟部位，也可布满全舌。黄苔常与白、灰、黑苔等同时兼见，每种苔色中又可有厚薄、润燥、腐腻等不同表现。从而形成多种形态的舌象。因此，其临床意义也各不相同，如舌苔微黄而薄，为邪浅中虚；深黄而厚腻，为湿热较盛；黄厚不燥，舌色青紫，多为冷酒或冷食所伤。

29. 数脉 脉象名。脉来急速，一息五至以上。《脉经》记载："数脉来去促急"，主热证。因邪热鼓动，血行加速，脉数而有力为实热内盛；若久病阴虚，虚热内生，血行加速，脉数而无力，为虚热证。

30. 细脉 脉细如线而应指明显的脉象，又称小脉。细脉主气血两虚，诸虚劳损，也主湿病。细脉须与近似脉微、弱、濡脉相区别。细脉虽脉细如线，但应指明显，起落清楚；微脉极细而软，似有似无；弱脉则沉细而软，须重按始得；濡脉浮细而软，脉位浅表。细脉与洪脉为相反的脉象。临床上，细脉常同数、弦、濡、沉、涩等脉兼见。

31. 白苔 舌苔为白色的舌象。白苔主表证、寒证，在特殊情况下也主热证。若舌上满布白苔，有如白粉堆积，扪之不燥，为积粉苔或称白粉苔，多由外感秽浊不正之气，毒热内盛所致，常见于瘟疫或内痈。若苔白燥裂如砂石，扪之粗糙，称糙裂苔，因温病化热迅速，内热暴起，津液暴伤，苔尚未转黄而里热已盛，常见于温病或误服补药物。

32. 弦脉 端直而长，指下挺然，如按琴弦的脉象。弦脉就如按到琴弦一样，绷得较紧，端直而长，直起直落。弦脉是肝胆病的主脉，肝为刚脏，病则经脉筋经紧急，所以脉端直而弦。痛证脉也多现弦象，因胃腹痛多是肝气横逆克伐脾土所致。此外，痛证多由寒邪引起，寒主收引，使经脉绷急，故脉弦。痰饮停留在肝经所过的两肋，称为悬饮，也现弦脉。动脉硬化的患者，更是呈典型的弦脉。

33. 痹 ①其指病名。临床以关节、肌肉痛和肢体（以上下肢为主）拘急，甚则影响屈伸为主证，多因风、寒、湿、邪侵袭经脉、皮、肌、筋、骨、气血痹阻所致。《素问·痹论》曰："风寒湿三气杂至，合而为痹也。其风气胜者为行痹，寒气胜者为痛痹，湿气胜者为着痹也"，又："痹在于骨则重，在于脉则血凝而不流，在于筋则屈不伸，在于肉则不仁，在于皮则寒"。《症因脉治》卷三曰："痹者闭也，经络闭塞，麻痹不仁，或攻注作痛，或凝结关节，或重着难移，手足偏废，故名曰痹。"需斟酌风、寒、湿邪之轻重和具体症情予以施治。亦有属于热痹，宜清热祛邪，宣痹止痛；瘀血痹者，用《医林改错》身痛逐瘀汤（秦艽、川芎、桃仁、红花、甘草、羌活、没药、当归、五灵脂、香附、牛膝、地龙）参见风痹、寒痹、湿痹、热痹等条。②其泛指病邪闭阻肢体、经络、脏腑所致的多种疾病（包括风、寒、湿痹等在内）。《中藏经》曰："痹者闭也。五脏六腑，感于邪气，乱于真气，闭而不仁，故曰痹。"除前述诸痹外，包括周痹、众痹、气痹、血痹、肌痹、筋痹、脉痹、心痹、肝痹、脾痹、肾痹、肺痹、顽痹、胞痹、肠痹、痛风、走注、十二经筋病等。参见有关各条。

34. 痹病 泛指机体正气不足，卫外不固，邪气乘虚而入，致使气血凝滞，经络痹阻，引起相关系统疾病的总称。《内经》所言五脏痹、六腑痹、奇恒之腑痹、五体肢节痹，反映了痹病的基本内容，可见痹病有广义和狭义的不同，又分外痹与内痹。其是关节、筋骨发生疼痛、酸楚、麻木、重着、灼热、屈伸不利、甚或关节肿大变形为主要临床表现的病证。

35. 大偻 证名。曲背俯身之证。一名背偻、背伛偻，俗称驼背。《素问·生气通天论》曰："阳气者，精则养神，柔则养筋。开阖不得，寒气从之，乃生大偻。"参见背伛偻、背偻条。

36. 风湿　病名。①人体感受风、寒、湿邪而致身痛或身重、关节疼痛，屈伸不利的疾病。见《金匮要略·痉湿暍病脉证治》曰："病者一身尽疼，发热，日晡所剧者，名风湿。此病伤于汗出当风，或久伤取冷所致也。可与麻黄杏仁薏苡甘草汤""风湿，脉浮身重，汗出恶风者，防己黄芪汤主之""风湿相搏，骨节疼烦掣痛，不得屈伸，近之则痛剧，汗出短气，小便不利，恶风不欲去衣，或身微肿者，甘草附子汤主之"。②感受风湿所致的多种病症。《诸病源候论·风病诸候》曰："风湿者，是风气与湿气共伤于人也。其状令人懈惰，精神昏愦，若经久，亦令人四肢缓纵不随，入藏则喑哑，口舌不收；或脚痹弱，变成脚气。"

37. 敷　①其为外治法之一。把鲜药捣烂，或用干药碾末，加酒、蜜或蜡之类调和，敷于肌肤局部，使药物在较长时间内发挥作用。②其指施布。《素问·六元正纪大论》曰："云趋雨府，湿化乃敷，燥极而泽"。③其通"腐"。陈腐、腐朽。《素问·宝命全角论》曰："木敷者，其叶发（废）；病深者，其声哕。"

38. 敷贴　中医外治用药常用剂型之一，出《太平圣惠方》卷六十一，即敷药，详见该条。

39. 敷药　中医外科临床最常用的一种外用药剂型，亦名敷贴、围药、贴（火办）、箍围药，俗称涂药，见《外科启玄》卷三。临证可根据病情之不同，选用相应的药物，研为粉剂，用鲜植物叶（或根、茎）汁、醋、酒、水、菊花露、银花露、动物油脂、植物油、蜂蜜、饴糖等作赋形剂，调成糊状物，敷于所生痈疽外部，借以达到截毒、束毒、拔毒、温化、行瘀、清热、定痛、消肿之目的。由于箍围药有寒、热之不同，所以在应用时亦当分别使用。属于阳证的，宜用寒凉药贴之，如如意金黄散；属于阴证的，应以温热药贴之，如回阳玉龙散；属于半阴半阳证者，应以平和药贴之，可用冲和膏等。

40. 骨痹　病名。①风、寒、湿邪内搏于骨所致骨节疼痛，肢体沉重之证。多因骨髓空虚，致邪气乘隙侵袭。《素问·长刺节论》曰："病在骨，骨重不可举，骨髓酸痛，寒气至，名曰骨痹。"症见骨节疼痛，四肢沉重难举，有麻冷感。治宜补肾祛邪，用安肾丸、附子独活汤等方。②其指肾痹。《症因脉治》卷三曰："肾痹之症，即骨痹也。"详肾痹条。③其指寒痹、痛痹。《医宗必读·痹》曰："骨痹即寒痹、痛痹也。"其证痛苦切心，四肢挛急，关节浮肿。参见寒痹、痛痹条。

41. 燥痹　是由燥邪（外燥、内燥）损伤气血津液而致阴津耗损、气血亏虚，使肢体筋脉失养，瘀血痹阻，痰凝结聚，脉络不通，导致肢体疼痛，甚则肌肤枯涩、脏器损害的病证。以心、肝、脾、肺、肾各脏及其互为表里的六腑、九窍特有的阴津亏乏之表现为其临床特征。

42. 历节病　是以四肢多个小关节红肿热痛，痛处游走不定，渐呈两侧对称，关节僵硬、变形、活动不利等表现的病症。《黄帝内经》中虽无历节病名，但已论述了历节的病因病机、症状特点。张仲景在《金匮要略》中将痹证分为历节、血痹、风湿等不同病种，提出的历节是痹病中以多个关节为患，以疼痛为主症，以疼痛游走不定为特点的一个特殊类型。并对其病因病机、证候、治疗等，作了详细的论述。其认为本病发病除风寒湿三气杂至合而为痹外，最根本的是由于机体肝肾亏损、气血不足、脾胃虚弱、正气不足等内在因素而发生。仲景治疗历节以扶正祛邪为大法，以乌头汤温阳行痹、散寒止痛治疗寒湿历节；以桂枝芍药知母汤温经散寒、清热止痛治疗寒湿兼有化热之历节。其扶正祛邪，寒热分治的方法，为后世治疗本病开了先河，至今仍有很高的指导和实用价值。唐代孙思邈在《备急千金要方》中认为历节亦有热毒所致者，用犀角汤治疗，补充了前人治痹喜用温燥之品之不足，并在治疗上重视扶正祛邪，首创独活寄生汤以补肝肾、益气血、散寒湿、通经络，在治疗上有很大进步。宋代严用和《济生方》中将本病称为白虎历节，金元时期对本病的病因病机、辨证治疗的论述较为详细，在前贤基础上提出痰瘀致病之说。清代医家吴鞠通在《温病条辨·中焦湿温》中提出："痹证因于寒者固多，痹之兼乎热者亦复不少"，误用辛温，其害立见。叶天士将历节归属于痹病，并提出"久病入络"之说，倡用活血化瘀及虫类药物，搜剔宣通经络；还提出了"新邪宜速散，宿邪宜缓攻"和虚人久痹宜养肝肾、补气血的治疗大法，对后世影响较大。历节之发生，外因是条件，内因是根本。如《灵枢·百病始生》云："风雨寒热，不得虚，邪不能独伤人，猝然逢疾风暴雨而不病者，盖无虚，故邪不能独伤人。此必因其虚邪之风，与其身形，两虚相得，乃客其形"，说明人体正气的强弱是疾病发生的关键。决定人体正气强弱的因素是多方面的，如先天禀赋不足、后天失养、因病致虚等，皆能引起人体正气的不足，使外邪易侵。正气不足，体质差异，还影响发病后的转化，如阴虚多热化而成热痹，阳虚多寒化而成寒痹，血虚多患行痹，气虚多患湿痹等。有少部分患者未感受外邪而发为历节，可因风寒湿热、痰浊、瘀血由内而生，留滞关节，停于经脉，闭阻气血，使历节由内而发。

43. 尪痹 是由于寒湿之邪深侵入肾或侵袭督脉，或因湿热久郁伤及肝肾，使气血经络痹阻，筋骨失养，出现关节疼痛、变形、肿大、筋缩肉卷、难以屈伸、骨质受损的病症。现代医学中类风湿关节炎、强直性脊柱炎等疾病而见以上症状者，可参照本病辨治。尪痹一名，古代医籍没有记载，但对于尪痹的表现，《黄帝内经》和《金匮要略》及后世医家的著作中均有极为相同的记载，多在肾痹、骨痹、历节（或历节风）、鹤膝风、鼓槌风等病中论述。古代医家已经认识到有的"痹"病，会令人关节肿大、变形，筋缩肉卷，不得屈伸，甚则令人"尻以代踵，脊以代头""身体羸弱"而致生活不能自理。但是关于这类疾病的论述缺乏系统、详细的专篇论述。"尪痹"一名是焦树德教授在1981年武汉召开的"中华全国中医学会内科学会成立暨首届学术交流会"上提出来的。此后"尪痹"作为独立的病名开始在临床及科研中广泛使用，"尪"指足跟不能行，胫曲不能伸，身体羸弱的残疾而言，取其字义以示关节变形，几成残疾之特点；"尪"字还含有"诸肢节疼痛，其人羸弱"之意，表示出本病病情深重，缠绵难愈，严重者可使劳动力丧失，生活不能自理。发病年龄以青年为多，女性多于男性。尪痹属于痹病范畴，"风寒湿三气杂至，合而为痹也"是尪痹的基本病机。但在尪痹的病因病机中，更重要的还是具有寒湿深侵入肾的特点。常见的病因可概括为以下三种：素体肾虚，寒湿深侵入骨；冬季寒盛，感受三邪，肾气应之，寒袭入肾；复感三邪，内舍肾肝。尪痹的发病机制比一般风寒湿痹更为复杂，病情更为深重。主要是风寒湿三邪已经深侵入肾，并已影响到肝，导致骨损筋挛。且病程较长，寒湿、贼风、痰浊、瘀血等互为交结，凝聚不散，经络闭阻，气血不行，亦可加重病情发展。这是尪痹病机与其他痹病不同之处，应予以注意。

44. 鹤膝风 以膝关节、肘关节变形、肿大、疼痛，肌肉枯细，肢体形如鹤膝之状为特征，又名在膝游风、膝眼风、鹤节、膝眼毒、膝疡等。鹤膝风由调摄失宜，足三阴经亏损，风寒邪气乘虚而入引起，以致肌肉日渐消瘦，肢体挛痛，久则膝大而腿细，如鹤之膝。本病是一种慢性消耗性疾病，统属于中医"虚痹"的范畴。西医的骨结核、化脓性关节炎、骨膜炎及其他以关节肿大、积水、变形为特征的关节疾病，出现上述临床表现时可参考本病辨治。

《灵枢·经脉》就有"膝膑肿痛"的描述。《世医得效方·鹤节》云："地黄圆治禀受不足，血气不充，故肌肉瘦薄，骨节呈露，如鹤之膝，乃肾虚得之，肾虚则精髓内耗，肤华不荣，易为邪所袭，日就枯瘁，少殆鹤脚之节乎。"《证治要诀》曰："胫细而肿者，俗呼如鹤膝风"。《证治准绳》对本病有较为详细的记载："两膝内外皆肿痛，如日虎咬之状，寒热间作，股渐细小，膝愈肿大，名鹤膝风"。《景岳全书》谓："凡肘膝肿痛，腿骨行细小者，名为鹤膝风，以其象鹤膝之形而名之"。鹤膝风多由禀赋体虚，调摄失宜，足三阴亏损，风邪袭表，阴寒凝滞而成。或妇人因胎产经行失调，或郁怒亏损引起。小儿多因先天不足，肾气虚弱，阴寒凝居于腰膝引起，非风寒所痹，现于外而知其内也。或因痢后脚痛痿弱，不能行履，膝肿大而胫枯。总之鹤膝风的形成以足三阴亏损为内因，风寒之邪侵袭为外因。鹤膝风虽发于膝关节、肘关节局部，但局部病变往往影响到全身，早期不甚明显，在中晚期尤为明显。因其禀赋不足，三阴亏损。督脉经虚，风、寒、湿邪结于经络，血脉不流，阴寒凝滞，以致筋缩骨瘦。日久邪蕴化热，则见湿热壅阻，湿注关节，关节红肿热痛，屈伸不利。若失治或误治，则邪陷深变，成为肿疡化腐证。病久必损及阴阳，偏阳则为阳虚阴疽，偏于阴则可出现肝肾阴虚证。鹤膝风是慢性消耗性疾病，以"虚""寒""里"为要点，治疗上以祛风邪、除寒湿和活血通络、滋肾强骨等为基本法则。要针对其病邪深浅、性质、程度之不同，做出针对性的治疗方法，其原则是"扶正祛邪"。除积极治疗外，还须增强患者体质，注意营养，减少活动，适当休息。

45. 狐惑病 是因感受湿热毒邪，或热病后余热留恋，或脾虚湿浊内生，或阴虚内热，虚火扰动等多种因素，致湿热毒邪蕴结于脏腑，循经上攻下注，引起以口、咽、眼、外阴溃烂为主症，并见神情恍惚、干呕厌食等表现的一种病证。西医学的白塞综合征（贝赫切特综合征）出现上述临床表现的可参考本病辨治。本病一年四季均可发生，尤以夏、秋季节多见。发病年龄以青壮年为多，无明显性别差异。狐惑病始见于汉代张仲景《金匮要略·百合狐惑阴阳毒病脉证并治》，对狐惑病的临床表现、狐与惑的概念和治疗方药等均作了论述，为后世医家认识、研究本病奠定了基础。狐惑病的病因比较复杂，多由感受湿热毒气，或因热病后期，余热未尽，或脾虚湿浊之邪内生，或阴虚内热，虚火扰动等致湿热毒邪内蕴，交犯上炎，弥散三焦，搏于气血，结于脏腑，阻于经络，浸渍肌肤，伤津劫液，使水湿不化气滞血瘀痰凝，阴虚内热，形成虚实错杂之证。本病以湿、热、火、毒为病理基础，其病位波及心、肝、脾、肺、肾、胃、胆等，病机不外邪热内扰，湿热熏蒸，上攻口、眼，下注外阴，外犯肌肤，搏于气血而成。本病早期多为热邪内扰，湿热毒邪熏蒸，以邪实为主。热毒扰及心神，则坐卧不宁，神情不安，恍惚迷乱；邪热壅于脾胃，则纳化失常，厌食恶心，漾漾欲吐；湿热毒邪循经上攻于口，下注于外阴，则出现目赤、口烂、阴溃等症；若湿热内蕴，不得宣泄，则口、眼、外阴等部常溃烂而化脓，病情趋于危重。中晚期多表现阴虚津亏，邪热留恋，呈本虚标实之证，除见口、眼、外阴三联征及神情方面症状外，更见午后低热、五心烦热、头晕失眠、舌红绛或无苔等表现。早期多以邪实为主，治以清热除湿、泻火解毒为法。中晚期多见脾虚失运，或阴虚内热，湿热留结等虚实夹杂的证候，治应攻补兼施，扶正祛邪。

46. 痛风 是由于人体阴阳气血失调，外邪乘虚而入，引起肢体游走性剧痛为主要特点的一种病证。本病一年四季均可发病，发病年龄以中老年为多，男性多于女性。西医的风湿性关节炎、类风湿关节炎、坐骨神经痛、痛风急性关节炎期等疾患，当局部出现发作性、游走性疼痛时，可参考本病有关内容辨证论治。痛风之名，始于金元。在此之前的《黄帝内经》《金匮要略》等经典著作中均无记载。元代朱丹溪明确地提出"痛风"的病名，认为痛风病因病机有风、痰、湿、瘀之分。李东垣指出：痛风多属血虚，然后寒热得以侵之。痛风的病因病机主要在于人体正气不足，阴阳失调，湿热痰瘀等病理产物聚于体内，阻滞经络，气血运行不畅；复因饮食芳倦，房事不节，感受外邪内外合邪，气血凝滞不通，而发为痛风。临床上痛风多呈发作性，多由疲劳、房事不节、厚味多餐或感受风寒湿热等外邪诱发，发作时表现为某一局部剧烈疼痛，并且有日轻夜重和转移性疼痛等特点。经休息和治疗后虽可获得好转，但时息时发，日久可致受损部位出现肿胀、畸形。痛风的辨证要点，主要是主辨兼挟、辨虚实。在辨证方面须掌握湿热痰瘀不同特点，了解何者为主，何者为次，而相应地在用药上有所侧重。如瘀滞较重者，局部皮色紫黯，疼痛较重；痰浊较重者，局部皮色不变，但却有肿胀表现；湿热也可引起肿胀，但局部有灼热感。本病在早期以实证为主，中晚期则多见虚实夹杂，甚至以虚证为主。虚证为气血亏虚多见，日久可出现肝肾亏虚。

47. 产后痹 是妇人产后，正气虚弱之时外感风、寒、湿之邪而致周肢关节疼痛，筋脉拘挛的一种病证。凡现代医学的风湿性疾病发于产褥期或产后百日内者，具备可以辨证为产后痹，参照本节进行治疗和调护。产后中风身痛，首见于《素问·通评虚实论》中，隋代巢元方所撰《诸病源候论》中列有产后中风候，包括有产后身痛的内容。至唐代，我国第一部妇产科专著《经效产宝》问世，阐述了产后中风有感受风寒，伤及皮肤、经络、筋脉致"身体疼痛""四肢拘束、筋节掣痛"等症状，并指出产后气血耗伤未复，风寒冷气易客于皮肤、经络，使机体疼痹赢乏，若不及时治之，风寒湿之邪可循经传入肌肉、筋脉，甚者侵害脏腑，后世《备急千金要方》《太平圣惠方》《三因极一病证方论》《圣济总录》《妇人大全良方》《严氏之三方》《妇人良方》等著作中对产后中风的论述，皆宗《经效产主》之旨而有所深入。傅山在其所著《傅青主女科》中，首次提出"鸡爪风"之名。此指产后感受风寒湿之邪，致经络痹阻，引发肢体疼痛、指趾僵硬、挛缩不伸或不收，其形似鸡爪的一种证候。历代医家对妇人产后所患痹证，多以"产后身痛""产后关节痛""产后痛风""产后中风""产后筋脉拘急""产后鸡爪风"等命名，现经过中国中医药学会风湿病学倡议，将产褥期和产后百日内所患的痹病，统一定名为"产后痹"。产后痹是育龄妇女在产褥期或产后百日内，由于机体虚弱，气血不足，血虚生风；或寒湿之邪、痰浊瘀血互结，阻滞经络，复感外邪，内外相引所致。外因为感受风、寒、湿、热之邪。产后居住潮湿之地，或分娩在春、秋、冬之季，室内过冷或过暖，衣被增减失宜；或产期在盛夏炎热之时，室内用空调、冷气、电扇消暑，易感受风、寒、湿、热诸邪，邪气痹阻经络而发病。内因则与劳倦内伤、脾肾两虚、肝肾阴虚、产后瘀血等有关。《太平圣惠方》中云："夫产后中风，筋脉四肢挛急者，是气血不足，脏腑俱虚，日月未满而起早劳役，动伤脏腑。虚损未复，为风邪所乘，风邪冷气初客于皮肤经络，则令人顽痹不仁，羸乏少气，风气入于筋脉，挟寒则挛急也。"产后痹除见痹病共有的症状外，均有气血不足或肝肾亏虚的表现。但其证候多以正虚为主，亦有以邪实为主和虚实夹杂者。

48. 经行痹　每次经行或经行前后出现身体疼痛者，多为经欲行而身先痛，痛在肢节或肌肉，经后痛减或渐消失，称"经行痹"，也称"经行身痛"。宋代齐仲甫《女科百问》首先论述了"经水欲行，先身体疼痛"，认为其病机为"外亏卫气之充养，内乏荣血之灌溉，血气不足"。《陈素庵妇科补解》认为病因为外邪内虚，"此由外邪乘虚而入，或寒邪，或风冷，内伤冲任，外伤皮毛，以致周身疼痛"。现代认为其病因内因责之于气血亏虚，外因责之于寒湿凝滞。素体血虚，或久病大病失血未复，致气血两虚，经行时，血下注胞中，气随血下，经脉气血愈显不足，肢体筋脉失养，不荣则痛。久居寒湿之地，或病后体虚，或经行产后，寒湿侵袭，滞留于经脉、关节。经行气血亏虚，正气不足，寒湿塞滞，气行不畅，发为肌肉关节疼痛重著。《医宗金鉴》以痛在经前、经后辨虚实。治法上有表证者解肌发散，无表证者以理气行血为主。

49. 肺痹　是由于皮痹日久不愈，肺脏虚损，再感受风寒湿之邪，浸淫于肺脏，致肺气痹阻，宣降失司，出现肌肤麻木不仁，如有虫行，甚则变硬，或皮肤见隐疹风疮，搔之不痛，进而出现喘嗽气急，胸背疼痛，心胸烦闷，卧则喘促，甚则呕恶为主要特征的种病证。肺痹一名始见于《黄帝内经》，《素问·痹论》云："皮痹不已，内舍于肺，则为肺痹……淫气喘息，痹聚于肺""肺痹者，烦满喘而呕"。

肺痹的病因可以概括为内因、外因两方面。外因感受风、寒、湿邪，稽留日久，皮肤痹阻不宣，复感三邪，内侵肺脏；内因病久不去，肺脏虚损，病邪得以乘虚内舍。内外相合，发为肺痹。其主要病机是外邪乘虚内舍，肺气痹阻不通，宣降失司。

本病以感受风、寒、湿邪，患有皮痹日久不愈为基础；复感外邪，内侵肺脏为诱发因素；以肺气痹阻，宣降失司为基本病机；病位在于肺脏；烦满喘呕，病势迫急；邪入肺脏，正气虚馁，危急笃重，属疑难重证，预后不佳。本病的辨证要点，主要是辨别寒热属性和虚实标本，以及病期的早晚。肺痹早期，正气虽虚，尚可支持，重在辨别寒热及虚实之多少；病变后期，邪少虚多，肺肾衰竭，以虚损为主，常至危重难愈，可见喘促气急、动则加剧、汗出如洗、手足逆冷等厥脱危候。寒证以皮肤麻木不仁，甚则变硬，咳逆喘满，吐白稀痰涎，背寒怕冷，脉浮无汗，遇冷病剧，舌淡苔白，脉弦紧或疾数无力等为要点；热证以皮肤隐疹风疮，搔之不痛，发热，或恶寒，咳喘气急，咳痰黄黏而多，胸痛口干，舌红苔黄厚腻，脉滑疾等为要点。由于寒热虚实的不同，治疗方法迥异。一般常用宣痹散寒、清热化痰、补肺益气等法。本病早期本虚标实，宣痹散寒多兼以益气温阳，以标本兼顾；清热化痰以祛痰热之标，切记肺痹本虚，痰热更伤肺津，病衰当顾正气，补肺益气，或益气养阴，随证而施。病变后期邪少虚多，治宜急顾正气，只需补肺益肾；严重者肺肾欲竭，阳气将散，还当急救回阳，以复生机。

50. 脾痹 多由肌痹日久不愈，加之脾气虚弱，复感风、寒、湿邪，内舍于脾，致脾气更虚，湿浊内困所致。脾痹是以肌肉疼痛酸楚、麻木不仁、四肢痿软等，进而出现脘腹胀满、饮食乏味、咳嗽阵发，呕吐清水等为主要特征的一种病证。西医的多发性肌炎、进行性肌营养不良症、系统性红斑狼疮、重症肌无力等疾病中，影响消化系统功能，出现消化道病变者可参考辨治。

脾痹之名，首见于《黄帝内经》，《素问·痹论》认为肌痹脾虚，再感内舍，发为脾痹。《素问·四时刺逆从论》指出太阴不足，病脾痹。脾痹的致病病因，有内因和外因两个方面，以脾虚不运为内因，以外邪内侵为外因。外因感受六淫，以湿邪为主，留滞肌肉四肢，痹阻不通，复感外邪，深侵脾脏；痰浊和瘀血是机体在致病因素作用下产生的病理产物，又成为新的致病因素而作用于机体。致病之因主要是湿、痰、瘀。内因责之于肌痹日久不去，脾脏虚损，湿邪乘虚内舍。外邪内渐，脏气虚损，内外合邪，发为脾痹。其主要病机是湿邪乘虚内舍，酿痰蕴热生瘀，脾气虚损，运化失司，中焦气机升降痹阻不畅。

本病的辨证要点，主要是辨虚、实。其虚是以脾虚为主；其实则以湿、热、痰、瘀为辨证关键。病位所在脏腑的辨别亦很重要，须辨明是脾病累及他脏，还是其他脏损及脾胃。实证病程相对较短，体表症状特点有皮色改变，肢体疼痛，活动不利或见舌胖有齿痕，或舌质瘀暗。虚证病程较长，肢体活动明显障碍，甚则肌肉萎缩不用，舌质多有变化，以舌淡最为多见，脉象多细濡。常伴有全身脾虚之证，如食纳欠佳或呕吐，或咳、或大便溏泻等。脾为后天之本，脾痹久之，病变弥散，多脏受损，亦可出现危重之象，如呃逆、昏厥等，病多难治。本病的治疗始终应以通养肌络为法则。由于病因各异，当首辨虚、实。实证以祛邪为主，虚证当以扶正为先。再据寒、热、痰、瘀不同之邪，气、血、阴、阳的虚损情况，采用不同的治法。

51. 心痹 是由热痹、行痹或脉痹不已，复感外邪，内舍于心，致心脉痹阻不通而成，临证除可见热痹、行痹或脉痹的某些症状外，尚见胸闷、心悸、短气，甚或咯血、水肿、突然气喘心慌的一种病证。本病以 20～40 岁的青壮年最为多见，女性多于男性。西医的风湿热急性发作或反复发作后遗留的心瓣膜病变而形成的慢性风湿性心脏病可参考辨治。心痹一名，始于《黄帝内经》。认为本病多由脉痹不愈而致，并对其临床症状作了初步描述，后世医籍中虽有论及者，但多无所发展，尤其作为病种论少。唯明代秦景明《症因脉治》在内伤痹中对心痹的症、因、脉、治作了论述。

心痹的发生，主要由正气不足及风、寒、虚、热、毒邪入侵于心，致心脉瘀滞不畅，损伤心气、心阳或心阴而成。摄生不慎、饮食失宜、劳倦过度、情志不调、房事不节等常是本病发生和加重的诱因。心痹的基本病机是心脉痹阻，瘀血阻滞，心气不足。其病早期或慢性期感邪时，以外邪痹阻肌腠、筋脉、骨节及心脉为主。心脉痹阻之后，心血瘀滞常与心肺气虚并见，严重时则见心气、心阳暴脱之危候，日久不愈，则以阳虚、血瘀、水停同时并见为主要病变，甚则发生阴盛格阳之脱证。心痹的辨证主要在辨明邪正虚实，病程的早、中、晚期，以及病情轻重。一般而言，本病早期病情较轻，或仅切脉、触胸而知，或见心悸、短气、自汗、脉细弱等心气虚弱之候，或兼见低热、颧赤、脉细数无力等气阴两虚之证，虽可见心痛、舌瘀等血瘀之证，但较轻微。 中期多见肺络瘀阻证，临证以怔忡、气急、咳喘、咯血、舌质紫瘀为特征，其证常与心气虚弱之候并见。晚期多见唇甲青紫、胁下癥积、下肢水肿、脉沉涩等血瘀水停之候，或见神疲肢冷、肢体水肿、小便不利、脉沉细无力等阳虚水泛之候，其证常与唇甲青紫、舌质紫瘀并见。若见气促难续，端坐不得卧，大汗如珠，四肢厥冷，咯吐粉红色痰液，则为心阳虚脱之危候。若突发头痛、神昏、半身不遂之象，则为瘀血阻络之重症。病中感邪，则可并发行痹、热痹，且常为诱发危重证候之诱因。本病属本虚标实之病。本虚以气虚、阴虚、阳虚、气脱、阳脱为主，标实总以血瘀为主，或兼水停、痰浊。但虚实有侧重，病情有轻重，证性有缓急。临证之时应参照西医有关指标，仔细辨证。治疗当以益气活血、标本兼顾为总则。具体治法应根据不同证候而定。气虚当以益气；气阴两虚，当益气养阴，但应佐适量活血化瘀药物。肺络瘀阻者，应活血通络，益气止血；血瘀水阻证，应活血化瘀，温阳行水；心肾阳虚、脾肾阳虚之候，宜温阳化气，行水利尿；阳气虚脱者，当回阳救逆，益气固脱；心血阻络之候，当益气活血，通经活络。

52. 肝痹 多由筋痹不已，复感外邪，内舍于肝所致。临床以胸胁胀满或疼痛，夜卧多惊，筋挛节痛或阴缩为主要表现。该病一年四季均可发生，中年妇女为多见。西医的结缔组织病出现类似肝痹症状的，可参考本证辨治。肝痹一名，始见于《黄帝内经》，并对肝痹的病因病机、临床脉症作了描述，后世医家对肝痹的论述多沿于《黄帝内经》，辨证论治、处方用药则日臻丰富。《圣济总录》列出治肝痹数方；明代秦景明《症因脉治》对肝痹的论述较为详尽、规范；清代罗美《内经博议》对肝痹病机、辨证的认识颇有见地。但是均未正式列为单独病种，缺乏对其病因病机、演变及辨证论治的系统论述。大量临床资料表明，肝痹的病因病机、演变及辨证论治规律有异于其他肝病，先贤对肝痹的论治也不乏独到之处，故有必要将其作为独立疾病提出，并对其进行系统研究，以适应临床的需要。

肝痹的病因比较复杂，大凡与筋痹不已，复感外邪，七情过用伤及肝气，肝脏虚弱，筋脉失荣有关，亦有他脏久病，行之于肝者。其病理往往虚实相兼。实者气滞、血瘀、肝脉闭阻；虚者气血阴液亏虚，筋脉失荣。两者或主或从，夹杂为患，使该病缠绵难愈。本病病位主要在肝，外合于筋。发病以本脏正虚为主。本病之轻重缓急，临床差别较大。一般病初以肝气失调为主，正虚、痰瘀不甚，病情轻浅易治；病之中后期正损、痰瘀闭阻，可成癥积，病情深重难治。肝痹的辨证要点在于辨别寒热、虚实、气血。寒证以素体阳气不足，肝脉失于温养，或寒凝肝脉为特征，临证可见筋挛，骨节凉痛，四末不温，得热则舒，或阴冷囊缩。热证以湿热留滞者多见，症见胸胁胀满、疼痛、纳差、泛恶、骨节肿甚，舌苔黄腻；阴虚内热者多见潮热，盗汗，五心烦热，失眠多梦，目眩，形瘦，筋挛，舌红少苔。虚者胸胁隐痛，体倦乏力，形瘦为主；实者胸胁胀痛较剧，拒按，四肢关节肿痛为主。在气者胸胁胀满时作，心烦易惊，胁下触之无块；在血者，胁下刺痛，触之有块。肝痹的基本病变是经脉痹阻，筋合失荣，故在其病程中，始终以通经活络、养肝柔筋为主要治疗原则。由于病因不同和机体正虚阴阳气血偏颇的差异，临床前视证候而定。或通经活络祛邪为主，或补益荣血为主，并可配用其他治法，如清利湿热、疏肝解郁、化痰活血、益气养血、滋补肝肾、温阳散寒等。

53. 肾痹 肾痹为骨痹不已，加之肾虚，复感外邪，内舍于肾；或虽无肾虚，但邪舍于肾经及肾之外府，表现以关节疼痛，骨重难举，腰背酸痛，甚则关节肿大变形，倦曲不伸，步履维艰，以及兼见肾虚证候为特征的一类痹证。"肾主骨"，肾痹与骨痹关系最密，两者可以互参。关于肾痹的记载，最早见于《黄帝内经》，《素问·痹论》指出："五脏皆有所合，病久而不去者，内舍于其合也"。故"骨痹不已，复感于邪，内舍于肾"而成肾痹，"肾痹者，善胀，尻以代踵，脊以代头"。历代医家对肾痹的论述极为丰富，认识也比较深刻。东汉张仲景将寒湿著于肾之外府，尚未伤及肾之精气者，另立为肾著一名，曰"肾著之病，其人身体重，腰中冷，如坐水中，形如水状，反不渴，小便自利，饮食如故，病属下焦，身劳汗出，衣里冷湿，久久得之，腰以下冷痛，腰重如带五千钱"。在治疗方面，创治肾着、胞痹之甘草干姜茯苓白术汤。唐代孙思邈《备急千金要方》针对张仲景肾着汤的补肾力量不足，以该方为基础增加补肾用药，改名为肾着散，并创制肾沥汤等方，对于后世医家注重补肾治疗肾痹，都有很大的影响。宋代《太平圣惠方》和《圣济总录》中的蚕蛾散、天雄丸、肾附丸、败龟散等方，倡用虫蛇搜风通络药物，大大提高肾痹患者骨骺之顽症的疗效。

　　肾气亏虚、外邪侵袭、痰浊瘀阻是肾痹的三大致病因素。肾为先天之本，藏精而主骨。若先天禀赋不足，或后天失调，或久病、大病之后，元气未复，或房劳过度，或负重劳损，妇人生育过多等，皆可损伤肾精。肾气亏虚，风寒湿热等邪气乘虚入侵，痹阻经脉，著于骨骺，骨痹不已，内舍于肾，肾痹由是而生。肾痹作为痹病的一种，其发病除肾虚为内在的主要因素外，其外因也离不开风寒湿热等邪气的侵袭。当肾气不足，卫气空疏，外邪稽留于骨，骨痹不已，即易内舍于肾。亦有特殊情况者，肾气未必先虚，而外邪较重，亦可侵袭肾经或肾之外府，而为肾痹。痰浊瘀血都是机体在致病因素作用下产生的病理产物，又可成为新的致病因素作用于机体，使机体发生新的病理变化。痰瘀对于肾痹的不同时期，有不同病理影响。肾气亏虚、外邪侵袭、痰浊瘀阻三者之间密切相关，或互相兼夹，互相影响。本虚标实者颇为常见。病位一般初起在肢体、经络，久病则深入骨节，乃至客于肾脏，病情初起往往以邪实为主，或风寒湿、寒湿留著，或风湿热、湿热郁结；久病则正虚邪恋，或肾气亏虚，或肾阴不足，或肾阳衰弱，甚则损及肝脾等脏，形成兼夹外邪痰瘀交阻，虚实错杂之证。　肾痹的辨证，当辨虚实寒热、在经在脏、有无痰瘀兼夹等。肾痹初起，多为风寒湿热之邪留滞于肾经，痹阻气血，以邪实为主。如果多次发作，反复感邪，入于骨骺，日久肾气渐虚，邪气乘虚内舍于肾，致使肾虚邪恋，以肾虚为主。但临床所见，亦有肾气先亏，而后感受风寒湿热等邪气而成肾痹者。肾气虚或肾阳虚的患者，多呈虚胖体型，面色㿠白或晦暗，形寒肢冷，动则乏力，病久者多为寒湿痹。肾阴不足之体，多呈削瘦体型，潮热盗汗，五心烦热，失眠多梦，大便干结，舌瘦小质红，脉细数，病久者多为风湿热痹。肾痹多有反复发作、病情迁延难愈的过程。由于风寒湿热之邪长期滞留经脉，气血运行不畅，往往血滞成瘀，湿滞成痰，形成痰瘀交阻之病变，关节肿大，多为有形之邪流注其间。湿未成痰者，多见关节周围漫肿，按之柔软，而疼痛一般并不剧烈；痰瘀互结于关节，则关节肿大变形，按之较硬，肢体麻木，疼痛剧烈。肾痹的治疗原则，大法不外寒者温之，热者清之，留者（湿、痰瘀等有形之邪）去之。但须分新久虚实。如病程不长，病在肾经，尚无肾虚之候，当以祛邪为主。根据具体情况采取祛风除湿清热通络或祛风散寒除湿通络。如病久正虚邪恋，临证选用扶正祛邪法时，尚须根据邪正的盛衰消长情况，分清主次先后，分别采取扶正为主兼顾祛邪，或以祛邪为主兼顾扶正，或先扶正后祛邪，或先祛邪后扶正，针对不同的具体情况采取相应的治疗策略。

54. 三焦痹 三焦是上焦、中焦、下焦的合称，为六腑之一，其主持诸气、主火、通行水道。三焦痹是由于先天不足，正气虚弱，六淫之邪杂至，瘀血阻络，三焦气化功能失调，导致脏腑气机不利，津液升降出入异常。上焦气化失司，则肺失通调，水道阻塞，水流胁下，而为悬饮，水积心下而为心包积饮，上入巅脑，可见巅脑积饮，乃危重之症。中焦气化失司，脾胃受损，生血不足，血虚有火，火通血行，溢于脉外，可见肌肤瘀斑，中焦水道阻塞，可见鼓胀、腹水。下焦膀胱气化失司，肾气受损，则通利水道功能失常，肾之藏精功能受损，水道阻塞，可见两腿水肿如泥，少腹及阴部水肿，两膝积饮。西医类风湿关节炎、系统性红斑狼疮、多发性肌炎等系统性结缔组织疾病出现浆膜炎、胸腔积液、心包积液、脑水肿、腹水、全身浮肿及关节滑囊积液、肾脏损害和低蛋白血症等时可参考本证辨治。

三焦痹一名始见于《医门法律》，但本书对此病未作详尽论述。本病是起病于先天禀赋不足，肝肾阴亏，精血不足，加之情志内伤，劳倦过度，六淫侵袭，阳光暴晒，瘀血阻络，血脉不通，皮肤受损，渐及关节、筋骨、脏腑而成。本病的基本病机是素体虚弱，真阴不足，热瘀内盛，痹阻脉络，内侵脏腑，病位在经络、血脉，以三焦为主，与心脾肾密切相关。上焦心肺受损则以浆膜炎为主，如上入巅脑则为脑水肿之危候；中焦受损则脾胃失健，生化乏源，损及下焦，则以腰酸、浮肿为先发之症，如精华流失，则可导致腹胀、水肿、关节积饮等。本病多为阴虚内热，瘀热痹阻，亦可以骤起为气营热盛，继之出现阴损及阳之重症。三焦痹的基础病变在于水道不畅，故在其病程的始终都应利水蠲饮，养阴活血。

风湿病中医证治